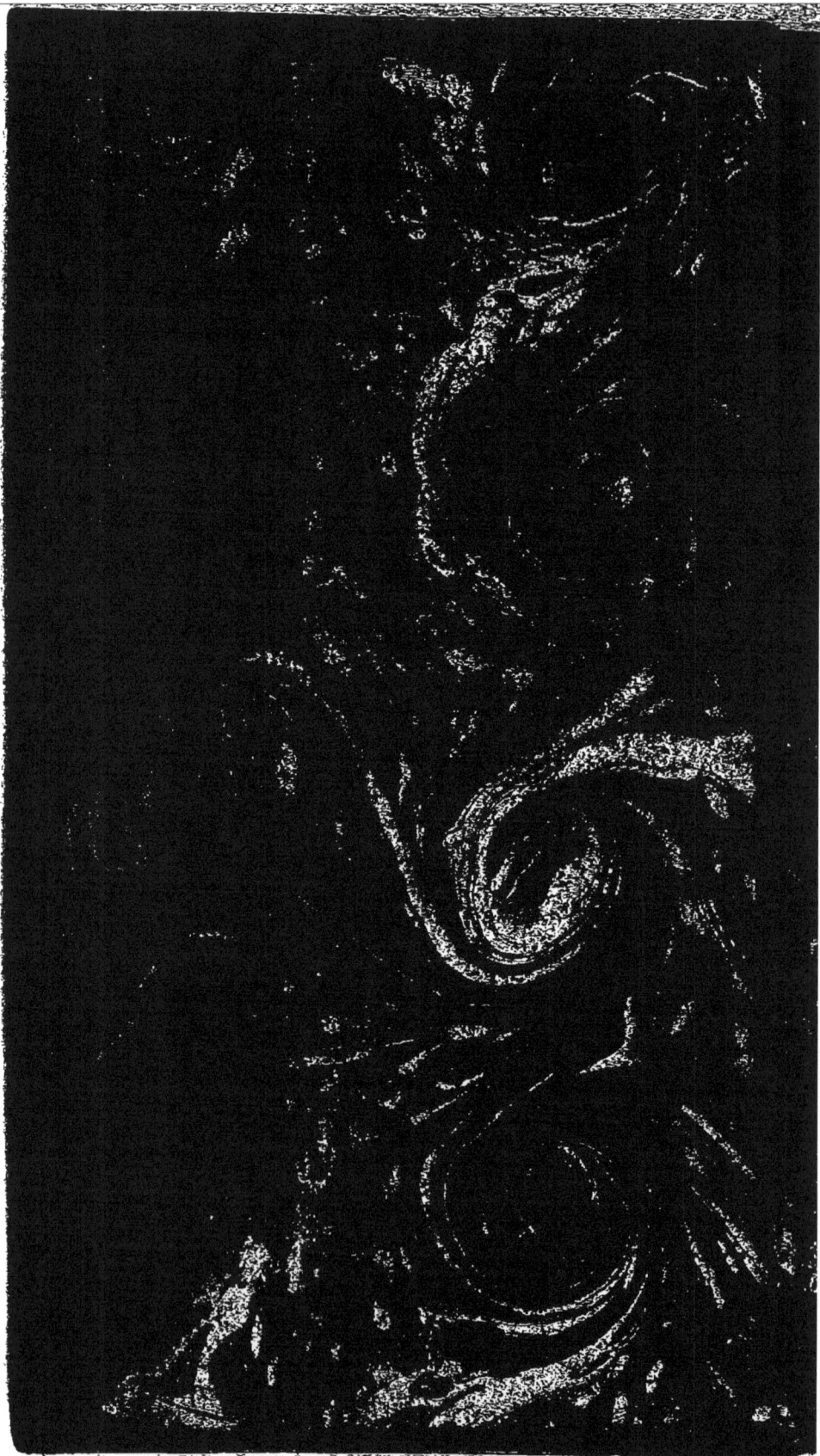

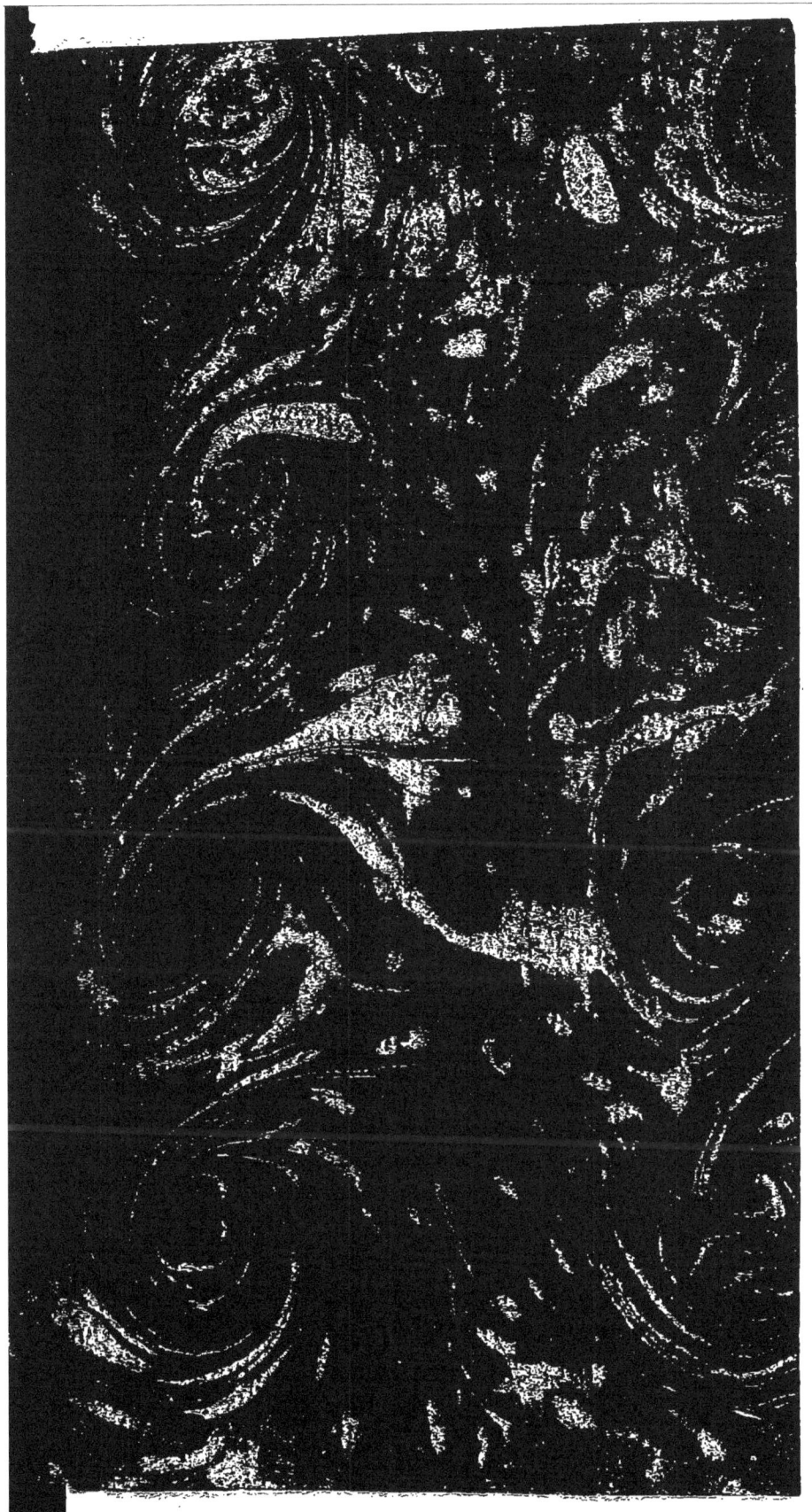

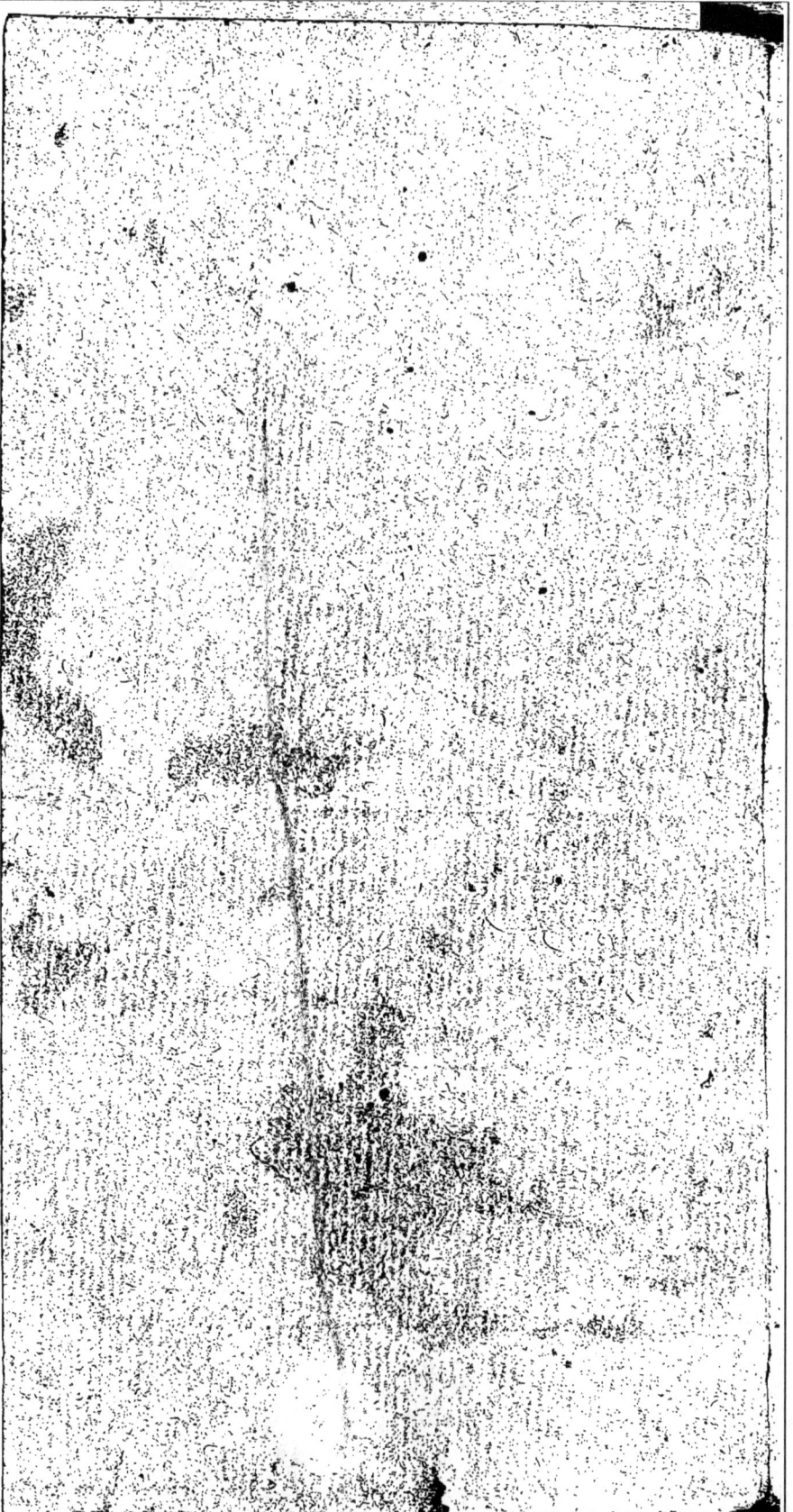

C. deMyon 5597.

TRAITÉ
DES VERTUS
MEDICINALES
DE L'EAU COMMUNE,

Où l'on fait voir qu'elle prévient & guérit
une infinité de maladies, par les observations tirées des plus celebres Medecins, &
appuyées de quarante ans d'experience :
avec quelques regles pour le regime de
vivre.

Par M. SMITH.

On y a ajoûté le Traité de l'Eau du Docteur
Hancok, intitulé : FEBRIFUGIUM MAGNUM ;
*où l'Eau commune est le meilleur de tous les
Remedes pour guerir les Fievres & la Peste.*

Traduit de l'Anglois.

*Avec les Theses de Messieurs Hecquet & Geoffroy
sur l'Eau.*

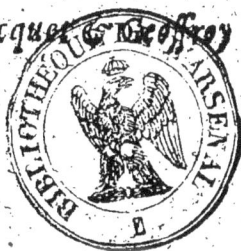

A PARIS,

Chez GUILLAUME CAVELIER fils, ruë
S. Jacques, près la Fontaine S. Severin.
au Lys d'or.

M.DCCXXV.

Avec Approbation & Privilege du Roy.

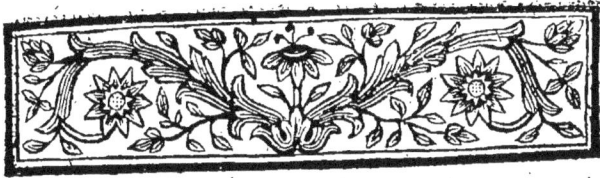

A

MONSEIGNEUR

LE DUC
DE LA FORCE,

PAIR DE FRANCE.

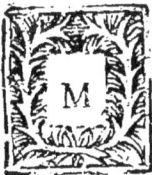ONSEIGNEUR,

Puisque la grandeur & la science
réünies, se font toûjours attiré les
hommages des Epîtres dédicatoires

ã ij

il ne sera pas étonnant que vôtre nom paroisse à la tête de celle-ci. Toute l'Europe ne sçait-elle pas que c'est un des noms les plus illustres de France, & qu'à tous les glorieux titres de vos ancêtres, vous en avez ajoûté de nouveaux, en alliant l'étude avec la noblesse, & la science avec les armes. Quelle partie de la Physique n'a pas été l'objet de vos amusemens? Vous avez pénetré dans tout ce qu'elle a de plus curieux & de plus obscur. Un Chymiste, un Botaniste ne sçauroient vous entendre parler de leur art, sans admirer qu'un Seigneur de vôtre rang ait des connoissances si étenduës & si profondes, dans des sciences même qui ne seroient pas necessaires pour vous meriter le titre de Sçavant. Mais ce qui doit encore plus toucher les gens de Lettres, c'est, MONSEIGNEUR, cette protection si genereuse dont vous les honorez. Les prmieres Academies du Royaume vous comptent pour un de leurs

principaux ornemens, & vous avez
fondé celles de Bordeaux, où les prix
que vôtre liberalité distribuë tous
les ans, excitent ceux qui se sentent du genie, à faire des décou-
vertes utiles au Public. Je ne mettrai
point au rang des nouvelles décou-
vertes, l'Ouvrage que j'ai l'honneur
de vous presenter. Mais vous le
sçavez, MONSEIGNGUR,
il y a, sur tout en matiere de Mé-
decine, une infinité de choses, qui
pour n'être pas nouvelles, n'en sont
ni plus connuës ni plus usitées. C'est
ce qui est bien plus vrai encore à
l'égard des remedes simples & communs, qui ne sont relevez ni par
le goût, ni par le prix, ni par
un nom bizarre. En vain la nature les offre-t elle aux hommes, ils
ne veulent pas les appercevoir, leurs
préjugez ne leur permettent d'ap-
prouver que ce qui est rare, que ce
qui paroît merveilleux. J'ose pourtant
me flater que le remede qu'on ensei-
gne dans cet Ouvrage, trouvera des

partisans en France, comme il en a trouvé en Angleterre. Vôtre approbation, car il m'est permis de dire que vous la lui accordez, MONSEIGNEUR, contribuëra plus que toutes mes raisons & que toutes mes explications, à le faire valoir. Je n'ai pu, au reste, me proposer que l'utilité publique, en traduisant ce Traité ; ou du moins, s'il tourne par quelque endroit à mon avantage personnel, ce sera en ce qu'il m'aura fourni l'occasion de témoigner le trés-profond respect, avec lequel je me fais un devoir d'être,

MONSEIGNEUR,

Vôtre très-humble & très-obéïssant serviteur, NOGUEZ, Medecin de Paris.

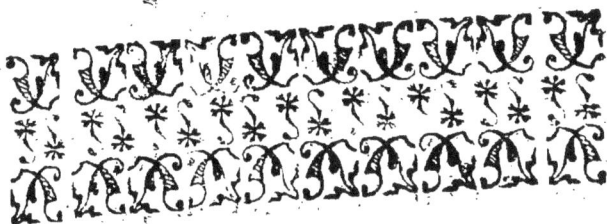

PRÉFACE

DU

TRADUCTEUR,

OU

EXPLICATION
physique des effets de l'Eau.

IL n'est rien dans la nature de plus commun, ni de plus simple que l'Eau ; on en trouve par tout, dans les entrailles de la terre, sur sa surface, au pied, au milieu & au sommet des Montagnes les plus élevées; dans tous les corps, dans les minéraux, les végétaux & les animaux : car avec le secours du

feu, on en tire des fubftances
mêmes les plus feches en apparence. Sans elle la terrene produiroit point de vegetaux, & ceux
qui font déja formez, periroient
en peut de temps ; la boiffon des
animaux, & la bafe de leurs parties fluides ne font que de l'Eau ;
leurs parties folides nous en four-
niffent auffi. C'eft elle qui meta-
morphofée en une infinité de manieres, comme un autre Pro-
thée, fertilife les terres: ici ce font
des pluyes abondantes qui offrent
de riches moiffons, comme dans
toute l'Europe, &c. Là ce font
des rofées, fans aucune goute de
pluye, comme dans le Perou &
dans d'autres endroits ; ce font des
inondations qui rendent certaines contrées habitables & fertiles,
comme l'Egypte, les environs du
Niger, du Gange, de l'Indus, &c.

Si nous l'examinons en Phyfi-
ciens ; avons-nous quelque con-
noiffance de la figure, de la peti-

teſſe, de la ſolidité & des autres proprietez des particules , dont elle eſt compoſée ? Des Philoſophes ont dit que c s particules ſont ovales, oblongues, ſemblables à de petites anguilles ; &c. Mais tout cela n'eſt que pure ſuppoſition; & nous ne devons admettre que ce que l'experience nous montre. Contentons-nous donc de dire que c'eſt un liquide beaucoup plus péſant que l'air , qu'elle eſt par rapport au Mercure comme 14. à 1. & par rapport à l'air comme 32. pieds de hauteur à toute une colonne d'air.

Tout ce qu'on peut dire au ſujet des particules de ce fluide , ſe réduit à ce qui ſuit: 1°. Il faut qu'elles ſoient d'une petiteſſe extreme ; ſans quoi comment devindroient - elles inſenſibles à la vûë & aux autres ſens dans le temps de l'évaporation ? Pourroiënt-elles ſe gliſſer dans les corps les plus ſolides & s'y loger ? 2°.

Leur nombre doit être prodigieux ; car il est démontré qu'une
goute d'Eau contient pour le
moins 26, 000, 000 de particules visibles , aprés cela sera - t-
on surpris qu'elle puisse dissoudre
les corps les plus durs , péfante
comme elle est & propre à penetrer par tout ?

3°. Un Phénomene des plus
admirables, j'ose même dire, des
plus difficiles à expliquer, c'est l'é-
levation de l'Eau en forme de vapeurs ; c'est qu'une masse si lourde , & si peu propre en apparence
à s'élever, monte dans l'air, contre les loix de sa péfanteur.

Il y a trois manieres d'expliquer
ce Phenomene ; dans la premiere
on suppose qu'il y a beaucoup
d'air dans les interstices de l'Eau ;
les bulles qui s'en élevent dans la
machine du vuide le prouvent ; &
que les particules de l'Eau tâchant
de s'unir l'une avec l'autre, comme
on le démontre par plusieurs expe-

riences, forment une efpece de capfule autour des molecules d'air
qui font d'une petiteffe extraordinaire. Suppofons à prefent que
la matiere ignée fe gliffant peu à
peu par les interftices des particules d'Eau qui compofent la capfule, fe trouve en affez grande
quantité pour rarefier l'air enf r-
mé; alors la capfule fe dilatera,
& en fe dilatant comme elle ac-
querera plus de volume fans augmenter en matiere, elle fe trouvera plus legere que les particules de l'air; elle aura trop de furface pour ne pouvoir s'infinuer
dans les interftices de l'air, fans
que les particules de ce dernier fluide la preffent de tous côtés: ainfi
par cette preffion elle fera contrainte de monter. Dans la fecon-
de on fuppofe une matiere élafti-
que dans l'interieur de chaque
molecule d'Eau, & que cette matiere fe rarefie & fe dilate par la
chaleur; d'où doit refulter l'éleva-

tion des particules de l'Eau. Mais
il faudroit prouver que les particules d'Eau sont creuses: 2°. On
demande de quelle nature est la
matiere qu'elles contiennent; elle
ne sçauroit être de l'air, puisque
les particules de l'Eau sont plus
petites que celles de l'air; ce sera
donc du feu: il faudra donc encore recourir à une supposition:
3°. Il faudra montrer que les
molecules d'Eau sont percées,
pour donner entrée à la matiere ignée ou lumineuse. Dans la
troisiéme maniere, l'on prétend
que l'Eau se divise prodigieuse=
ment par la chaleur, que ses molecules acquierent beaucoup plus de
surface, & deviennent par là plus
legeres que celles de l'air; ainsi ce
dernier les oblige de monter.
Mais l'air étant extrémement
poreux, ses particules beaucoup plus grosses que celles de
l'Eau, & ses pores ou interstices
tres-considerables, il est assez diffi-

cile, pour ne pas dire impossible, de s'imaginer qu'elles puissent toucher ni presser celles de l'Eau l'une aprés l'autre, & les faire monter. Ce qui prouve que les pores de l'air sont plus grands que ceux de l'Eau, c'est que ce dernier liquide se charge de mineraux en plus grande quantité & plus aisément que l'air ; ce qui n'arriveroit point si les interstices de ce dernier n'étoient pas beaucoup plus grands ; puisqu'une colomne d'air presse autant qu'une colomne d'Eau Mais les interstices de ce dernier liquide étant beaucoup plus petits, les particules d'Eau touchent d'avantage les particules des mineraux, les pressent lateralement & de bas en en haut, & les font monter : sa pesanteur y contribuë aussi, & rend encore la force de la pression de l'Eau beaucoup plus grande que celle de l'air. C'est encore la petitesse des pores de l'Eau qui la rend sensible à la vûë, car d'abord que

fes parties s'écartent un peu, ou
que leurs interftices deviennent
plus grands, elle n'eft plus vifible.
Les particules d'Eau parvenuës
dans un airbeaucoup plus rare, &
beaucoup moins chaud, s'arrêtent,
fe rapprochent, principalement
lorfque les vents les pouffent, &
forment des nuages. Ces magazins
d'Eau flotante fuivent exactement
les loix de l'Hydroftatique : les
vents les tranfportent dans les de-
ferts les plus arides & au fommet
des montagnes. Ce font ces mêmes
nuages qui en fe condenfant &
formant de petites molecules plus
péfantes que celles de l'air, def-
cendent de nouveau en pluie, en
rofée, en neige, &c. pour produire les rivieres & fertilifer la terre.

   Il y a eu des Philofophes qui
ont crû que les parties de l'Eau
ont du reffort : mais ils fe font
trompez ; ni toute une maffe
d'Eau ni fes parties ne paroiffent
pas en avoir. C'eft ce qu'on peut
voir dans les experiences de l'A-

cademie de Florence; par lefquelles il femble que ce fluide n'eft
pas compreffible en aucune maniere ; or une preuve des plus
grandes du reffort dans un corps,
c'eft d'être compreffible.

Si les parties de l'Eau ne fe fe-
paroient pas fans peine l'une de
l'autre, les vaiffeaux pourroient-
ils faire voile? La navigation, cet
art fi neceffaire, qui établit entre
tous les habitans du monde un
commerce mutuel, ne feroit point
en ufage. Si l'Eau ne preffoit point
de bas en haut, lateralement & de
haut en bas foutiendroit - elle
les poids immenfes qu'elle foû-
tient? Les poiffons pourroient-ils
nager, c'eft à dire, monter, defcendre & fe mouvoir lateralement, en un mot en tous fens?
Si la preffion des Eaux ne fe re-
gloit pas felon les differens degrez de profondeur, la Hollande
fubfifteroit-elle par le moyen de
fes digues? Car on fçait que pour-

vû qu'aprés avoir élevé une digue, l'on creuse un fossé derriere la levée, de la même profondeur que l'endroit de la Mer qui flotte contre la digue, l'Eau dont on remplit ce fossé, contrebalance tout l'Ocean : on a même prouvé qu'une lame de verre placée à l'endroit de la levée, pourroit elle seule arrêter & contenir toute la mer dans ses bornes. Enfin y a-t-il rien de plus merveilleux que le flux & le reflux de la Mer ?

Aprés avoir donné une idée generale des proprietez physiques de l'Eau, nous pouvons passer aux effets qu'elle doit produire dans le corps des animaux. Peu de gens jusqu'à present, pour ne pas dire personne, ont traité d'une maniere physique & raisonnée des vertus medicinales de ce liquide : on s'est contenté de rapporter des Faits sans les expliquer. La plûpart des hommes, & même une bonne partie des Medecins, regardent l'Eau comme incapable de

produire

produire aucune cure ou de prévenir aucune maladie. Il s'en
trouve même qui la croient contraire à la santé. Cette erreur vient
de ce que l'Eau est si simple & si
commune ; les hommes font avi-
de ce qui est difficile & rare, principalement en Medecine, où l'on
voit souvent des remedes cachez
avec soin faire fortune & guerir
toute sorte de maux, & tomber
tout d'un coup d'abord qu'on dé-
voile le mystere au Public.

Si je ne voulois raporter que des
experiences sans aucun raisonnement en faveur de l'Eau, je dirois
que de dix parties du monde, il y
en a pour le moins six qui ne boivent que de l'Eau pour l'ordinaire. Les Americains n'ont connu
l'usage du vin & des autres liqueurs spiritueuses qu'aprés l'in-
vasion des Européens. S'en por-
toient-ils plus mal ? Etoient-ils
moins vigoureux ? Vivoient-ils
moins que nous ? Au contraire ils

joüiffoient d'une fanté plus parfaite ; ils étoient beaucoup plus
robuftes & plus vigoureux qu'à
prefent, & ils vivoient plus long-
tems que nous. Aujourd'hui ceux
qui boivent du vin , ou qui font
nés de parens qui en beuvoient,
font tout comme nous, fujets aux
mêmes infirmitez. Je dirois que
l'Eau guerit fouvent les Fievres
ardentes ; Galien ne confeilloit
dans ces fortes de Fievres , aprés
avoir fait faigner le malade, que
de l'Eau froide en tres - grande
quantité. Les ardeurs de la Fievre s'appaifoient & le malade
fuoit abondamment & fans peine;
& par-là il gueriffoit en peu de
tems. Il n'y a même rien de
meilleur que l'Eau froide prife en
grande quantité pour procurer
l'éruption de la petite Verole ;
elle emporte auffi toutes les coliques bilieufes ; tempere l'ardeur
des entrailles ; & charie le fable
des reins ; rien de meilleur pour

un afthme convulfif dans un temperamment chaud & fec. Que ne
produit-elle pas, appliquée exterieurement? Elle prévient la rage,
guerit la folie: En un mot il n'eft
prefque pas de maladie qu'elle
n'ait guerit ; comme je vais
faire voir dans la fuite de ce
difcours. Mais parlons en Physi-
ciens & commençons d'abord par
l'Eau fimple , fans avoir aucun
égard aux differentes fubftances ,
dont elle peut être chargée.

A parler proprement l'Eau n'a-
git que dans trois differens endroits
de nôtre corps, dans les premières
voyes ; c'eft-à-dire , dans l'Eftomach, & les inteftins; dans le fang;
& fur la furface de nôtre corps ,
ou exterieurement.

Comme l'Eau eft également
utile,& même neceffaire,foit lorfqu'on eft en fanté, foit lorfqu'on
eft malade ; je parlerai d'abord
des effets qu'elle produit dans les
perfonnes qui fe portent bien; en-

ẽ ij

fuite je paſſerai à ceux qu'elle produit dans celles qui ſont incommodées de quelque maladie.

On doit regarder l'Eau comme
un des principaux inſtrumens de
la digeſtion : dans les premieres
voyes elle agit par ſa fraîcheur,
par ſon poids & par ſa liquidité :
Comme une des principales proprietez du froid eſt de cauſer un
grand reſſerrement dans tous les
vaiſſeaux & de contracter avec
violence les fibres qui compoſent
les vaiſſeaux, il eſt évident que
l'Eau froide en paſſant agira ſur
toutes les glandes de la bouche,de
l'eſophage, de l'Eſtomach & des
inteſtins : elle devra occaſionner
de violentes contractions dans
tous les vaiſſeaux & dans toutes les
glandes de ces endroits. D'où il ré-
ſulte que la ſalive, les ſucs de
l'eſophage, de l'Eſtomach, des
inteſtins du pancreas, & la bile ſe
ſépareront en tres-grande quantité; ainſi la digeſtion ſe fera beaucoup mieux.

Autre proprieté admirable de la fraîcheur de l'Eau, c'est qu'en contractant les fibres, elle les fortifie extrémement en rapprochant leurs parties, & en faisant sortir des pores des fibres les particules qui y étoient inutiles ou plûtôt qui ne servoient qu'à les affoiblir; elle leur donne du ressort, de la flexibilité; par là leurs contractions deviennent plus fortes & plus frequentes; nouveau secours pour aider la digestion.

En qualité de liquide, surtout lorsqu'elle est chaude, & de liquide composé de particules tres-pésantes, comme nous avons déja dit, tres-aisées à se séparer, tres-petites & par consequent tres-propres au mouvement & à s'insinuer dans les pores des alimens solides que nous prenons: c'est le meilleur dissolvant & en même tems les plus doux qu'il y ait dans toute la nature. Elle ne brise point, elle ne détruit point les corps qu'elle

diffout; elle fepare leurs parties
fans violence , elle les détache
l'une de l'autre & les defunit ,
elle n'en altere que les combinai-
fons pour en former de nouvelles.

Mais dira-t-on que l'Eau ne fçauroit jamais diffoudre le pain, la
viande & d'autres alimens encore
plus folide ? Le contraire eft tres-
facile à prouver. L'Eau en qualité de fluide a une force tout-à-fait
prodigieufe & fuperieure de beaucoup à la force qui unit enfemble
les particules des alimens folides:
c'eft ce qu'on prouve par les experiences fuivantes. Tout le monde
fçait qu'une corde féche lorfqu'on
la mouille, fouleve un poids quel
qu'il foit; l'experience eft tres-
commune; l'on fçait auffi de quelle
maniere les Tailleurs de meule de
moulin feparent une meule du roc
aprés l'avoir taillée. Ils font des
trous horizontaux entre la meule
& le roc , ils enfoncent des che-

villes de bois bien fec dans les trous ; l'humidité penetre dans les chevilles & les fait gonfler, & la meule fe fépare dans peu de temps. Dans ces occafions il faut abfolument convenir que l'Eau furmonte la refiftance des poids , qui eft affurement immenfe & fuperieure de beaucoup à celle des alimens: il n'y a point de particule de pain , de viande , &c. qui s'uniffe aux autres particules du pain ou de la viande avec la mê-me force que la meule de moulin au Roc, d'où cependant l'Eau la fepare. On doit confiderer les particules terreftres & fpongieufes ou poreufes des alimens, comme de petits coins remplis de pores dans lefquels l'Eau penetre ; ces coins s'enflent en même-temps, & en fe brifant eux-mêmes , brifent auffi toute la fubftance des alimens.

Quelqu'un pourra peut-être me demander l'explicationde ce phé-nomenemerveilleux dela force de

l'Eau : j'avoüe franchement qu'il
me paroît tres-difficile à expliquer:
quoiqu'il en soit, je dîs d'abord
que la corde ayant des pores
l'Eau y entrera, cela se conçoit
aisément : car sa fluidité, son poids
& la pression de l'atmosphere l'y
feront entrer. Mais cela ne suffit
pas pour surmonter le poids ou
gonfler la corde : car tout le monde convient qu'il y a dans la corde, dans le bois & dans les autres
substances qui se laissent penetrer
par l'Eau, de petits espaces privez
d'air, & qui dans le temps que le
chanvre & le bois étoient verds,
se trouvoient remplis d'Eau ; ensuite la chaleur ayant desseché peu
à peu ces substances & fait évaporer l'Eau, ces espaces ont resté
vuide, parce que l'air ne penetre
point par tout où l'Eau s'insinuë.
C'est une chose que M. de la Hire
a observé avec le Microscope.
Cela posé il est évident que l'Eau
se glisse dans les pores de la corde,

&

& les remplit; mais comment peut
elle furmonter des poids fi énor-
mes? On peut expliquer la chofe de
quatre manieres 1°. Avec M. de
la Hire, qui prétend que c'eſt la
preſſion de l'atmoſphere qui, étant
ſuperieure à ces poids, oblige l'Eau
de dilater ces petits vuides, leſ-
quels en ſe dilatant tâchent de
prendre la figure circulaire, &
raccourciſſent en même-temps
la corde en la gonflant. Mais ce
ſentiment ſe trouve renverſé par
l'experience ſuivante; Prenez deux
cordes également groſſes & longues, placez-en une dans la Machine pneumatique & moüillez-
là aprés avoir pompé l'air, elle
ſe racourcit tout autant que celle
qui eſt expoſée à toute la preſſion de l'atmoſphere. Or il eſt
certain que le peu d'air qui reſte
encore dans la Machine, preſſe
beaucoup moins que celui de l'atmoſphere; ainſi dans le ſyſtême
de Monſieur de la Hire, la corde

devroit fe racourcir moins à proportion. Monfieur Newentyt,
a demontré que la preffion de
toute l'atmofphere fur la furface
du corps d'un homme de fix pieds
de hauteut & d'un pied d'épaiffeur
ne monte qu'à 22680. livres; or
s'il eft évident que la furface d'une
corde de 8. pieds par exemple,
de longueur, eft beaucoup plus
petite que celle de cet homme,
comment cette corde pourra-t-
elle foulever un poids de 100
mille livres par le moyen de la
preffion de l'air qui fera égale à
un poids beaucoup plus petit?
2°. On peut dire qu'il y a une
matiere plus fubftile que l'air qui
preffe l'Eau & la fait entrer; mais
fi elle eft plus fubtile que l'air,
elle remplira ces petits efpaces,
& faifant équilibre avec toute
celle qui preffe l'Eau, elle empêchera que ce dernier liquide n'y
entre ou ne caufe aucune dilatation. 3°. D'autres fuppofent une

force dans la corde qui attire les
parties de l'Eau avec plus de violence que le poids ne tire la corde
en bas: mais c'eſt ſuppoſer *gratis*
une choſe dont on n'a pas d'idée.
4°. On pourroit ſuppoſer, qu'il
arrive dans l'interieur de la corde
une rarefaction prodigieuſe d'a-
bord dans le temps que l'Eau entre dans ces petits eſpaces ; &
qu'ainſi la corde doit ſe racourcir.
On ſçait que la corde eſt combuſ-
tible, principalement lorſqu'elle
eſt bien ſéche, que toutes les
matieres combuſtibles contiennent une matiere inflammable, ou
du feu logé dans les pores, & que
ce feu n'a d'action, du moins ſenſible, que lorſque ces parties viennent à ſe réünir. En effet la lumiere
ne brûle que lorſqu'elle eſt ramaſ-
ſée dans une tres-petit eſpace par
un verre ardent. Cela poſé, voici
comment j'explique le racourciſ-
ſement & le gonflement de la corde: Les particules d'Eau étant plus

péfantes & plus lourdes que celles du feu & du peu d'air qu'il y a dans les pores & les interftices de la corde, elles chaffent la matiere ignée & l'air vers le centre prin-cipalement & vers d'autres en-droits; les particules de feu fe réi-niffant peu-à-peu, acquerent de la force, fe rarefient, & rarefient l'air en même-temps. De cette rarefaction réfulte neceffairement la dilatation ou le gonflement des pores de la corde; & de la dilata-tion refulte le racourciffement. Quoi qu'il en foit, les trois pre-mieres explications font abfolu-ment fauffes, & la derniere me-rite encore qu'on l'examine.

L'Eau n'agit pas feulement en qualité de liquide, c'eft ce que l'analyfe de la falive, qui n'eft à proprement parler que de l'Eau, prouve d'une maniere évidente; la falive contient beaucoup de par-ticules falines qu'on doit regarder comme autant de petits coins, qui entraînez dans la fubftance des alimens par les particules de l'Eau divifent tout ce qu'ils rencontrent.

Parlons prefentement des effets de l'Eau dans les maladies qui attaquent les premieres voyes : les principales maladies qui attaquent ces parties, font les amertumes de bouche, les dégoûts, les naufées, le vomiffement, les aigreurs, les ardeurs, le hoquet, les indigeftions, les coliques, les dévoyemens. Maladies qui ont la plûpart pour caufe ou la foibleffe de ces organes ou quelque vice dans les liqueurs qui fervent à la digeftion. Nous avons déja dit, qu'il n'y a rien qui fortifie d'avantage les organes de la digeftion que l'Eau, fur tout fi elle eft froide. Les liqueurs qui fervent à cette fonction, manquent dans certains temps, comme en Eté lorfque la tranfpiration eft fort grande, & que la matiere de la falive, &c.

s'échappe par la peau; il est aisé de voir qu'il n'y a que l'Eau qui puisse suppléer à ce défaut; aussi remarque-t-on qu'en Eté nous bûvons beaucoup plus qu'en hyver, & que nous avons alors communément la bouche beaucoup plus séche; de la vient aussi le dégoût que l'on a dans cette même saison.

Il arrive souvent, sur tout pendant les grandes chaleurs, dans les temperamens secs & bilieux, qu'on sent une grande amertume dans la bouche, & des ardeurs dans l'estomach: cela vient de ce que la salive est chargée de particules âcres, sulphureuses ou bilieuses, qui ayant sejourné durant la nuit dans la bouche & dans l'estomach, excitent ces sensations desagrables; le meilleur remede que l'on puisse prescrire dans ces occasions, c'est de l'Eau fraîche; elle tempere l'ardeur; elle dissout & entraîne les sels; elle enveloppe & éteint, pour

ainfi dire , les portions bilieufes
trop exaltées ou rarefiées.

Les naufées & les vomiffemens
la plûpart du temps caufez ou par
des matieres âcres qni irritent &
piquotent l'eftomach , ou par des
mouvemens convulfifs dans les
nerfs de cette partie , ou bien par
une grande quantité de matiere trop épaiffe pour remonter, &
qui en même-temps par fon poids
ou autrement irrite l'eftomach;
les naufées & les vomiffemens
comme par miracle cedent à trois
ou quatre grands verres d'Eau
froide , qui adoucit les matieres
âcres, tempere & arrête par fa
fraicheur, les mouvemens déré-
glez des nerfs , & facilite la fortie des matieres contenuës dans
l'eftomach en leur donnant de la
fluidité.

Dans les indigeftions caufées
ou par une débilité ou par une
trop grande chaleur d'eftomach,
ou par l'épaiffiffement & l'âcreté

bilieufe de la falive , des liqueurs de l'eftomach , du pancreas , des inteftins & du foye , le remede fouverain, c'eft l'Eau froide. De là viennent tous les effets merveilleux qu'elle produit fi fouvent dans les temperamens maigres , fecs , bilieux, vifs & mélancholiques. Irritant par fa fraîcheur les glandes de la bouche , de l'éfophage & de l'eftomach, elle en exprime les fucs épais & groffiers qui y féjournent & qui empêchent la fecretion de la falive & des autres fucs. Les glandes & leurs conduits débouchez; la falive & les autres liqueurs qui fervent à la digeftion, coulent plus abondamment & devenant en même-temps plus fluides , elles penetrent plus aifément & divifent les alimens.

Dans les coliques bilieufes je fçai par ma propre experience, qu'il n'eft rien de meilleur que l'Eau froide prife en quantité : La caufe de ces coliques n'eft

qu'une bile extrémement exaltée,
raréfiée, alcalisée qui se précipite
dans les intestins où elle continuë de se raréfier, d'irriter & de
dilater l'air renfermé dans la cavité de ce canal : d'où viennent
ces douleurs vives & cuisantes que
l'on sent alors. L'Eau fraîche prise en quantité arrête & tempere
l'ardeur, & l'exaltation de la bile
condense l'air, & lui fait occuper
moins de volume, délaie les sels
& les parties sulphureuses & alca-
lines de la bile : ce qui procure la
guerison entiere & prompte de la
colique.

L'on croit communément qu'il
n'est rien de plus mauvais que
l'Eau froide dans les dévoiemens:
mais l'on se trompe, l'experience nous a fait voir plusieurs fois
dans des cas entierement desespe-
rez que l'Eau froide guerissoit ces
sortes de maladies. Si le dévoyement est bilieux, si le malade est
d'un temperament sec, vif, mé-

lancholique, sujet à de grandes chaleurs d'entrailles, l'Eau froide ne sçauroît produire que de bons effets. Pour confimer ceci, je vais raporter une observation assez singuliere : Une Dame de condition de ma connoissance étoit malade depuis long-temps d'un dévoyement; elle avoit tenté toute sorte de remedes, mais inutilement. A la fin rebutée du peu de succès des Medecins, étant un jour extrémement alterée, elle se fit aporter de l'Eau froide qu'on fut puiser à la Seine, & en but une tres-grande quantité. Son dévoyement qui s'opiniatroit depuis si long-temps, au lieu de continuer, s'arrêta tout d'un coup & elle se trouva parfaitement guerie. Il y avoit déja du temps comme nous avons dit, que Madame * * * * * étoit malade ; elle avoit pris beaucoup de remedes échauffans, qu'on qualifie communément & fort mal à propos du nom de stomachiques

dans certains temperammens. Remedes qui n'avoient servi qu'à
enlever ce qu'il y avoit de plus
fluide dans le sang; qu'à dessécher
l'estomach; qu'à rendre les liqueurs
qui servent à la digestion, toûjours
plus épaisses; qu'à irriter même
les glandes des intestins & du pancreas par leur séjour dans les intestins, où ils séjournent long-temps,
ne pouvant pas passer dans les
veines lactées, & si ils y passent,
ce n'est que long - temps aprés
qu'on les a pris. Or on sçait que
tout ce qui empêche la digestion,
& irrite les intestins, &c. est trés-
propre à entretenir le dévoyement; les indigestions empêchent
que les alimens ne passent dans
les veines lactées, & les irritans dé-
terminent vers les intestins beaucoup plus de matiere qu'à l'ordinaire. Cela posé, il est aisé de voir
que l'eau par sa fraîcheur aïant ex-
cité de grandes contractions dans
l'estomac, les intestins, le pancreas,

glandes de cette premiere partie
se déboucherent, & laisserent couler un suc propre à la digestion ;
celles des intestins & du pancreas
se contractant aussi avec beaucoup de violence, elles se délivre-
rent des matieres qui les irritoient;
les veines lactées farcies de sucs
épais & gluans se débarrasserent.
Par là les conduits excretoires des
intestins & du pancreas se rétablis-
fant dans leur premier dégré de
contraction, la matiere qui avoit
accoûtumé de s'évacuer par les
intestins, &c. changea de route, &
prit celle de la peau & des urines.
Il y a même apparence que tous
les vaisseaux du corps se contrac-
terent, à cause de la communication mutuelle que les nerfs éta-
blissent entre toutes les parties du
corps : Ainsi la vitesse & la fluidité des liqueurs augmenterent; les
sucs trop épais & qui ne pouvoient
sortir que par les intestins à cause de leur épaisseur, furent brisez

& rendus propres à fortir par la
tranfpiration; & tous les vaiffeaux,
furent entierement débarraffez.

Ce font là les principaux effets
que l'Eau commune doit naturellement produire dans les premieres voyes: à la verité il y a des
perfonnes dans lefquelles fouvent
elle n'a pas tout le fuccès qu'on
devroit en attendre; elle caufe
même dans certains cas de fâcheux
inconveniens, comme dans les
perfonnes qui font d'un temperamment froid, phlegmatique, &
âqueux. Ce n'eft pourtant pas toûjours à l'Eau qu'il faut s'en prendre; c'eft la perfonne ou bien fes
parens qui en font la caufe. Il y
a des hommes qui vivent de telle
maniere qu'ils ne fçauroient plus
s'accoûtumer à l'Eau, ni fe paffer
de vin. Trifte neceffité! Ils font,
pour ainfi dire, contraints d'a-
vancer la fin de leurs jours &
de mener la plûpart du temps une
vie pleine d'infirmitez: fouvent

même nous engendrons des enfans qui ne ſçauroient s'abſtenir
de vin par nô re faute : tant cette
liqueur influë ſur le temperamment & la diſpoſition du corps.
Dira-t-on qu'il s'en trouve
qui en ne buvant jamais que du
vin, ſont parvenus à une extréme vieilleſſe? Mais je répons qu'ils
ne ſont redevables de leur grand
âge qu'à la force de leur temperament, & je ne doute pas que s'ils
n'avoient bû que de l'eau, ils n'euſ-
ſent encore prolongé le cours de
leur vie. L'exemple des animaux
devroit nous faire rentrer en
nous-mêmes, ils ont des corps
organiſez comme les nôtres, ils
n'ont rien de different, cependant
ils ne boivent que de l'Eau, & ils
n'en ſont pas moins vigoureux.

Je vais parler preſentement des
effets de l'Eau commune dans le
ſang : Je remarquerai d'abord,
que quand on n'en uſe que pour
corriger quelques vices dans ce

liquide, il importe tres-peu qu'elle soit froide ou chaude ; parce que si elle est froide, elle a le temps de s'échauffer avant de se mêler avec le sang ; j'entens ici par le sang toutes les parties fluides de nôtre corps.

J'observe que l'Eau seule renferme les bonnes qualitez de tous les autres remedes, que sans elle ces derniers, bien loin de produire les bons effets qu'on en doit attendre, seroient plûtôt pernicieux ; qu'elle nourit, & que c'est même le meilleur de tous les alimens.

Les principales especes de remedes que nous connoissons internes, ce sont des purgatifs, des émetiques des diuretiques, de sudorifiques, des cordiaux, des rafraîchissans, des adoucissans, des délayans & des stomachiques : on peut réduire à ceux-ci tous les autres. Je vais prouver que l'Eau a toutes ces qualitez.

1°. De tous les purgatifs, je n'en connois pas de meilleur ni de plus innocent : elle humecte, ramollit & relâche doucement les glandes & les vaiſſeaux des inteſtins, du pancreas, du foye, &c. à la verité ce n'eſt qu'aprés un long uſage qu'elle produit ces bons effets. Les glandes & les vaiſſeaux de ces parties s'étant relâchés, il eſt évident qu'il s'échappe plus de liqueur qu'à l'ordinaire. Elle délaye les ſucs épais & groſſiers, & les met en état de couler & de ſortir par les ſelles. En effet on remarque que ceux qui ſont naturellement fort reſferrez, n'ont qu'à boire beaucoup d'Eau pour ſe guerir. Dans les maladies aiguës & ardentes, lorſqu'un Medecin ordonne de faire boire beaucoup d'Eau à ſes malades, elle leur lâche le ventre, & produit les effets des purgatifs. Que ce ſoit le plus innocent de tous les purgatifs, perſonne n'en diſconviendra,

difconvindra , puifque tout le
monde en boit , & que par elle-
même elle ne produit jamais aucun fâcheux accident ; au lieu
qu'il n'eft point de purgatif, qui
donné à une certaine dofe, ne foit
un vrai poifon.

2°. L'Eau eft le plus excellent
diuretique que nous ayons : d'a-
bord qu'on en boit une certaine
quantité, elle fait uriner même
copieufement. Elle agit fans agi-
ter ni caufer le moindre defordre
dans le corps : fi elle eft diuretique, c'eft parce qu'elle délaye les
humeurs, fe charge des fels qui
ne s'échappent gueres que par les
reins, & augmente le volume des
liquides. Ceux qui font fujets à
la gravelle, à rendre des glaires
par la veffie, à des ardeurs d'urine,
ne fçauroient fouhaiter un remede plus prompt ni plus efficace :
bien de gens en reffentent tous
les jours des effets merveilleux.

3°. Elle eft émetique : Prenez

trois ou quatre pintes d'Eau, faites-
la tiedir un peu sur le feu & buvez-en une grande quantité, si
vous avez la moindre disposition
au vomissement, & si vôtre estomach est rempli de quelque matiere, vous vomirez d'abord; sur
tout si avec le doigt ou quelqu'autre chose, vous vous chatoüillez
le gosier : bien de gens en Angleterre n'ont d'autre remede de
précaution, & ce n'est pas sans
raison.

4°. Diroit-on que l'Eau est sudorifique ? Elle l'est pourtant, &
même un excellent sudorifique,
principalement lorsqu'on la boit
froide & en grande quantité jusqu'à deux pintes ou davantage :
étant couché dans un lit & se tenant bien couvert : car la chaleur
fait que le sang se détermine vers
la peau, dont les vaisseaux sont
plus ouverts qu'à l'ordinaire; l'Eau
suit la même direction, au lieu de
se précipiter par les urines : aussi

remarque - t - on que rien n'augmente tant l'action d'un purgatif
que l'impreſſion de l'air froid ſur
le corps ; car alors les vaiſſeaux
en ſe contractant d'éterminent les
humeurs vers les inteſtins , qui
déja reſiſtent moins qu'à l'ordinaire à cauſe de l'action du purgatif.

5°. Combien de fois n'a - t - on
pas auſſi éprouvé que l'Eau eſt un
excellent cordial , ſur tout lorſqu'elle eſt froide? Dans les foibleſ-
ſes par l'irritation que ſa fraîcheur cauſe dans les ſolides , elle
fait revenir preſque ſur le champ,
& elle répare les grands abbate-
mens & les forces perduës. En
effet, lorſqu'on vient de boire de
l'Eau, le poux ſe ranime, s'eleve
& devient plus fort : elle ſoûtient
même dans les longues abſtinen-
ces. Il ne faut pas être ſurpris de
ce dernier effet ; comme la plus
grande partie des eſprits animaux
n'eſt que de l'Eau, il eſt évident

qu'elle doit en augmenter la quantité : ainfi la force augmentera de même , & le fang fera pouffé avec plus de rapidité, &c.

6°. Que ce foit un excellent rafraîchiffant , tout le monde en conviendra fans peine : comme la chaleur n'eft fouvent qu'une fuite de la trop grande rarefaction du fang caufée par l'exaltation de la bile & par une trop grande quantité de particules ignées qui agitent le fang ; il eft certain que l'Eau en fe gliffant dans les interftices des particules arrêtera par fon poids ou fa refiftance le mouvement de la bile & enveloppera les particules ignées. De là vient auffi que quand on fe fent extrêmement échauffé, il n'y a rien qui rafraîchiffe plus que l'Eau froide, lorfqu'on en fait ufage durant quelque temps.

7°. C'eft un adouciffant des plus grands : En elle-même, elle n'a pas la moindre âcreté, puifqu'elle eft

insipide & sans goût : elle empêche l'action des sels en les écartant l'un de l'autre, elle adoucit &
diminuë la trop grande tension
des solides en les humectant & en
leur donnant de la flexibilité.

8°. De tous les délayans, c'est
le plus puissant, ou plûtôt c'est l'u-
nique ; car c'est elle qui dissout les
autres substances, qui les délaye,
& les metamorphose, pour ainsi
dire, en fluide. Sans l'Eau toutes
les parties terrestres & grossieres de
nôtre sang ne formeroient qu'une
masse solide, grossiere & impro-
pre au mouvement : le sang ne
pourroit donc jamais circuler. En
effet, il n'est presque pas de maladie où elle ne convienne pour
délayer & faciliter la circulation.

9°. Elle est stomachique, c'est-
à-dire, propre dans les maladies
de l'estomach, c'est ce que nous
avons déja prouvé ci-dessus.

Voilà bien de qualités excellen-
tes que l'Eau possede, mais ce

n'eſt pas là tout; ſans elle les remedes, du moins ceux qu'on prend
interieurement, ſeroient en partie
inutiles , & les autres pernicieux.
Tous les remedes ſe tirent des
mineraux , des vegetaux & des
animaux : or il eſt évident que ſans
l'Eau ces ſubſtances ſeroient toûjours ſolide, épaiſſes & incapables
de s'inſinuer dans les veines lactées; c'eſt une route pourtant que
tous les remedes interieurs doivent prendre , & qu'ils ne pren-
droient jamais, ſi l'Eau ne les ren-
doit fluides. C'eſt encore l'Eau qui
leur ſert de vehicule lorſqu'ils
ſont reçûs dans le ſang, & qui les
porte dans tous les endroits du
corps.

Que l'Eau nourriſſe , c'eſt un
fait que l'on ne ſçauroit conteſter
raiſonnablement, ni en bonne phy-
ſique : elle nourrit les animaux
& les vegetaux, ceux qui ont tant
ſoit peu de connoiſſance de la Phy-
ſique nignorent point l'experien-

ce de Vanhelmont fur la Saule,
qui prouve que l'Eau nourrit les
plantes. Elle fe trouve confirmée
par les experiences du celebre M.
Boyle : cet Auteur a fait plufieurs
effays fur les plantes aromatiques
qui paroiffent moïns tenir de la
natu e de l'Eau que les autres : fi
aprés que la plante aura crû, vous
vous donnez la peine de la péfer,
de même que la terre, qui eft dans
la caiffe, vous verrez que, quoique la terre n'ait prefque rien
perdu de fon poïds, la plante aura
cependant augmenté confiderablement en péfanteur & en volume, par le moyen de l'Eau dont
on aura eu foin d'arrofer la terre :
d'où je conclus que l'Eau nourit
les végetaux.

On me demandera peut être,
fi c'eft l'Eau proprement dite qui
fe change & fe convertit en la
fubftance de la plante? Je reponds
que ce changement me paroît naturellement impoffible, & qu'il

n'y a pas lieu de douter que l'Eau
ne soit chargée des differentes particules qui composent la plante, &
qu'elle y dépose peu à peu & où elles se corporifient l'une avec l'autre, & forment un Tout sensible.
On peu consulter là - dessus un
Memoire lû par M. Woodeward,
fameux Medecin Anglois ; tres-
versé dans l'Histoire naturelle,
dans une assemblée de la Société
Royale de Londres, & imprimé
dans le Recüeil des principaux
Memoires de cette même Société.
Cet Auteur prouve amplement
que l'Eau contient les principes
des plantes.

Il n'est pas non plus difficile de
prouver que l'Eau nourrit les animaux ; pour cet effet il suffit de
sçavoir que tous les animaux vivent de végetaux ou d'animaux
qui s'en nourrissent, que la plus
grande partie de nos liqueurs ne
sont que de l'Eau, que ces liqueurs souffrent une dissipation
continuelle,

continuelle , & que cette diffipation ne fçauroit fe reparer que
par le moyen de l'Eau.

L'ufage de l'Eau appliquée exterieurement produit encore des
effets merveilleux : comme elle
eft & plus froide & plus péfante
que l'air, il eft évident qu'elle
doit contracter les vaiffeaux de la
peau & les preffer avec beaucoup
plus de violence que ce dernier.
L'experience journaliere nous
donne à connoître fon extrême
fraîcheur, & felon le calcul du
celebre M. Halley, une colomne
d'air de 45. milles de hauteur ne
foutient qu'une colomne d'Eau de
32. piés ou environ. Qu'arrivera-
t-il donc dans le temps qu'on fe
plongera dans de l'Eau froide ?
Une fupreffion totale de la tranfpiration, un reflux violent & pré-
cipité du fang qui fe portoit vers
l'habitude, & une augmentation
prodigieufe dans la vîteffe des liqueurs de nôtre corps. Ce font-là

ſi

les suites de la grande contraction des vaisseaux de la peau &
de l'application des particules de
l'Eau sur les orifices des pores; ce
sont là les effets de la fraîcheur
& du poids de l'Eau. Les pores se
retréciffant & se trouvant bouchez par l'Eau; la transpiration
ne peut plus sortir; le diametre
des vaisseaux de l'habitude ayant
confiderablement diminué, la
force du cœur étant la même, le
sang ira beaucoup plus vîte dans
les vaisseaux interieurs, je veux
dire, dans ceux qui ne sont pas
expofez à l'action de l'Eau froide
appliquée exterieurement.

D'où je conclus 1°. qu'il n'y a
rien qui fortifie tant contre le
froid que les bains d'Eau froide;
on accoûtume son corps aux in-
jures du temps, on l'endurcit au
froid, sur tout lorfqu'on se baigne à la fin de l'Automne: ainfi
on devient beaucoup moins sujet
aux rhûmes, à la plurefie, à la

peripneumonie, &c. Maladies qui
ne viennent ordinairement que
d'un froid violent ou inopiné : &
comme elles n'ont pour cause
que la suppression subite de la
transpiration , elles attaquent
ceux qui ne sont pas accoûtumez
à ces changemens soudains ; au
lieu que ceux qui y sont faits ,
n'en ressentent aucune incommodité. 2°. Qu'il n'est rien de
meilleur pour enlever les liqueurs visqueuses & gluantes qui
séjournent dans les vaisseaux capillaires & causent plusieurs maladies fâcheuses, comme des obstructions , la goûte , le rhûma-
tisme , l'épilepsie , les écroüelles,
&c. C'est un fait connu de tout le
monde, qu'en Angleterre il y a des
bains d'Eau froide où l'on va se
baigner pour se guerir. du rhû-
matisme , de la folie , de l'épilepsie, & qu'on s'en trouve la plûpart du temps tres-bien. La chose
n'est pas difficile à concevoir aprés

le bouleverfement terrible, que
cela doit caufer dans le corps
3°. Enfin je conclus que puifque
la vîteffe & par confequent la
fluidité du fang augmentent ordinairement, & que la diffipation
de la matiere des efprits animaux (car il s'en perd beaucoup
par la tranfpiration) diminuë,
il faut de toute neceffité que la
quantité & la vîteffe des efprits
animaux augmentent à proportion : car ils font en raifon de la
vîteffe & de la fluidité du fang.
Or comme la force du cœur eft
proportionnelle à la quantité &
à la vîteffe des efprits animaux,
il eft évident que la force de cet
organe devra augmenter de beaucoup. Ainfi la fluidité des liqueurs
augmentra de nouveau , puifqu'elle eft à raifon de leur vîteffe
ou du choc de leurs parties. D'ailleurs les vaiffeaux & les pores de
la peau reprenant leur diamettre ordinaire au fortir du bain,

la tranfpiration quï eft toûjours
comme le diamettre des pores,
la fluidité & la vîteffe des liqueurs,
pourvû pourtant que cette derniere ne foit pas trop grande; la
tranfpiration devra neceffairement augmenter. Tout cela nous
montre que nos corps devien-
droient bien plus robuftes, plus
vigoureux & moins fujets aux al-
terations violentes & fouvent funeftes que la viciffitude continuelle des faifons, du chaud & du
froid, &c. y caufent.

Autre proprieté merveilleufe
de l'Eau froide, dont perfonne
jufqu'à prefent ne s'étoit apperçû: l'obfervation eft de Monfieur
le Duc de la Force. Il y a quelque années que nous eûmes un
Eté extraordinairement chaud:
ce Seigneur qui étoit pour lors
dans une de fes Terres, fe trouvant à l'ombre d'une futaïe auprés d'un ruiffeau d'Eau vive &
tres-fraîche, apperçut de loin

deux hommes à cheval qui ve-
noient de son côté par un chemin
exposé à la violence des ardeurs
du soleil. Il y en eut un qui tomba par terre & qui mourut sans
pouvoir recevoir aucun secours.
L'autre ayant resisté un peu plus
de temps continua son chemin
jusqu'auprés de la futaïe, où à la
fin il succomba & tomba comme le premier : Monsieur le Duc
de la Force ordonna sur le champ
qu'on le jettât dans le ruisseau,
ensuite il le fit mettre dans un
lit bien chaudement, sans pourtant trop le charger de couvertu-
res, & lui fit prendre quelque peu
de vin pour éviter les accidens &
lui faire revenir les forces. Le
patient en revint, & aprés avoir
bien reposé durant la nuit, le lendemain ressuscité, pour ainsi dire,
il se trouva fort bien.

L'explication de ce Fait n'est pas
fort difficile ; pour la trouver il
suffit de jetter pour un moment

les yeux sur les effets de la chaleur. Elle cause dans le sang une
rarefaction prodigieuse ; les parties ignées y sont en si grande quantité & si agitées, principalement dans les poûmons, &
l'air contenu dans le sang se rarefie avec tant de violence, que
les vaisseaux extraordinairement
gonflez & forcez, n'ont plus la
force de se con racter : ainsi la
personne meurt suffoquée en trés-
peu de temps : Tout ce qui peut
donc arrêter subitement (car le
plûtôt n'est que le meilleur) cette rarefaction prodigieuse , doit
prévenir cet accident funeste. Or
il n'est rien dans la nature qui soit
si propre pour cela que l'Eau
froide appliquée extérieurement,
la fraîcheur & son poids moderent & arrêtent ces mouvemers
prodigieux, resserrent les vaisseaux
& les rétablissent dans leur tonus.
Cette observation est trés - cu-
rieuse & trés - utile dans beau-

ũ iiij

coup d'occasions , où la chaleur
peut être exceffive ; en effet je
me fouviens d'avoir lû dans un
Traité de Geographie que dans
l'Arabie heureufe , du côté d'A-
den , l'on fe tient dans des bains
d'Eau froide durant la chaleur,
qui eft exceffive dans ce pays-là :
ce qui fert à confirmer l'obfervation de M. le Duc de la Force.

Une chofe qu'il faut obferver
bien foigneufement dans l'ufage
des bains d'Eau froide , fur tout
fi la faifon eft un peu fraîche ou
en hyver , à caufe que l'Eau fait
beaucoup plus d'impreffion que
durant la chaleur; une chofe qu'il
faut obferver, c'eft de plonger la
tête dans l'Eau à differentes reprifes , comme le refte du corps,
fans cela on rifqueroit beaucoup.
En effet lorfqu'on neglige cette
précaution, le corps étant chargé
de tout le poids de l'Eau, qui pefe,
comme nous avons déja dit, beaucoup plus que l'air , & la tête ne

foûtenant que celui de ce dernier,
il eft clair que les vaiffeaux de la
tête ne refifteront pas à proportion de ceux du corps. Ainfi ce-
dant à la violence des liqueurs,
ils pourront s'engorger , fe rompre , &c. & caufer beaucoup de
maux. Ajoûtez à cela que l'Eau
eft beaucoup plus froide que l'air.

Il ne faut pas oublier les bains
d'Eau chaude; ils font d'une trop
grande utilité: l'Eau n'agit ici que
par fon poids & en qualité de liquide chargé de beaucoup de particules ignées, & par confequent
fort agité. Par fon poids elle doit
refferrer & boucher les pores de la
peau , & arrêter par confequent
durant tout le temps du bain la
tranfpiration : mais comme elle
penetre dans le tiffu du corps,
elle humecte & ramollit extraordinairement les folides ou les
vaiffeaux , & elle rarefie & agite
les fluides. De là vient que les
premiers fe relâchent & prétent,
& que les derniers fe gonflent ,

occupent plus d'efpace qu'au paravant & circulent plus vîte. De
là vient que les bains d'Eau chaude font fouverains dans toutes les
maladies de la peau ; parce qu'ils
ouvrent les conduits de la peau,
donnent de la fluidité aux matieres qui s'y embaraffent & les font
déloger. En effet on obferve qu'au
fortir du bain d'Eau chaude, on
tranfpire copieufement. On en
éprouve fouvent de trés - bons
effets dans les obftructions des
vifceres, fur tout lorfqu'elles ne
font que commencer.

Jufqu'ici je n'ai parlé que des
proprietez medecinales de l'Eau
pure & fimple : fi nous jettons les
yeux fur les Eaux minerales, combien d'efpeces n'en trouverons-
nous pas ? Combien n'ont-elles pas
de vertus admirables ? Il y en a qui
contiennent des métaux, comme
de l'or, de l'argent, &c. 2°. Des
fels ; comme du fel commun, du
nitre, de l'alun, du vitriol : &c.
3°. Du bitume, du fouphre, de

l'antimoine, du charbon de pierre, &c. 4°. Des particules terrestres & pierreufes, comme du li-
mon, de la craïe, de l'ocre, du
cinnabre, du marbre, de l'albâ-
tre, &c. 5°. Il s'en trouve de mer-
curielles; il y en a qui ne contiennent qu'une feule de ces fubftances; d'autres en contiennent
plufieurs; & c'eft du different mê-
lange de ces fubftances & de leur
differente qualité, que dépendent
les differentes efpeces d'Eaux minerales. Il y en a d'acides, d'a-
meres, de chaudes, de trés-froi-
des, d'huileufes & graffes, de venimeufes, de colorées, de bouïl-
lantes, de falées, &c. les Eaux,
comme on fçait, produifent des
effets tout-à-fait merveilleux, &
qui femblent fouvent tenir du
miracle. Mais ni le deffein ni les
bornes de ce difcours ne me permettent point de traiter à fond de
ces dernieres Eaux; la chofe feroit
même en quelque façon inutile,

puifque nous avons des Auteurs
qui en traitent affez au long.

N'ai-je donc pas raifon de conclure de tout ce que je viens dire
au fujet des vertus de l'Eau , que
c'eft le plus utile, le meilleur, le
plus aifé, le plus facile & le moins
defagréable de tous les remedes :
En un mot, c'eft la Medecine
univerfelle que l'on cherche depuis fi long-temps & que l'on ne
trouve point, parce qu'elle eft
connuë de tout le monde.

Il ne fera pas inutile de dire
quelque chofe fur le choix & fur
la difference des Eaux, aprés avoir
parlé des effets merveilleux qu'elles produifent: car on y remarque
une fi grande varieté, qu'on eft
obligé de choifir certaines Eaux
preferablement à d'autres: Les
uns prétendent qu'il ne faut juger
de la bonté de l'Eau que par fa
legereté : Car, difent-ils, lorfqu'elle eft lourde & péfante, elle
eft toûjours cruë; elle féjourne

trop dans l'eſtomach & produit
des coliques , &c. Mais quoique
la legereté de l'Eau ſoit une des
principales marques de ſa bonté,
ce n'eſt pas là la raiſon qui nous
oblige de donner la preference à
une eau legere , comme nous le
verrons bien-tôt. D'autres s'imaginent qu'il ſuffit que l'Eau ſoit claire , tranſparente, & ſans goût. Autre erreur ; car il y a ſouvent des
eaux trés-mal-ſaines qui ont toutes ces qualitez. Mais à quoi bon
nous arrêter d'avantage ſur les
differentes raiſons que le vulgaire
allegue ſur la bonté de l'Eau ,
examinons la choſe avec des
yeux un peu plus philoſophiques.

On conviendra aiſément que
de toutes les Eaux la plus excellente , c'eſt ſans contredit celle
qui eſt en état de produire tous
les effets merveilleux que nous
venons d'attribuer à l'Eau commune. Il me paroît donc que la
meilleure, c'eſt la moins chargée

de particules héterogenes, sur-
tout de particules minerales. Je dis
la moins chargée: car il est impossible d'avoir de l'Eau entierement
pure & privée de toute substance
étrangere & héterogenes;& une eau
si épurée, outre qu'elle me paroît
impossible dans l'état où les choses
sont presentement seroit absolument inutile pour la nourriture des plantes & des animaux.
Car si l'eau nourrit les plantes,
un Fait dont on ne sçauroit rai-
sonnablement douter, c'est comme nous avons dit, en s'y dé-
pouillant des differentes substances qui les composent. Si elle
nourrit les animaux, un Fait encore qu'on ne sçauroit nier, c'est
en y rétablissant les parties âqueuses qui s'envolent continuellement & en y déposant aussi, comme dans les plantes, les particules, dont elle est naturellement
chargée. Je ne prétends parler ici
que de ces particules, que ni les

fens, ni l'induſtrie , ni la patience des plus habiles Chymiſtes n'ont pû découvrir juſqu'à preſent , mais dont la raiſon & les obſer‑ vations nous prouvent évidem‑ ment l'exiſtence.

Une preuve que l'Eau la moins chargée eſt preferable à toute au‑ tre , c'eſt qu'elle eſt la plus fluide, & par conſequent la plus propre à penetrer, à délayer & à diſſou‑ dre les alimens ſolides & ſecs ; les parties terreſtres , huileuſes & gluantes de notre corps. Et comme elle eſt ſubtile & mobile à proportion de la fluidité , il eſt évident que la moins chargée & par conſequent la plus fluide , s'in‑ ſinuë plus facilement & en moins de temps dans les interſtices les plus petits des particules qui compoſent les liqueurs de nos corps, & qu'elle paſſe auſſi par la même raiſon dans les plus petits vaiſſeaux. Qu'arrive-t-il de là ? C'eſt qu'en écartant les parties

dés fluides , elle les diffout & attenuë extrémement , elle développe les particules d'air qui y
font contenuës & y en introduit
de nouvelles , ces particules d'air
fe débandent, brifent ce qui les environne & augmentent par là la
fluidité de nos fucs. Elle entraîne
nos liqueurs dans les endroits les
plus cachez. Ce qui eft abfolument néceffaire , car nos liqueurs
n'étant la plus grande partie compofées que de parties terreftres,
graffes & falines , elles ont befoin
d'un délayant & d'un vehicule auffi
puiffant que l'Eau. Une preuve de
ce que je dis, c'eft qu'un long ufage
d'eau leve fouvent les obftructions
au commencement , & prévient
infailliblement celles qui pourroient fe former dans la fuite.

Ce n'eft pas feulement dans
nos liqueurs qu'une eau extrêmement legere & fluide , fait fentir
fes bons effets ; car penetrant fans
peine le tiffu le plus ferré de nos
fibres,

fibres, elle les humecte, elle les
amollit & leur donne le degré naturel de soupleffe qui leur eft neceffaire ; & enfin c'eft elle feule
qui les nourrit. Car comme elle
s'échappe du tiffu des folides,
foit par l'évaporation que la chaleur de nôtre corps doit caufer,
foit par la contraction frequente &
prefque continuelle de ces parties,
il arrive la même chofe que dans
les petits tuïaux des plantes ; elle
dépofe en fortant les particules
heterogenes dont elle eft naturellement imprégnée, de même que
celles dont elle fe charge dans
nôtre corps : c'eft-là la maniere
dont les parties folides des animaux fe nourriffent & fe confervent dans leur état naturel:

Appliquée exterieurement,
lorfqu'il n'eft queftion que d'humecter & de ramollir, il eft évident que l'Eau la plus fluide, &
par confequent la moins chargée.
eft à preferer. Car elle pénétre

bien plus aifément les parties folides & fe mêle avec les liqueurs.
Il eft même impoffible qu'une
eau trouble & bourbeufe ne laiffe
fur la peau une efpece de eraffe,
qui peut boucher les pores; ce
qui n'arrive point, lorfqu'on fe
baigne dans une eau pure & trés-
peu chargée.

Une eau fort chargée, c'eft-à-
dire, fort péfante, bourbeufe &
trouble, ne produit jamais la
moitié des bons effets qu'elle devoit produire; en effet elle n'a-
git alors que d'une maniere trés-
imparfaite. Comme elle eft beaucoup plus épaiffe, & par confequent moins fluide & moins propre au mouvement, elle ne diffout qu'imparfaitement les alimens;elle ne pénétre point intimément nos liqueurs. Ainfi le chyle
eft groffier & imparfait; le fang
épais, gluant & tenace. D'où
naiffent une infinité de maladies
chroniques, caufées par le rallen-

fiffement & par l'embarras des
liquides dans les endroits où le
mouvement du fang eft tres-lent,
comme dans les glandes & dans
les vifceres du bas-ventre. Car
une des principales conditions re-
quifes pour rendre la circulation
du fang facile & prompte dans
tous les vaiffeaux, c'eft un degré
fuffifant de fluidité dans le fang,
qu'une eau legere & fluide lui
donne toûjours, & dont une eau
trouble, bourbeufe & péfante ne
manque jamais de le priver. Au
rallentiffement & à l'épaiffiffement
du fang fuccede de toute neceffité le défaut de tranfpiration ; car
la quantité de matiere qui s'échappe par les conduits impercepti-
bles de la tranfpiration, eft comme la vîteffe & la fluidité du fang,
fuppofant que le diamettre foit
toûjours le même. Et fi par malheur ces petits conduits viennent
à fe rétrécir, ce qui arrive neceffairement plufieurs fois durant

*ij

la vie à caufe des variations
continuelles de l'air & de nôtre
maniere de vivre : Si par malheur, dis-je , ces conduits fe re-
tréciffent , la tranfpiration fe
trouve prefque totalement füp-
primée ; d'où naiffent des Fievres
intermittentes & continuës , des
maladies inflammatoires, s'il furvient quelque dépôt, &c.

Ce n'eft pas là tout ; ces mauvaifes qualitez de l'Eau fe font
auffi fentir dans les parties folides. Les pores, par où l'Eau chargée des parties nourricieres devroit s'infinuer dans le tiffu des fibres, font bouchez par les parties gluantes, épaiffes & groffieres
de nos liquides qui s'y appliquent:
ce qui rend la nutrition des folides tres - imparfaite. Les fibres
environnées de toutes parts de
fucs épais & ralentis s'engourdif-
fent : perdent leur mouvement
& n'agiffent plus qu'imparfaitement. Que de maux ne refulte-t-

il pas de là ! Il feroit trop long
d'en faire ici le détail ; & je crois
d'en avoir dit affez pour prouver
qu'il eft de la derniere importan-
ce de choifir une eau qui foit bonne & faine.

Voici pourtant encore une reflexion fur l'ufage des eaux minerales : On eft affez convaincu
qu'une eau chargée de particules
minerales , n'eft point bonne
pour en faire un ufage ordinaire ; mais comme il eft des cas ,
où ces eaux produifent des effets
merveilleux , il arrive fouvent
que beaucoup de perfonnes en
ufent fans neceffité , & d'autres
trop long-temps. Deux chofes
que je regarde comme entierement pernicieufes à la fanté ; car
c'eft uniquement lorfqu'il s'agit
d'irriter les parties folides des vifceres & d'enlever les fucs qui y font
cantonnez ou prodigieufement
ralentis , qu'elles conviennent
Mais dans tout autre temps elles

font nuifibles fur tout lorfqu'on
eft en fanté; on ne fçauroit im-
punément irriter les folides &
chaffer dehors une partie confide-
rablé des liqueurs qu'ils contiennent. Un trop long ufage de ces
eaux a fouvent été fuivi de fâcheufes fuites ; ceci n'eft que trop
confirmé par l'experience.

Mais ce n'eft pas affez d'avoir
examiné de quelle nature doit
être l'Eau commune pour être
bonne & faine. Il nous faut auffi
trouver des moyens qui nous faf-
fent connoître l'Eau qui poffede
toutes les bonnes qualitez. Tout
bien examiné, je ne trouve que
trois chofes qui peuvent fervir,
comme autant de regles certaines pour juger de la bonté de l'Eau.
Les voici : il faut qu'elle foit le-
gère, claire ou tranfparente, &
infipide.

En effet, on peut dire que la
legereté eft une des principales
marques de la bonté de l'Eau.

Car fi elle eft fort groffiere &
chargée, il eft évident qu'en general elle doit péfer beaucoup,
puifque la péfanteur eft toûjours
à raifon de la quantité de matiere fous un volume égal. Ainfi l'on
peut affurer que toute Eau commune, qui eft lourde & péfante,
eft extrémement chargée, & qu'-
elle eft par confequent moins
bonne pour la fanté qu'une autre eau plus legere ou moins
chargée.

On doit toûjours choifir, autant qu'il eft poffible, de l'Eau
tranfparente & claire pour boiffon ordinaire : car alors elle n'a
communément aucun mauvais
goût ; elle eft beaucoup plus
agréable & plus faine que l'Eau
trouble & bourbeufe. Cette derniere pourtant eft quelquefois à
préferer à certaines eaux de fontaine, plus claires à la verité &
plus tranfparentes, mais en même temps plus péfantes que cer-

raines eaux bourbeufes & troubles; comme l'Eau de la Seine,
par exemple , fur tout un peu
au deffus de Paris. Mais de deux
eaux également legeres , il vaut
toûjours mieux choifir celle qui
fe trouve claire & tranfparente.
Ce qui rend l'Eau trouble , ce
font communément les parties
terreftres & fabloneufes , dont
elle eft chargée. Ces fortes de
fubftances épaiffiffent prodigieufement le fang ; elles occafion-
nent auffi fort fouvent la gravelle & la pierre : car elles introdui-
fent dans le fang beaucoup de
fable & de matieres terréftres.

Aprés la legereté on peut dire
qu'une des meilleures preuves de
la bonté de l'Eau, c'eft l'infipidi-
té. Car communément , elle ne
fçauroit être un peu chargée de
matiere terreftre , de fouffre, de
fels & d'autres fubftances minerales, fans exciter dans l'organe du
goût quelque fenfation. C'eft par
la

là que nous sommes sûrs qu'elle
ne renferme aucune particule propre de sa nature à détruire nôtre
corps. Cette regle n'est pourtant
pas toûjours bien sûre ni suffisante :
il y a des eaux insipides, chargées
pourtant de substances heteroge-
ges & nuisibles ; alors il faut avoir
recours à la distillation & aux differens moyens dont les Chymistes se servent pour connoître la
nature des eaux.

   Il ne me reste plus à present
qu'à faire voir quelle est l'Eau
qui renferme toutes les qualitez
dont nous venons de parler. Nous
avons déja dit qu'il y a dans les
eaux un grande difference de
l'une à l'autre. Car on a observé
que les plus legeres, les plus trans-
parentes, les plus pures, les plus
insipides, les plus subtiles & les
plus fluides de toutes, ce sont les
eaux de la pluye. En effet, on doit
regarder l'élevation des vapeurs
par le soleil, comme une espece

** **

de diſtillation pure, douce, naturelle & en même temr s trés-neceſſaire.
Il n'y a que les parties ſubtiles &
legeres qui s'élevent ; les parties
groſſieres, tenaces & lourdes ne
montent point. De là vient que
les vapeurs âqueuſes qui s'élevent de la mer, des lacs, des marais, des rivieres, des animaux
& des plantes ſont toutes également pures & inſipides.

Une foule * d'experiences acheve de prouver que l'Eau de
pluye eſt la plus pure, la plus
ſubtile & la plus fluide & par conſequent la moins chargée. En
effet, tout ce que l'on fait cuire ou
boüillir dans de l'Eau de pluye a
meilleur goût que dans de l'Eau
de riviere ou de fontaine : une
preuve, qu'elle altere moins la
nature des corps, & qu'elle eſt
par conſequent plus pure ou
moins chargée de particules hé-

_____

* Voy. Fr. Hoffman. Dec. 11. Diſſertat. Phyſ-med-
5. De aqua Medecin. univerſ.

terogenes. Elle eſt plus propre que les autres eaux à ramolir, à pénétrer & à faire cuire toute forte de viande, de liqueurs & de poiſ-ſons, ſoit de mer, ſoit de rivie-re : elle diſſout même les ſubſtan-ces cartilagineuſes & oſſeuſes. Quant on veut bien diſſoudre du ſavon, laver & nettoyer du linge ou blanchir des toiles ; on a re-cours à l'eau de la pluye, qui eſt meilleure pour cela que l'Eau de fontaine ou de riviere. Les Chy-miſtes ne ſe ſervent que de l'Eau de pluye pour adoucir la chaux d'or, l'or fulminant, &c. & ils en viennent à bout plus aiſément qu'avec quelle autre eau que ce ſoit. Les Boulangers ont ſouvent éprouvé qu'il vaut mieux ſe ſervir de l'Eau de pluye pour faire fer-menter & lever la pâte : on a même obſervé que le pain fait avec de l'Eau de fontaine ou de riviere n'eſt jamais ſi bon ni ſi le-ger que lorſqu'il eſt fait avec de

✶ ✶ ij

l'Eau de pluye. Les Jardiniers n'i.
gnorent pas non plus l'excellence de l'Eau de pluye ; car lorfqu'ils s'en fervent pour arrofer
leurs jardins , les plantes & les
herbes croiffent beaucoup plus,
& profitent d'avantage. Les ma-
çons même, lorfqu'ils veulent préparer leur plâtre , éprouvent tous
les jours que l'Eau de fontaine ou
de riviere eft meilleure que celle
de pluye, & qu'elle donne plus de
confiftence & de liaifon au plâtre : ce qui prouve que l'Eau de
pluye eft beaucoup moins chargée & plus propre à diffoudre, On
a obfervé auffi que les differentes teintures,comme celle de Thé,
de fauge, &c. font bien meilleures & plus chargées lorfqu'on fe
fert de l'Eau de pluye.

Si vous me demandez en quel
temps de l'année on la doit ra-
maffer; je vous dirai que c'eft au
mois de Mars ou au commencement du Printems; parce qu'alors

la terre n'étant pas encore fort
échauffée ni le soleil fort ardent,
l'air n'est point chargé d'exhalaisons pernicieuses , dont l'Eau
pourroit se charger en tombant ,
ou dans le temps que les vapeurs
se rapprochent & se condensent
pour former des goutes de pluye.
Il ne faut pas non plus la ramasser en hyver parce qu'en ce temps-
là , le soleil ayant beaucoup
moins de force , l'air & l'Eau
contiennent beaucoup moins de
particules ignées ; dont l'agitation contribuë à la fluidité de
l'Eau. Ces précautions ne sont
pourtant pas absolument necef-
saires , & l'experience nous fait
voir qu'il est presque indifferent
de recüeillir l'Eau de pluye en quel
temps de l'année que ce soit.

Pour bien conserver l'Eau de
pluye , il faut avoir le soin de la
mettre dans de grands vases de
terre bien fermez , afin que l'air
exterieur , ou plûtôt les differen-

tes particules, dont il eſt chargé, ne viennent à la corrompre. Il ne faut pas ramaſſer celle qui tombe des goûtieres ; elle eſt ordinairement chargée de la pouſſiere qui s'attache ſur les toits,&des ordures qui ſe ramaſſent dans les goutieres. De là vient que celle qu'on ramaſſe de cette façon , a toûjours quelque mauvais goût. On peut avoir de grands vaſes qu'on placera au milieu d'un jardin ou en pleine campagne pour recevoir l'Eau à meſure qu'elle tombe. En un mot, de quelque maniere qu'on s'y prenne , il n'importe , pourvû qu'elle ſoit pure.

Aprés l'Eau de pluye , c'eſt celle de riviere qui tient le premier rang pour la bonté. Il y a même des rivieres, dont les Eaux ſont ſi bonnes, ſi ſaines & ſi pures, qu'elles cedent à peine à celle de pluye. Les rivieres tirent leur origine des vapeurs aqueuſes de même que les pluyes. Les vapeurs

tombent d'abord pour l'ordinaire fur les montagnes en forme de pluye, de neige, de rofée ou autrement ; enfuite péné-
trant peu-à-peu dans les fentes
des rochers, elles vont fe rendre
dans des refervoirs creufez dans
ces mêmes montagnes ; d'où
naiffent aprés cela des fources, &
de ces fources réunies des rivieres. Mais comme il arrive ordinairement que ces eaux parcourent de grandes étenduës de terre, & qu'elles paffent par beaucoup d'endroits où il y a des fubftances de differente nature, comme de la craie, de la marne, des
couches minerales, &c. il n'eft
pas furprenant que l'Eau des rivieres foit plus chargée & moins
pure que celle de pluye. Ordinairement pourtant les Eaux de riviere, à quelque diftance de leur
fource, ne font point chargées
de fubftances minerales ; parce
que les mineraux étant fort pé-

fans & le cours des rivieres fort
long , les particules minerales
tombent au fond de l'Eau. Il n'y
a que les particules fabloneufes
& terreftres qui foient entraînées,
parce qu'étant beaucoup plus legeres, volume pour volume, elles
fe foûtiennent beaucoup plus facilement & plus long-temps, que
celles des mineraux : d'ailleurs il
n'eft _point d'endroits generalement, où le lit des rivieres ne foit
rempli de matiere terreftre & fa-
bloneufe ; & les rivieres étant
continuellement expofées à l'action du foleil , la partie la plus
fluide & la plus mobile s'éleve en
vapeurs, & la plus groffiere refte.
Une preuve de cela, c'eft la quantité prodigieufe de vapeurs qui
s'élevent fans ceffe. On voit même en Afrique, où les chaleurs
font exceffives, des fleuves entiers
fe répandre dans des plaines de
fable , s'évaporer & difparoître
entierement, loin de s'enfoncer,

comme quelques-uns l'ont crû,
dans des canaux pour s'aller rendre dans la mer.

On remarque une grande varieté dans l'Eau des rivieres par
rapport à leur bonté; l'Eau d'une
riviere rapide & qui coule sur une
pente plus ou moins éloignée de
sa source, differe de l'Eau d'une
riviere qui coule lentement & qui
est éloignée de sa source. Car
lorsqu'une riviere est fort rapide,
ses eaux sont bonnes, pures & legeres, parce qu'elles se renouvel-
nent bien plus souvent, & qu'elles
entraînent tout ce qui peut les corrompre. Ses parties grossieres
brisées & subtilisées par la grande agitation de l'Eau, tombent
au fond, ou bien deviennent si
subtiles qu'elles ne sçauroient
causer aucun préjudice à la santé.
Il n'en est pas de même des rivieres lentes & presque dormantes.
Elles roulent des eaux qui sont
toûjours lourdes, troubles, char-

gées & beaucoup moins saines
que les autres. De là vient que les
Eaux du Rhin & du Rhône, deux
fleuves extrememment rapides, font
beaucoup plus legeres & plus pures
que celles de plusieurs autres rivieres: une preuve de leur grande legereté, c'est que les barques qui def-
cendent le Mein, d'abord qu'elles entrent dans le Rhin, s'enfoncent beaucoup plus dans ce dernier fleuve que dans le premier.
La même chose arrive aux bat-
teaux qui descendent la Saône en
entrant dans le Rhône. En effet
l'Eau de ce dernier fleuve se conferve sans se corrompre pendant plusieurs années dans des vases de
terre, & elle est presque aussi legere que l'Eau de pluye ou de citerne. Il est encore à remarquer
que les poissons des rivieres rapides sont bien meilleurs que ceux
des rivieres troubles, bourbeuses
& lentes. L'Eau de la Seine, par
exemple, n'est point si bonne

qu'on le dit communément ; elle
est trop chargée & trop lente, sur-
tout depuis Paris jusqu'à son em-
bouchure ; à cause que son cours
se ralentit de plus en plus en approchant de la mer, & qu'elle entraîne une quantité prodigieuse
d'immondices qu'on y jette, sur-
tout à Paris, dont elle est l'égoût
general. Il est même surprenant
que dans une si grande Ville,
dans une Capitale, on souffre
que la source des immondices les
plus pernicieuses à la santé, je
veux dire l'Hôtel-Dieu, soit au
milieu, dans le sein même de
la Ville & sur le bord de la riviere, dont les eaux servent
à cuire les viandes, à faire du
pain, & à mille autres usages
necessaires pour la vie. Car il
est évident, quelque chose qu'on
en dise, que la corruption continuelle qui sort de l'Hôtel-Dieu,
infecte entierement les eaux. Et
quoi que cette infection ne soit

pas fenfible, cela n'empêche pas
qu'elle ne foit réelle, & qu'à la
fin nos corps ne contractent peu
à-peu de mauvaifes qualitez qui
les rendent fujets à mille infirmitez, que l'on attribuë mal-à-
propos à d'autres caufes. Pourquoi donc ne pas placer l'Hôtel-
Dieu au-deffous de Paris, à une
demie lieuë ou environ de la Ville, fur le bord de la riviere ? Une
autre preuve évidente que l'Eau
de la Seine n'eft pas fi bonne
qu'on le dit, c'eft qu'elle n'eft jamais abfolument infipide, claire,
ni tranfparente pour l'ordinaire,
& qu'elle eft plus péfante que celle de pluye.

Parlons prefentement des fontaines : leur origine eft abfolument la même que celle des rivieres, mais les eaux n'en font
pas generalement fi faines. Car
elles varient felon la nature du
terroir, felon les differentes couches minerales par où elles cou-

lent, &c. De là vient qu'il est rare
de trouver des eaux de source, qui
soient pures & exemptes de tout
mélange sensible, qui soient subtiles & legeres, comme l'eau de
pluye. La plûpart donnent par la
distillation de la terre en quantité,
il y en a beaucoup qui sont chargées de quelque mineral. Cela
vient de ce que les eaux de source
ne sont pas éloignées des couches
minerales & qu'elles n'ont pas eu
le temps de déposer les particules
minerales, dont elles sont im-
pregnées. Car ce n'est qu'en coulant long-temps & en arrosant
une grande étenduë de terre, que
les eaux se dépoüillent peu-à-
peu des particules minerales. Aussi
remarque-t-on souvent des eaux
minerales dans leur source qui
cessent de l'être en se déchargeant
dans les rivieres à quelque distance. D'autres continuent d'être
minerales, sur-tout lorsque leurs

cours n'eſt pas fort long, juſqu'à
la riviere : car d'abord que les
particules minerales ſont arrivées
dans un fleuve, ſe trouvant dans
une eau beaucoup plus legere &
fort répandues, elles tombent &
ſe précipitent dans peu de temps
au fond de l'eau.

On a obſervé que l'Eau de
fontaine de même que celle de
riviere, n'eſt jamais ſi bonne que
l'eau de pluye, pour faire cuire
la viande, les legumes, &c. pour
faire du pain, tirer des teintures,
&c. parce que ces eaux ſont beaucoup plus groſſieres & plus chargées que l'eau de cîterne ou de
pluye.

Quand l'eau de ſource, de même que celle de riviere, eſt legere, pure, claire, tranſparente
& inſipide, c'eſt une marque qu'-
elle eſt bonne. En un mot, la
meilleure, ce ſera celle qui approche le plus de la nature de
l'Eau de pluye. Communément

Les meilleures sources se trouvent
sur la pente des montagnes , parce qu'ordinairement leurs eaux
descendent de quelque reservoir
placé assez prés de la surface &
du sommet de la montagne , où
l'on ne trouve point pour l'ordinaire des couches minerales ; &
le peu de distance qu'il y a de la
surface de la montagne aux reservoirs & des reservoirs aux sources,
fait qu'elles n'ont pas le temps de
se charger de terre. Les sources qui
coulent dans des terroirs argileux
& sabloneux, sont encore bonnes;
car on doit regarder ces matieres , comme autant d'excellens
filtres naturels, qui retiennent la
plûpart des parties minerales ,
grossieres & terrestres de l'Eau.
Les sources qui sont dans des lieux
bas , ou au pied des montagnes,
ne sont pas si saines, parce qu'ordinairement, elles ne sont pas si
vives & qu'ayant parcouru depuis
leurs reservoirs une grande éten-

duë de terre & de couches minerales, dont presque toutes les montagnes sont remplies, elles sont
presque toûjours grossieres & tres-
chargées. Celles qui sont aussi au
sommet des montagnes, ne sont
pas toûjours les meilleurs, parce
qu'elles tirent la plûpart du temps
leur origine de quelque reservoir
placé dans quelque montagne voi-
sine, au dessus du niveau de la
source : car afin que l'Eau coule dans ces endroits, il faut qu'elle
descende par des fentes creusées
dans la montagne qui contient le
reservoir, & qu'ensuite elle remonte par d'autres fentes qui
communiquent avec les premieres & vont aboutir à la source :
or il est presque impossible que
l'Eau parcoure tant d'espace, sur
tout dans les montagnes, sans
rencontrer en chemin quelque
couche minerale, ou quelque autre substance dont elle se charge
en passant.

Bien

Bien de gens affurent que pour avoir de bonne eau, il faut la faire cuire ; s'imaginant que le feu corrige la crudité de l'eau, & qu'il la rend plus legere. Mais, à moins qu'on n'ait la précaution de bien couvrir le pot où l'on fait boüillir l'eau, loin d'en corriger la crudité, le feu ne fait que l'augmenter. Car une eau cruë n'eft autre chofe qu'une eau extrémement groffiere & chargée ; or le feu fait évaporer la partie la plus fluide, la plus legere & la plus fubtile, & ce qu'il y a de groffier & de plus terreftre demeure dans l'Eau, fe réünit & devient incapable de fe mêler entierement avec nos liqueurs, & de pénétrer dans le tiffu des folides de nôtre corps. Mais lorfqu'on a la précaution de bien couvrir le pot pour empê cher l'évaporation, on peut faire trédir & même boüillir tant foit peu l'eau de fontaine & de riviere ; elle n'en fera que meilleure.

* * *

Car alors le feu caufant une
grande agitation dans l'eau, brife
les parties groffieres & terreftres.
Quant à l'eau de plûye, étant telle qu'elle doit être naturellement, il eft inutile de la faire tié-
dir.

Enfin il ne me refte plus qu'à
déterminer la quantité de l'Eau
qu'on doit prendre. Je dirai donc
que pour bien faire nous devrions
à l'exemple de plufieurs Nations,
ne boire que de l'eau pour l'ordinaire, & qu'il eft inutile d'en limiter
la quantité pour les perfonnes qui
font en bonne fanté. Cependant
deux ou trois grands verres
d'Eau ou environ, en fortant du
lit, autant une heure & demie ou
deux heures aprés chaque repas,
c'eft, à mon avis, le plus excellent
de tous les préfervatifs contre
toute forte de maladies internes.
Le matin elle fait dégorger toutes les grandes des premieres
voyes ; elle lave l'eftomach &

PREFACE. xcj

les intestins, entraîne les matières qui s'y sont ramassées durant la nuit & fait couler abondamment les urines. Aprés le repas, elle est d'un secours infini pour achever la digestion & donner au chyle toute la fluidité necessaire, sur tout lorsqu'on la boit deux heures aprés avoir mangé, parce qu'alors les alimens étant à moitié dissouts, elle les pénétre sans peine, acheve de les dissoudre & les entraîne en peu de temps. Au lieu qu'immédiatement aprés le repas les alimens n'étant pas encore alterez, ni dissouts, l'eau ne les pénétre pas si aisément; & comme elle est fluide, elle passe la premiere, & l'on se trouve par là privé des bons effets qu'elle ne manque jamais de produire deux heures aprés le repas ou environ. Il ne faut pourtant pas conclure de là que l'eau est inutile durant ou immédiatement aprés le repas : elle est bonne en tout

*** ij

temps, mais meilleure dans un
temps que dans un autre. Dans
les maladies, sur tout lorsqu'elles
sont aiguës, il est necessaire d'en
boire encore d'avantage. Cette
quantité d'eau n'est point à craindre ; elle passe par les selles, par
les urines, par les sueurs & par la
transpiration ; ce n'est même la
plûpart du temps qu'en procu-
rant ces évacuations qu'elle guerit:
& tout ce que j'avance ici, a été
observé.

Mais en voilà déja plus qu'il ne
faut pour le present sur l'excellence
& sur le choix de l'Eau ; & le Lec-
teur peut-être ne me demande
que des experiences qui confirment ce que je viens d'avancer.
Pour cet effet je le prie de continuer & de lire ce petit Traité, où
il trouvera de quoi se satisfaire.
Des Faits sans nombre se presen-
teront à ses yeux, & à moins que
d'être entraîné par la force des

PREFACE. xciij

préjugez, il sera obligé d'avoüer que je n'ai rien dit qui ne soit appuyé de plusieurs experiences.

❦❦❦❦❦❦❦❦❦❦❦❦❦❦❦❦❦

APPROBATION
du Censeur Royal.

J'Ai lû, par ordre de Monseigneur le Garde des Sceaux, un Manuscrit qui a pour titre *Traité des vertus Medecinales de l'Eau commune, &c.* & j'ai crû que l'impression en seroit utile au Public. Fait à Paris ce 26. Decembre 1723.

BURETTE.

PRIVILEGE DU ROY.

LOUIS par la grace de Dieu Roy de France & de Navarre : A nos amez & feaux Conseillers les gens tenans nos Cours de Parlemens, Maîtres des Requêtes ordinaires de nôtre Hôtel, grand Conseil, Prevôt de Paris, Baillis, Senechaux, leurs Lieutenans Civils & autres nos Justiciers qu'il appartiendra, SALUT. Nôtre bien amé

GUILEAUME CAVELIER fils, Libraire à Paris ; Nous ayant fait supplier de lui accorder nos Lettres de permission pour l'impression d'un livre qui a pour titre *Traité des Vertus Medecinales de l'Eau commune, & le grand Febrifuge* ; Nous avons permis & permettons par ces presentes audit CA-VE-LIER, de faire imprimer ledit livre en tels volumes, forme, marge, caractere, conjointement ou séparément & autant de fois que bon lui semblera, & de le vendre, faire vendre & debiter par tout nôtre Royaume, pendant le temps de trois années consecutives à compter du jour de la datte desdites presentes ; faisons défenses à tous Imprimeurs, Libraires & autres personnes de quelque qualité & condition qu'elles soient d'en introduire d'impression étrangere dans aucun lieu de nôtre obéissance ; à la charge que ces presentes seront enregistrées tout au long sur le registre de la Communauté des Libraires & Imprimeurs de Paris, & ce dans trois mois de la datte d'icelles ; que l'impression de ce livre sera faite dans nôtre Royaume & non ailleurs, en bon papier & en beaux caracteres, conformément aux Reglemens de la Librairie ; & qu'avant que de l'exposer en

vente, le manuscrit ou imprimé qui aura
servi de copie à l'impression dudit livre, sera remis dans le même état où
l'Approbation y aura été donnée és
mains de nôtre très cher & feal Chevalier Garde des Sceaux de France,
le Sieur Fleuriau d'Armenonville, Com-
mandeur de nos Ordres ; & qu'il en
sera ensuite remis deux exemplaires dans
nôtre Bibliotheque publique, un dans
celle de nôtre Château du Louvre,
& un dans celle de nôtredit très cher
& feal Garde des Sceaux de France,
le Sieur Fleuriau d'Armenonville, Com-
mandeur de nos Ordres, le tout à peine
de nullité des presentes ; du contenu
desquelles vous mandons & enjoignons
de faire joüir l'Exposant ou ses ayans
cause, pleinement & paisiblement, sans
souffrir qu'il leur soit fait aucun trouble ou empêchement ; Voulons qu'à la
copie desdites presentes qui sera im-
primée tout au long au commencement ou à la fin dudit livre, foy soit
ajoûtée comme à l'original, comman-
dons au premier nôtre Huissier ou Ser-
gent de faire pour l'execution d'icelles,
tous actes requis & necessaires sans demander autre permission, & nonobstant
clameur de Haro, Charte normande
& lettres à ce contraire ; CAR tel est

nôtre plaisir. DONNE' à Paris le quatorziéme jour du mois de Juillet l'an de grace mil sept cens vingt quatre, & de nôtre regne le neuviéme. Par le Roy en son Conseil. DE S. HILAIRE.

Registré sur le Registre VI. *de la Chambre Royale desdits Libraires & Imprimeurs de Paris* N°. 28. *fol.* 22. *conformément aux anciens Reglemens confirmez par celui du* 28. *Fevrier* 1723. *à Paris ce* 19. *Juillet mil sept cens vingt-quatre.*

BRUNET, *Syndic.*

TRAITE'

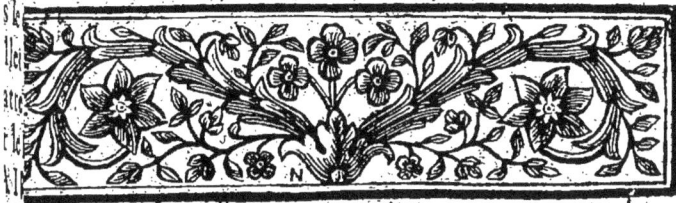

TRAITÉ
DES VERTUS
MEDICINALES
DE L'EAU COMMUNE.

ERSUADE' qu'on ne doit rien negliger pour le bien du genre humain, j'ai c.û être obligé de faire part au Public des bons effets que l'usage de l'Eau commune peut produire. Dans cette vûë j'ai fait un Recüeil de tout ce que les plus fameux Medecins ont écrit des bonnes qualitez de ce liquide, des bons effets que plusieurs particuliers dignes de foi en ont ressenti, & ce que j'ai pû y avoir découvert aprés une experience depuis trente jusqu'à soixante-quatorze ans : ce qui suffit pour confirmer les effets merveilleux qu'elle produit en beaucoup d'occasions, & dont

A

je vais faire mention comme d'une découverte que j'ai faite au sujet de cet
excellent remede, qui peut faire des Cures sans le moindre embarras, sans aucune dépense, & qu'on peut trouver par
tout en quelque endroit que ce soit; il
n'en est pas de même des autres remedes; de sorte qu'en quelque façon l'Eau
peut meriter le nom de *remede universel*,
puisque dans les maladies qu'elle prévient ou guerit, on peut s'en servir pour
toute sorte de personnes, & qu'il s'en
trouve par tout où la terre est habitée.

De l'excellence de l'Eau.

La premiere autorité que je rapporterai, pour recommander l'usage de
l'Eau, ce sera celle du D. Manwaring
dans son Traité intitulé : *Methode &
moyen de joüir d'une santé parfaite*; où
il dit, que l'eau est une boisson salutaire,
ou plûtôt la chose la plus salutaire qu'il
y ait pour l'homme, ce qui prouve evi-
demment que c'est la boisson la plus convenable à l'homme entant qu'elle remplit toutes les intentions des boissons ordinaires; car elle rafraîchit, elle humecte, elle étanche la soif; elle est claire,
simple & propre à transporter le suc
nourricier dans les vaisseaux les plus pe-

tits de notre corps, & c'eſt une boiſſon
qui ſe ſert de regle à elle-même, & dont
l'uſage ne demande que tres-feu de précaution, *puiſqu'il n'eſt perſonne qui ſoit
tenté d'en boire plus qu'il ne faut.* Et dans
les premiers ſiecles du monde où l'on ne
buvoit que de l'Eau, on vivoit pluſieurs
ſiecles..... & les hommes n'étoient pas
ſi ſouvent malades ni ſi ſujets à des infirmitez qu'à preſent.

Le D. Keill, en parlant de l'Eſtomach,
dans ſon *Abregé de l'Anatomie du corps
humain*, dit, qu'il n'eſt rien ſelon les
apparences qui ſoit ſi propre à digerer
les alimens que l'Eau ; les liqueurs ſpiritueuſes étant plûtôt nuiſibles que propres à aider la digeſtion ; cela ſe trouve
confirmé, dit-il, par les mauvais effets
qu'elles produiſent dans ceux qui par un
long uſage de ces liqueurs ont perdu
l'appetit, qu'on a toûjours de la peine à
rétablir ſans l'uſage de l'Eau, *qui manque rarement de procurer un bon appetit
& une bonne digeſtion.* La D. Baynard
aſſure la même choſe lorſqu'il dit *que
l'Eau liquefie & digere les alimens mieux
qu'aucune liqueur fermentée. Hiſt. des
Bains froids, pag.* 440.

Le D. Prat dans ſon *Traité des Eaux
minerales*, donne à entendre, que ſi on
s'accoûtumoit à boire de l'Eau, on ſe

trouveroit beaucoup moins fujet à un
grand nombre de maladies ; comme aux
Tremblemens, à la Paralyfie, à l'Apoplexie, au Vertige, aux douleurs de
Tête, à la Goute, à la Pierre, à l'Hy-
dropifie, au Rheumatifme, aux Hemor-
rhoïdes & autres maladies de cette nature ; qui font tres - ordinaires à ceux qui
boivent des boiffons fortes, maladies
pourtant qu'on pourroit generalement
prévenir par l'ufage de l'Eau. Il dit outre cela que l'Eau prife en quantité *fortifie l'Eftomach, procure de l'appetit, conferve la vuë, rend les fens plus vifs, &
nettoye tous les couloirs du corps,* fur tout
ceux des Reins & de la Veffie.

Le Sieur Duncan dit auffi dans fon
Traité des liqueurs chaudes, que lorfque
les hommes fe contentoient de l'Eau pour
boiffon, *ils avoient beaucoup plus de force & de fanté ;* & que ceux qui encore
aujourd'hui ne boivent que de l'Eau, fe
portent beaucoup mieux, & vivent plus
long-temps que ceux qui boivent des liqueurs fortes *qui échauffent prodigieufement l'Eftomach, au lieu que l'Eau le tient
dans une jufte temperature.* Il ajoûte dans
un autre endroit du Livre que *les liqueurs
chaudes enflamment le fang ;* & que ceux
qui ont le fang enflammé, ne vivent pas
fi long-temps que ceux qui font d'un

temperament plus froid : *un fang échauf-*
fé étant communément la caufe des Flu-
xions, des Rheumes, d'une mauvaife di-
geftion, des douleurs dans les membres,
du mal de Tête, de l'obfcurciffement de la
vûe, & fur tout des vapeurs Hyfteriques.
Il impute auffi la caufe des ulceres à un
fang échauffé, & il déclare, que fi les
hommes au lieu de s'échauffer, tempe-
roient leur fang par une diéte moderée &
rafraîchiffante, ils n'auroient jamais
aucun ulcere. Le vrai moyen de procurer au fang cette temperature ou cette
fraîcheur, c'eft de boire un grand verre
d'Eau le matin qui emporte par les urines
toutes les particules bilieufes & falées.
L'ufage de l'Eau aprés dîner, fert
auffi à rafraîchir un Eftomach échauffé, & à prévenir les fermentations qui
caufent les vents dont on eft fouvent incommodé aprés le manger. De forte que
fi les perfonnes qui font fujettes à ces incommoditez, abandonnoient les liqueurs
fortes & les alimens chauds, pour boire
de l'Eau, elles fe procureroient une fanté beaucoup plus parfaite qu'auparavant.

Monfieur Floyer auffi, dans fon *Trai-*
té des Bains froids, p. 109. édit. 5. affure
que les buveurs d'Eau font temperez
dans leurs actions, prudens & ingenieux;

qu'ils vivent fans être fujets aux maladies
qui attaquent la Tête, comme à l'Apoplexie, à la Paralyfie, aux douleurs, à l'A-
veuglement, à la Surdité, à la Goute,
aux Convulfions, aux Tremblemens, à la
Folie ; & que l'ufage de l'Eau guerit le
Hocquet, la mauvaife odeur de la Bouche, & de tout le corps, qu'elle refifte
à la corruption, tempere la trop grande
chaleur & la foif, & qu'aprés dîné elle aide
la digeftion...... Et fi l'on confideroit ferieufement les vertus de l'Eau froide,
tout le monde la regarderoit comme un
grand remede pour prevenir la Pierre,
l'Afthme & les vapeurs Hyfteriques ; &
on y accoûtumeroit les enfans dès le berceau. Et dans la pag. 434. il dit, que
comme l'Eau eft en general la boiffon
univerfelle des hommes.... *de même auffi*
eft-elle la meilleure & la plus faine. Et
dans la pag. 437. qu'il a connu des perfonnes dans lefquelles l'ufage reglé de
l'Eau de fource a produit des cures confiderables, enlevant du fang les fels
acides Scorbutiques, & fortifiant les
membranes & les fibres de l'Eftomach &
des Inteftins, *& qu'elle leur a procuré un*
bon appetit, & une bonne digeftion.

Je me fouviens d'avoir lû un ancien
Livre, dont l'Auteur fe nomme Thomas
Elliot intitulé, *le Château de la Santé,*

où il rapporte d'après sa propre experience, que dans le Comté de Cornwall,
les pauvres gens, quoique dans un quar-
tier tres-froid, qui de son temps ne buvoient jamais, ou du moins que tres-
rarement d'autre boisson que de l'Eau,
étoient vigoureux & vivoient jusqu'à un
âge tres-avancé. M. Blount rapporte
un Fait tout à fait conforme à cette relation, lorsqu'il assure dans ses *voyages
du Levant* (où l'usage du vin est défendu par la Loy des Turcs, & où l'Eau
sert de boisson commune) qu'il avoit
alors l'appetit fort bon, & qu'il n'avoit
jamais si bien digeré que dans ce temps-
là.

Monsieur Gideon Harvey, Auteur
du *Traité de la vanité de la Philosophie*,
assure, que ce n'est pas la chaleur qui
cause une bonne digestion, *mais un ferment propre, ou une liqueur préparée par
la nature*, qui dissout & change les alimens en une espece de boüillie ; il dit
que les liqueurs chaudes gâtent ce dissolvant, & ainsi il recommande l'Eau pré-
ferablement à toute autre boisson pour
aider la digestion.

A iiij

Pour la Goute & la Maladie Hypochondriaque.

Le Sieur Allen dit auſſi que l'uſage de l'Eau eſt bon pour prévenir deux maladies terribles, la Goute & la Melancholie Hypochondriaque ; car il dit que la Goute eſt cauſée en general par un trop grand uſage des liqueurs fermentées, *& qu'on n'a jamais dit qu'elle ait porté aucune atteinte à un buveur d'Eau* ; il dit auſſi *que la Melancholie Hypochondriaque ne ſe fait pas ſentir ſi-tôt dans les buveurs d'Eau que dans ceux qui boivent des liqueurs fortes.* On me permettra d'ajoûter à cela, que je me ſouviens d'avoir connu un Gentilhomme Gouteux, qui pour éviter les occaſions de boire où il ſe trouvoit à Londres, ſe retira dans New-brentfocd, où j'étois en ce temps-là. Il vécut dans cette Ville deux ans entiers ſans ſentir aucune atteinte de Goute, ne faiſant qu'un repas par jour, & n'uſant pour toute boiſſon que de l'Eau. Mais une perſonne qui paſſoit par cet endroit, le fut voir & l'invita à boire une bouteille de vin à eux d'eux, il eut le lendemain un terrible accès de Goute, qui le tint plus d'un mois ; il en revint pourtant,

& il reprit sa maniere de vivre, dont il
se trouva fort bien jusqu'à mon départ
de cette Ville, qui arriva un an & demi
après l'accès.

Pour la Gravelle.

Une preuve évidente des bonnes qualitez de l'Eau, c'est qu'elle prévient la
gravelle; car Zechias, dans sa dix-septié-
me Consultation selon la citation de Salmon, assure que rien ne tempere tant la
chaleur des reins, & ne débarrasse si bien
les matieres qui causent des douleurs dans
le dos (*une des grandes marques de gra-*
velle ,) que l'Eau ; mais il nous avertit
de la boire chaude, & il dit que l'usage de cette boisson éteint si bien avec le
temps la trop grande chaleur, qu'à la
fin la matiere qui cause la Gravelle, cesse
de se produire dans le corps. J'ai trouvé
par experience que cela est vrai : car
ayant observé dans mes urines pendant
plus d'un an beaucoup de gravier, &
une grande quantité d'une matiere semblable à du son qui flottoit dans l'urine,
avec beaucoup de particules qui ressem-
bloient à des coupures de cheveux, dont
quelques-unes étoient longues d'un pouce, sans que je pusse y trouver aucun remede, on me conseilla de boire de l'Eau,

dont l'ufage aprés fix mois ou environ
me délivra entierement de tous ces fymptômes que quelques ignorans impu-
toient à un fortilege , de forte que depuis ce temps-là jufqu'à prefent , je n'en
ai jamais été incommodé.

Pour la pierre dans la Veffie

On recommande auffi l'Eau comme
tres-efficace pour prévenir la generation
de la pierre dans la veffie , car on a obfervé, que dans ceux qui ont été taillez il
s'engendre quelquefois de nouvelles pierres, deforte qu'il s'eft trouvé plufieus jeunes perfonnes à qui on a fait l'operation
plufieurs fois. Pour prévenir ceci , on a
confeillé avec fuccès l'ufage de l'Eau; qui
tempere & abbat la chaleur intemperée
du corps, dont cette maladie n'eft qu'une
fuite. Quelques - uns confeillent de la
boire chaude , & d'autres froide , & entre autres Vanheydon, Medecin de Gand
en Flandres , dans fon livre intitulé, *Se-*
cours pour les riches & pour les pauvres;
il dit pag. 49. que Pifon & Alexandre
l'ont fuffifamment infinué ; ce dernier
nous affure qu'un verre d'Eau froide
pris le matin , a fait de fi grands biens ,
que plufieurs perfonnes aprés avoir rendu
une pierre n'en ont jamais plus reffenti
aucune attaque.

Cette experience peut donner quelque jour pour découvrir le moyen de
guerir la Pierre fans tailler ; car fi en
buvant de l'Eau on peut empêcher qu'il
ne fe forme de nouvelles Pierres , foit
qu'elle foit chaude ou froide , elle empêchera auffi qu'une Pierre déja formée
ne fe groffiffe davantage ; & fi on peut
empêcher l'addition d'une nouvelle matiere, qui augmente une Pierre nouvellement formée , la nature avec le tems
pourra détruire celle qui eft déja formée , principalement fi on ajoûte à l'Eau
qu'on boit quelques goûtes d'Efprit de
Nitre, qui rafraîchit beaucoup , & qui
eft reconnu pour un diuretique admirable ; il détruit auffi la Pierre , & la réduit en poudre , femblable à de la terre
à foulon , fi on y en jette deffus. On
peut mettre un peu de miel dans l'Eau ;
un Apoticaire très habile m'a appris que
cette pratique eft fort en ufage prefentement parmi la Nobleffe. Il m'a dit qu'à
prefent parmi eux , l'Eau de pompe &
le Miel étoient fort en réputation pour
foulager dans la Gravelle : & il y a une
fi grande affinité entre la Gravelle & la
Pierre, que ce qui eft propre pour l'u-
ne convient à l'autre , & peut par confequent prévenir l'une & l'autre.

Pour les femmes grosses.

Sennert dans ses Ouvrages , appelle l'Eau le beaume des enfans ; & il dit qu'afin de fortifier les enfans dans la matrice , & de prévenir les maux qu'on leur cause en buvant des liqueurs fortes, (ce qui ne fut pas permis à la mere de Samson ; car il lui fut ordonné de ne pas boire du vin , ou aucune boisson forte, *Jug. xiij.* 4.) il faut que la mere boive de l'Eau. Mais je ne dirai pas pour cela que si toutes les femmes faisoient la même chose , leurs enfans seroient aussi forts que Samson ; je dirai seulement que si elles en faisoient de même , leurs enfans seroient moins sujets aux maladies, & à ces humeurs revêches , & d'autant plus aisez à nourrir & à élever, & qu'ils seroient moins exposez à une mort prématurée. Il y a un grand nombre de gens riches , qui faute de s'abstenir des liqueurs fortes , ont de la peine à élever des enfans , en comparaison des pauvres ; car les meres de ces derniers , bien éloignées de faire des excès de boisson , leurs tables n'étant pas servies avec des mets exquis & délicats , *qui sont un aliment trompeur,* Prov. xxiij. 3. ne goûtent que fort rarement du vin ou des liqueurs

fortes ; au lieu que les riches , non contentes de faire bonne chere , boivent des
liqueurs fortes , qui échauffent extraordinairement , & corrompent les humeurs ; la même chofe arrive au fang,
dont leurs enfans fe nourriffent pendant
la groffeffe. On empêcheroit que ces
inconveniens n'arrivaffent aux enfans
qui ne font pas encore nez , fi la mere
obfervoit une diéte moderée , fi elle
buvoit de l'Eau , fur tout dans les repas :
ce qui rafraîchiroit & purifieroit le fang
de la mere ; précautions qui ferviroient
à communiquer neceffairement une
nourriture faine à l'enfant , & à prévenir toutes les maladies qu'ils apportent
avec eux en venant au monde.

Pour augmenter le Lait.

On peut ajoûter ici , qu'on a vû par
plufieurs experiences , que lorfque les
nourrices manquent de lait dans le tems
qu'elles allaitent les enfans , elles n'ont
qu'à boire de l'Eau , pour avoir beaucoup de lait ; c'eft un Fait dont on re-
connoîtra la verité , fi on veut mettre ce
confeil en ufage. J'ai confeillé à plufieurs de le faire , elles ont obfervé
qu'en buvant un grand verre d'Eau en
fe couchant , elles avoient affez de lait

pour toute la nuit ; tandis qu'auparavant elles n'en avoient point , & qu'elles ne pouvoient en avoir en aucune autre maniere. Outre cela , lorfque les enfans ne peuvent pas repofer , à caufe de
la trop grande chaleur du lait , elles
n'ont qu'à boire de l'Eau , leur lait fe
rafraîchit , & les enfans font beaucoup
plus tranquilles.

Pour appaifer la faim.

En buvant de l'Eau , on peut fouffrir
pour un tems le défaut de nourriture,
fans pour cela mourir de faim ; car un
de mes amis , homme digne de foi, qui
étoit Officier de Marine , m'a appris
qu'ayant été envoyé à Strafford , pour
voir quelques hommes qu'on avoit pris
de force pour fervir fur Mer , & qu'on
conduifoit à bord , il en trouva un dans
la prifon où on les gardoit , qui avoit
dit qu'il fe laifferoit plûtôt mourir de
faim que d'aller fur Mer. Il obferva foigneufement fa conduite , & il trouva
après une recherche exacte , que durant
vingt jours il avoit refufé de prendre
aucune forte d'aliment ; il buvoit feulement par jour environ trois pintes ou
deux quartes d'Eau , efperant par là de
fe délivrer ; mais lorfqu'il eut vû que

ſes eſperances étoient vaines , & que
dans deux jours ils alloient tous marcher
pour Londres , il conſentit à prendre
quelque nourriture ; mangeant peu au
commencement ; & dans la marche on
obſerva qu'il marchoit auſſi-bien que le
plus fort de la troupe. Dans les Lettres
du Docteur Car , j'ai trouvé une relation
d'un certain fol à Leyden , qui diſoit
dans le tems que le Docteur étoit dans
l'Univerſité de cette Ville , qu'il jeûne-
roit auſſi long-tems que Jeſus-Chriſt
fit ; & on obſerva qu'il reſta quarante
jours ſans prendre aucune nourriture , il
ne buvoit que de l'Eau , & fumoit du
tabac. Et je me ſouviens d'avoir vû une
fois une vieille femme , qui ſe plaignoit
de l'excès de ſa miſere , aſſûrant qu'elle
avoit été pluſieurs fois ſans rien manger
deux ou trois jours ; là-deſſus je lui demandai ſi durant ce tems-là , elle ne ſouf-
froit point de grandes inquietudes dans
ſon Eſtomach ? Elle dit qu'oüi ; mais qu'à
la fin , elle avoit trouvé un moyen d'aſ-
ſouvir ſa faim en buvant de l'Eau , qui
ſatisfaiſoit ſon appetit.

Pour fortifier les Enfans foibles.

L'Eau eſt encore d'un grand uſage
pour fortifier les enfans d'une conſtitu-

tion foible. Le Docteur Browne nous apprend dans son *Traité des Cures faites par les Bains froids*, que dans la Princi-pauté de Galles, les femmes empêchent que leurs enfans ne soient noïiez, en les lavant soir & matin avec de l'Eau froi-de, jusqu'à l'âge de neuf mois, p. 79. Et Floyer, dans son *Traité des Bains froids*, nous dit qu'une Dame en Ecosse, qui avoit perdu plusieurs enfans par foi-blesse, conserva, par le conseil d'une pauvre femme Montagnarde, ceux qu'el-le eut dans la suite, en les lavant tous les jours avec de l'Eau froide. Et j'ai conseillé moi-même à un de mes voi-sins, dont l'enfant commençoit à se noïier, de le traiter de la même manie-re; mais au lieu de le laver, on le plon-geoit tous les matins dans l'Eau par des-sus la tête, parce que c'étoit en Eté. Voici ce qui en arriva: l'enfant devint fort & vigoureux, paroissant se bien porter, quoiqu'avant cela il eût le visa-ge fort pâle & défait: ce qui fait voir les grands effets que l'Eau produit, lors-qu'on s'en sert exterieurement pour for-tifier les esprits & la nature.

Pour guerir les enflures des meurtrissures.

On sçait aussi que pour prévenir les enflures

enflures qui fuccedent aux meurtriffu-
res du vifage des enfans , on y applique
immédiatement un morceau de linge en
cinq ou fix doubles , trempé dans de
l'Eau froide , ayant foin de le tremper
de nouveau à mefure qu'il commence à
s'échauffer : car la fraîcheur de l'Eau re-
pouffe & empêche l'affluence des humeurs dans la partie , dont l'enflure eft
une fuite neceffaire , de même que la
couleur noirâtre qui fuccede bientôt à
l'enflure : & fi pour avoir negligé de
faire cela , l'enflure fuccede , on peut la
diffiper & la réfoudre en fomentant la
partie foir & matin pendant une heure
de tems , avec de l'Eau auffi chaude
qu'on peut la fouffrir ; car de cette maniere , on fera fortir & tranfpirer les humeurs à travers les pores de la peau , ou
bien elles fe diffoudront , & reprendront
leur route.

Pour les maladies de l'Eftomach.

D'ailleurs il n'eft point de maladie
d'Eftomach que l'on ne puiffe guerir par
le moyen de l'Eau ; voici comment :
Prenez quatre quartes *d'Eau mefure
d'Angleterre , qui revient à peu prés à la
pinte de Paris ,* faites-la bien chauffer fur
le feu , de maniere pourtant que vous
puiffiez la boire ; avalez-en une quarte

B

à differentes reprifes ; enfuite entortil-
lez un morceau de linge autour d'un
petit bâton, jufqu'à ce qu'il foit de la
groffeur du pouce, attachez-le bien
avec un peu de fil ; & fervez-vous-en
pour vous exciter au Vomiffement, en
tâchant de l'introduire un peu avant
dant le gofier, buvez aprés cela une autre quarte d'Eau, & vomiffez comme
la premiere fois ; il faut repeter la même
chofe trois ou quatre fois. Vous pouvez
auffi vous exciter à vomir en vous chatoüillant le Gofier avec le Doigt ou avec
les barbes d'une plume d'oye ; mais le linge entortillé autour d'un bâton fait vomir
avec plus de facilité, ce qui arrive fans
peine lorfque l'Eftomach eft rempli. Et en
s'excitant à vomir de cette maniere, (operation qui ne demande pas plus d'une
heure de temps,) on rend des phlegmes
vifqueux & gluans qui font dans l'Eftomach & qui caufent des maladies. De
forte que fi au commencement on fe fervoit de ce remede, nôtre corps ne feroit
point expofé à aucun defordre interieur;
mais s'il y a déja quelque temps que la
maladie continuë, il faudra fe fervir du
même remede une ou deux fois de plus,
ce qu'on peut faire dans trois ou quatre
heures de temps, fans craindre d'autre
inconvenient que celui d'être un peu fa-

gué de la Poitrine, inconvenient que la
force de la nature diſſipe bien vîte. Je
regarde aprés une experience de quarante ans, ce remede comme infaillible dans
toutes les maladies d'Eſtomach, de quelque cauſe qu'elles proviennent, & dans
toutes les douleurs de Ventre qui paroiſ-
ſent être au-deſſus du Nombril ; car je
ſçai par une longue experience que
toutes ces douleurs ſont dans l'Eſtomach:
on leur donne ordinairement le nom de
Colique. (Mais cela eſt faux, car les veritables Coliques ſont toûjours au deſ-
ſous du Nombril ; c'eſt une erreur, car
le Colon ſe trouve en partie ſitué ſous
l'Eſtomach au-deſſus du Nombril, & s'il
eſt le ſiege des Coliques, pourquoi ne ſe
feroient-elles pas ſentir au-deſſus du
Nombril, dans le Colon?) J'ai ſoulagé de
la même maniere & avec le même remede des douleurs tres-violentes cauſées
par des Moules venimeux qu'une perſonne avoit mangé ; c'eſt encore un remede aſſuré contre tous les deſordres cau-
ſez par la trop grande quantité d'alimens qu'on prend ; de ſorte que de cette
maniere on pourroit conſerver la vie
d'une infinité de perſonnes, qui faute
de chaſſer dehors ce qui leur eſt nuiſible, meurent ſouvent miſerablement :
car en nettoyant au commencement l'Eſ-

B ij

tomach, on prévient les maladies qui proi
cedent des excès de boire & de manger
ou des mauvais alimens, ou des humeurs
visqueuses qui s'engendrent par une
mauvaise digestion, l'Estomach étant
l'endroit où toutes les maladies commencent d'abord. Personne n'étoit plus sujet
à être malade que moi avant que j'eusse
atteint l'âge de trente ans ; mais depuis
que j'eus trouvé la maniere de me faire
vomir avec de l'Eau, qui est un usage
que j'observe depuis plus de quarante
ans, je n'ai jamais été malade deux jours
de suite : car d'abord que je me sens le
moindre mal, j'ai recours à cette maniere de vomir, qui dans un heure de temps
me remet, & me guerit entierement de
mon mal ; & ma famille entiere en a
sentit les mêmes effets, de même que
ceux à qui je puis persuader d'en faire
l'épreuve ; ce remede est si assuré qu'il
n'est point de Medecin qui peut en conseiller un meilleur au Roy lui-même
s'il étoit malade. Car en premier lieu, il
n'est point dégoutant, il ne rend point le
patient plus malade, comme font les meilleurs des autres remedes qui font vomir ;
entre cela c'est une maniere de vomir à
notre commandement, puisque nous pouvons l'interrompre lorsque nous le voulons ; & elle procure infailliblement la gue-

·rifon de toutes les maladies d'Eſtomach.

A la verité il y a certaines perſonnes quoi qu'en petit nombre , qui diſent qu'elles ne ſçauroient vomir de cette maniere : mais ſi elles ne peuvent pas vomir , elles n'ont qu'à prendre une pinte d'Eau lorſqu'elles ſe trouvent mal pour avoir trop mangé , & repeter la même choſe de trois ou de quatre en quatre heures , ſans rien manger juſqu'à ce qu'elles ayent faim ; & elles trouveront que l'Eau digere & emporte ce qu'il y à de mauvais dans l'Eſtomach. Le Sçavant D. Cheyne dans ſon *Traité de la Goute* , aſſure que de boire une grande quantité d'Eau chaude à déjeuner , & dans les repas (je dis que l'Eau froide eſt auſſi bonne) ç'a été ſouvent un ſouverain remede pour rétablir l'appetit perdu , & fortifier les digeſtions trop foibles , tandis que d'autres remedes pompeux ne ſervoient de rien. Et il conſeille aux perſonnes gouteuſes, aprés quelque excès de boire ou de manger , d'avaler autant d'Eau que leur Eſtomach en peut ſouffrir , avant de s'aller coucher ; voici les avantages qu'elles en retireront, ou elles rendront ce qui eſt contenu dans leur Eſtomach , ou bien l'Eau délayera les alimens & la boiſſon, & elle épargnera par là une grande peine à l'Eſtomach & la

diffipation des efprits que la digeftion
demande pour lors. Pour moi je fai par
une longue experience que rien ne procure une fi bonne digeftion que l'Eau claire ; mais il faut du tems lorfqu'en buvant
de l'Eau on veut guerir les maux que la
mauvaife digeftion caufe , au lieu que le
Vomiffement eft un remede qui fait fon
effet fur l'inftant , & délivre un homme d'abord qu'il eft malade.

Monfieur Floyer nous dit , dans fon
Traité des Bains & des Fontaines d'Eau
minerale , que le Vomiffement qu'on fe
procure avec de l'Eau , eft tres - bon
dans la Goute, la Sciatique, la Difficulté de refpirer , la Mélancholie Hypochondriaque, & dans le Haut-mal ; maladies qui tirent toutes pour l'ordinaire
leur origine des mauvaifes matieres contenuës dans l'Eftomach, de même que le
Vertige , l'Apoplexie, dont j'ai crû une
fois d'être menacé ; car après avoir
bien dîné, je fus faifi d'un tournoye-
ment de Tête , & ma vûë fe trouva fi
fort derangée, que tous les objets me
paroiffoient doubles , ce qui étoit ac-
compagné d'un grand Etourdiffement ;
& comme j'avois lû que les Apoplexies
attaquent generalement , après le repas,
je demandai d'abord de l'Eau , & comme je n'ofois pas attendre qu'elle fût

chaude, je la bûs froide, & avec mon
doigt je m'excitai à vomir : en faisant
cela je surmontai d'abord le mal dont
j'étois menacé, les symptômes ci - dessus étant les mêmes que ceux qui avoient
précedé une attaque d'Apoplexie dans
une autre personne, qui mourut environ un an aprés d'une troisiéme attaque.

Pour la difficulté de Respirer.

Quant aux personnes qui sont sujettes à une difficulté de respirer, il est
certain par l'experience que le vomissement procuré avec de l'Eau chaude trois
ou quatre fois donne du soulagement
au malade. On peut prévenir la même maladie en se réduisant aprés cela
à ne boire que de l'Eau froide ou chaude avec une rôtie : car de cette maniere la difficulté de respirer diminuëra sen-
fib'ement; on peut faire boüilir cette Eau
si l'on veut avec du miel. J'ai connu
une personne asthmatique dans cette
Ville qui passa assez heureusement deux
ou trois hyvers en suivant cette methode, comme je lui avois conseillé,
mais ayant entrepris des affaires qui l'en-
gagerent à boire des liqueurs fortes,
l'hyver ensuite la maladie l'emporta à
l'autre monde : le Vin, l'Aile* & les Eaux

* C'est une espece de Bierre très-forte.

de vie étant de vrais poifons pour ceux
qui ont la refpiration difficile. De forte
que dans cette maladie on ne doit boire
que de l'Eau.

Pour le Vomiffement.

On voit des perfonnes attaquées d'un
grand Vomiffement, & dans quelques-
unes il eft fi violent, qu'elles courent
fouvent rifque de leur vie : on en a
même vû qui en font mortes. Dans ce
cas là, l'Eau fera d'une grande utilité;
car fi après chaque fois qu'on vient de
vomir, on en boit une pinte, elle préviendra ces violens efforts, dans lefquels tout le danger du Vomiffement
confifte; parce qu'en faifant de violens
efforts, dans le tems qu'il ne fort que
très-peu de matiere, on rifque de fe
rompre quelque vaiffeau dans le corps.
Outre cela, la matiere morbifique fe
détachera plus facilemenr des parois de
l'Eftomach, & on la rendra; après quoi
le Vomiffement ceffera beaucoup plûtôt. C'eſt de cette maniere que le fameux Sydenham, dont les Écrits font
fi pleins de modeftie, gueriffoit le *Cholera morbus*, ou bien le Vomiffement, &
le Cours de Ventre, fi commun de fon
tems; & on a obfervé par la lifte des
morts,

morts, que cette maladie en tuoit alors davantage qu'ils n'en meurt à present des Convulsions ; voici sa methode, c'étoit de faire boüillir un poulet dans quatre gallons ou seize pintes d'Eau, mesure de Paris ; ce boüillon ne differoit gueres de l'Eau, il ordonnoit au malade d'en boire une grande quantité, & il lui faisoit prendre des lavemens avec le même boüillon, jusqu'à ce qu'il n'en restât plus, à moins que le Vomissement ne s'arrêtât plûtôt; cette liqueur émoussoit & corrigeoit si bien l'âcreté de la matiere morbifique, & l'emportoit en même temps, que le patient se trouvoit soulagé en peu de temps. C'étoit encore là la pratique de Sigismond Grasius, qui recommande de boire de l'Eau toute pure en grande quantité dans le Vomissement & le Cours de Ventre : car il dit que de cette maniere on corrige si bien les qualitez âcres & corrosives des humeurs, qu'elles ne sont plus capables de faire aucun mal : & il dit qu'on la peut boire froide, si le patient est vigoureux, autrement on n'a qu'à la faire chauffer.

Pour le Flux de Ventre.

Dans les Flux de ventre ordinaires qui ne sont pas accompagnez de Vomisse-

C

ment, il fuffit de boire une quarte ou d'a-
vantage d'Eau chaude, qui corrige fi bien
l'âcreté qui caufe la maladie, que ce
Flux ceffe en peu de temps, & les tranchées diminuent confiderablement ; &
dans le Flux de fang qui eft le plus dangereux de tous, Celle confeille de boire une grande quantité d'Eau froide,
comme le meilleur de tous les remedes ;
mais alors il ne faut prendre autre chofe jufqu'à ce que la maladie foit guerie,
Et Lufitanus, un autre grand Medecin,
affure, *cent.* 1. *Obferv.* 46. qu'il avoit
connu une perfonne, qui étant attaquée
en Eté d'un Flux de fang, but une grande quantité d'Eau froide, & recouvra
de cette maniere fa fanté. Cette grande
quantité d'Eau corrige fi bien dans ces
Flux l'âcreté de l'humeur morbifique,
qu'elle n'eft plus en état de faire le moindre mal, ou de corroder les vaiffeaux, &
de caufer des déjections fanguinolentes.

Pour la Confomption.

L'Eau eft encore une boiffon qui convient mieux que toute autre chofe pour
guerir la maladie appellée Confomption,
(qui eft une maladie de Poitrine fort
commune en Angleterre dans toute forte d'âge) ; car fi dans cette maladie la

digeſtion ne ſe fait pas bien, le ſuc nourricier acquiert une qualité chaude &
âcre, tres - nuiſible à la ſubſtance des
Poûmons, il bouche & produit des embarras dans les vaiſſeaux lymphatiques
par où il eſt obligé de paſſer pour ſe diſ-
tribuer dans toutes les parties ; de ſorte
que le corps ſe conſume par degrés faute
de recevoir aſſez de nourriture : Pour
lever ces obſtructions, & corriger cette
acrimonie qui les cauſe, il faut boire
beaucoup d'Eau, pourvû que ce ſoit
avant que les poûmons ſoient alterez.
L'uſage de l'Eau pour la gueriſon des
Conſomptions eſt recommandé par le
Docteur Couch dans ſes Ecrits ; il nous
dit dans ſon Traité intitulé : *Praxis Ca-*
tholica, qu'il ſe ſouvient d'avoir connu
un homme qui fut gueri en tres-peu de
temps d'une conſomption en buvant de
l'Eau pure. Et un autre Auteur rapporte, qu'on a vû des perſonnes qui ont été
gueries de la conſomption en ne buvant
que de l'Eau, évitant ſoigneuſement
toutes les liqueurs fermentées & le vin :
car le vin, ou toute autre liqueur forte,
eſt pernicieux dans cette maladie, dont
le principe eſt toûjours dans l'Eſtomach
ſelon le Docteur Coward.

C iij

Pour les Chaleurs du Visage.

Il y a des personnes fort sujettes à
avoir des chaleurs au visage & d'autres
en ont au dos ; dans l'un & l'autre cas
l'Eau pour boisson ordinaire, est le meilleur de tous les remedes, avec une diete
rafraîchissante : elle est encore excellente pour ceux qui ont des boutons & des
rougeurs au visage, ce qui vient d'un
sang trop agité, mais qu'on peut temperer par l'usage de l'Eau & par une diete
moderée : car comme le Docteur Duneau, que nous avons déja cité, l'assure,
ceux qui ont soin de temperer leur sang,
ne sont jamais incommodez d'aucun bou-
ton ou ulcere, comme beaucoup d'autres,
dont on n'a qu'à voir les visages pleins
de boutons, pour sçavoir qu'ils boivent
des liqueurs fortes, & qu'il menent un
regime de vivre qui les échauffe trop.

Pour la Colique.

Les Sçavans recommandent aussi l'Eau
pour la Colique ; Riviere assure que de
boire une grande quantité d'Eau dans
la Colique, c'est un excellent remede,
& Fortis nous dit que lorsqu'il pratiquoit
à Venise, il ordonnoit souvent de l'Eau

froide dans la Colique avec un bon fuccès. Le Docteur Vainwright, Medecin
Anglois, s'accorde avec lui, dans fon
*Explication mecchanique des fix chofes
non naturelles* ; car il dit que les buveurs d'Eau ne font jamais attaquez de
la Colique, & que beaucoup en ont été
gueris par l'ufage de l'Eau, lorfque tous
les autres remedes n'avoient aucun effet.

Pour la petite Verole.

On a auffi éprouvé l'excellence de
l'Eau dans la petite Verole, pour boiffon. Salmon dans fon *Synopfis Medicinæ* dit, que dans cette maladie vous
pouvez donner aux malades en toute fureté de l'Eau toute pure ; qu'ils peuvent
en boire à leur fouhait pour étancher
la foif, & que c'eft fouvent faute de boire fuffifamment que plufieurs en font
morts. Il ne fe trompoit point, comme
je l'ai éprouvé par l'experience de deux
enfans, lorfqu'ils étoient malades de
cette maladie ; aprés leur avoir donné
une dofe de tartre émetique pour les
faire vomir, je ne leur donnai pour boiffon que de l'Eau, & ils en revinrent
tous les deux fans être incommodez des
yeux ; il n'en fut pas de même de deux
autres qu'on traita de la même maladie

C iij

d'une autre maniere : & je me souviens qu'on fut confulter un Medecin appellé Betts dans un cas où la Verole ne pouvoit point fortir comme il faut:
ce Medecin ordonna au malade de boire
deux quartes d'Eau froide, le plûtôt
qu'il feroit poffible ; l'éruption fut fort
heureufe, & le malade en revint.

Pour les Fievres ardentes.

Il eft encore certain, que dans les Fievres ardentes, l'Eau eft un remede fûr
& efficace. Primerofe nous dit dans *fes
Erreurs populaires*, que plufieurs Medecins celebres ont recommandé l'ufage de
l'Eau froide pour boiffon dans les maladies, ils difent qu'elle a principalement lieu dans les Fievres, où les malà-
des doivent boire abondamment ; car de
cette maniere, elle étanche la foif & ap-
paife la chaleur pag. 374. Et un Auteur
Anglois dit que Galien blâmoit Erafif-
trate à caufe qu'il défendoit l'Eau froide
dans les Fievres ardentes ; & il dit que
c'eft un remede pour toute forte de Fievres, pourvû qu'on en boive en grande
quantité. Je trouve que le fentiment du
Docteur Olivier eft conforme à cette
opinion, lorfque dans fon *Effai des Fievres*, il dit que dans les Fievres il faut

boire plus souvent que la soif ne le re-
quiert, & beaucoup à la fois, & la boif-
son qu'il prescrit, c'est de l'Eau froide
ou de l'Eau d'Orge. Le Docteur Wainwright, assure aussi que l'Eau convient
dans les Fievres, & que les Anciens en
donnoient autant que le malade en pouvoit boire. Et un autre Auteur dit, que
si vous ne donnez au patient que de l'Eau
durant trois jours, la Fievre se guerit
ordinairement le troisiéme jour, mais
si elle ne quitte point, donnez-lui pour
tout aliment un peu d'Eau d'Orge, &
la Fievre ne passera pas le septiéme jour.
Un autre Auteur nous apprend qu'une
personne attaquée d'une Fievre, dont on
n'esperoit plus rien, & à qui on avoit
défendu l'Eau, dont elle avoit une envie extrême de boire, trouva le moyen
dans le temps que la Garde étoit absen-
te, d'en boire un grand pot tout plein,
elle se coucha ensuite, & se trouva fort
rafraîchie; aprés quoi elle sua, & fut guerie par-là. Et le Docteur Cook de War-
wick, dans son Livre des *Observations
sur le temperament des Anglois,* prescrit
dans la guerison des Fievres, premierement un émetique, & aprés autant d'Eau
froide que le patient en peut boire; &
il dit, que s'il suë là dessus, il faut faire
continuer la sueur le plus qu'il est posſi-

ble. Un autre Auteur dit que c'est un
excellent remede dans les Fievres, que
de boire une quarte d'Eau chaude &
de suer là-dessus, en se couvrant bien.
Le Docteur Quinton dit aussi dans ses
Observations, qu'on donna à differentes reprises, trois quartes d'Eau à une
personne attaquée d'une Fievre maligne,
dont le poux étoit si foible qu'à peine
étoit-il sensible, afin de la faire vomir;
mais elle n'agit point par en haut, voici
cependant l'effet qu'elle produisit ; le
malade se trouva rafraîchi, son poux
s'éleva beaucoup, il transpira abondamment & il urina de même : j'ai observé
par ma propre experience que pour fortifier le poux lorsqu'il est foible & bas,
il ne faut que boire beaucoup d'Eau. Je
connoîs une femme qui quoiqu'elle sui-
vît le conseil de deux Medecins, ne
laissa pas de tomber dans une foiblesse :
je dis à sa Garde de lui donner une pinte d'Eau froide, qu'elle but toute entiere , & dans trois ou quatre minutes
elle recouvra ses sens , elle en voulut
boire encore, ce qu'elle fit, & elle recouvra sa santé. J'ai observé dans les
Fievres que lorsque le patient ne peut
souffrir aucune boisson, il boit pourtant
toûjours avec plaisir de l'Eau , de même qu'après avoir mangé des choses

douces qui ôtent le goût des autres boissons ; qualité excellente qui n'appartient
qu'à l'Eau, & qui fait voir qu'elle est
tres-bonne & conforme à la nature du
genre humain, quoiqu'à present on en
fasse si peu de cas. Outre cela c'est une
boisson qui ne sçauroit s'aigrir dans l'Estomach comme font toutes les boissons
fermentées, ce qui contribuë au progrez des maladies dont il est déja attaqué.

Pour la Goute.

Quant à la Goute qui selon le Docteur Harris dans son *Anti Empirique*,
n'a d'autre origine que les excès du manger, du vin ou des liqueurs fortes ; on
peut s'en guerir, comme cet Auteur l'assure, par une diete tres-grande, & en
buvant de l'Eau : De-là vient que
Monsieur Mayerne dit, dans ses Con-
sultations, qu'il faut renoncer dans
cette maladie à toute sorte de boisson
forte, & ne boire que de l'Eau. Vanheydon dit aussi qu'il n'y a pas de plus
grand remede pour la Goute que l'usage
de l'Eau pour boisson, non seulement
dans les jeunes gens, mais même dans
les personnes âgées ; on en a vû plusieurs qui en ne buvant que de l'Eau
froide durant plusieurs semaines, s'en

font tres-bien trouvez, quoiqu'ils fuſ-
fent avancez en âge ; ils ſe ſont trouvez
fort ſoulagez, ſans reſſentir aucun mal à
l'Eſtomach ou aucune indigeſtion, comme quelques-uns apprehendoient. Il recommande auſſi de boire beaucoup d'Eau
dans la Sciatique, ayant ſouvent gueri
par là cette maladie, en beaucoup moins
de temps qu'on ne pouvoit raiſonnablement s'attendre. J'en ai moi-même reſſenti les bons effets dans une douleur
d'Epaule, qui continuoit déja depuis
trois mois & dont j'étois fort incommodé. Etant attaqué de la Fievre, je bûs
dans un ſeul jour quatre quartes d'Eau,
qui pourtant me guerit quoiqu'elle ne
me fît pas ſuer, parce que je ne voulois pas garder le lit, de ſorte que
je m'apperçus que je ne ſentois plus de
douleurs à l'Epaule, & elle n'eſt jamais
revenuë depuis ce temps là. Je m'en ſuis
ſervi avec le même ſuccès dans les douleurs des autres Parties ; par-là je juge,
que l'Eau en boiſſon convient dans toute
forte de douleurs, de même que dans la
Goute ; de là vient auſſi qu'on conſeille
de boire de l'Eau froide en quantité
pour guerir le mal de Tête qu'on ſent
après avoir trop bû ; & dont la cauſe
eſt la même que celle de la Goute, ſçavoir une trop grande chaleur ; & les au-

tres douleurs, si on en excepte celles
des meurtrissures, ont la même origine.

Pour les maladies Inflammatoires.

Le Docteur Wainwright dit aussi
que l'Eau est un bon remede, pour la
Galle, le Scorbut, la Lepre, & pour
toutes les maladies inflammatoires, pour
la Pleuresie, le Rheumatisme & le feu
de Saint Antoine. Mais il conseille de
la boire chaude dans certains cas, comme dans la Pleuresie sans doute. Il dit
aussi, que l'Eau est bonne pour le mal de
Tête, pour les Catarrhes, les Vapeurs,
l'Epilepsie, la foiblesse de la Vûë, la
Melancholie, la Difficulté de respirer,
le Scorbut de la Bouche, & pour les
Vents de l'Estomach; je sçais par une
longue experience que pour les Vents de
l'Estomach, il n'y a pas de meilleur remede. Comme dans ma jeunesse je
menois une vie déreglée, & buvant
comme les autres des liqueurs fortes,
j'avois toûjours des Vents dans l'Estomach, & souvent de grands maux de
cœur aprés le repas; à la fin pourtant je
me délivrai de toutes ces incommoditez
en ne buvant que de l'Eau dans le repas,
de sorte qu'il y plus de quarante ans
que je n'en suis presque pas incommodés

& fi je m'en fens incommodé, une pinte ou deux d'Eau froide me guerit dans
moins de demie heure.

Pour les Excès du boire.

Que l'Eau foit le meilleur remede
pour les maux caufez par un trop grand
ufage des boiffons fortes, c'eft une chofe que l'experience nous apprend ; n'y
ayant rien qui foit fi efficace pour nous
délivrer des dégoûts & des maux de
cœur qu'on fent le matin enfuite, qu'une
pinte ou deux d'Eau toute pure ; qui
ne manque jamais d'appaifer l'irritation
des Inteftins occafionée par les boiffons
fortes, qui détruifent la force de l'Eftomach, de même que celle de toutes les
autres Parties : n'y ayant rien de plus
contraire aux Nerfs, puifqu'à force de
boire, les hommes ne font plus en état
de fe tenir droits ni de marcher : ce qui
n'arriveroit jamais, fi les liqueurs qui
abondent en Efprits, fortifioient. Les
Fibres de l'Eftomach ne s'affoibliroient
jamais non plus par l'ufage des liqueurs
fortes, jufqu'à rendre l'homme malade,
fi elles fortifioient : maladie qu'on guerit bien tôt en buvant de l'Eau froide,
qui eft auffi le meilleur remede que nous
connoiffions, quand on en boit beaucoup

dans l'ardeur d'urine souvent causée pour
trop boire.

Pour les Rheumes.

Fondé sur une longue experience, je
sçais que la meilleure de toutes les boissons pour prévenir toute sorte de Rheumes de Tête, c'est l'Eau ; il est
donc aussi certain que pour prévenir la
Toux, il en faut boire : car rarement la
Toux succedera-t-elle à un Rheume,
si au commencement on se sert de l'Eau
pour boisson ordinaire : & si par negli-
gence la Toux devenoit incommode,
l'usage de l'Eau, évitant avec soin le vin
& les liqueurs fortes, contribuera beaucoup à la guerison. Quelques-uns ordonnent de boire l'Eau chaude, mais d'autres disent qu'il vaut infiniment mieux
la boire froide que chaude dans la Toux.
Vanheydon dit, qu'il y aura peut-être
des personnes qui trouveront étrange
qu'on s'avise de conseiller de boire de
l'Eau froide dans ces sortes de maladies,
qui selon la plûpart des Auteurs ont
pour cause des matieres crües & indigestes ; mais il dit, que dans toutes les
maladies accompagnées de danger il n'y
a que l'Eau qui soit amie de la nature ;
l'Eau froide étant plus propre pour pró-

venir que pour caufer des crudites, puifque toutes les experiences prouvent qu'elle facilite la digeftion : je connois une femme âgée de foixante - dix - huit ans , qui depuis dix ans étoit fujette à une grande Toux, & qui crachoit beau-coup de phlegme épais , mais l'hyver dernier de l'an 1722. on lui perfuada de quitter l'ufage des liqueurs fortes & de la Biere, & de ne boire que de l'Eau à fes repas , & quelquefois une Taffe ou deux de Thé le matin, & elle s'eft trou-vée beaucoup moins fujette à la Toux qu'auparavant , & à peine touffe t-elle au lit , quoiqu'avant cela elle ne fît que touffer durant la nuit ; elle boit auffi en fe couchant une pinte d'Eau froïde , & autant le matin avant toutes chofes , & le foulagement qu'elle en reçoit à un âge fi avancé , eft infiniment plus grand qu'aucun qu'elle ait jamais reçû de l'u-fage du vin

Les Boiffons fortes font nuifibles aux Enfans.

Les plûpart des Medecins convien-nent generalement, que ni le vin ni les liqueurs fortes ne valent rien pour les Enfans ; que plus on les fait boire frais & en petite quantité , mieux ils s'en

trouvent ; & que rien ne convient plus
pour la santé des Enfans que l'usage de
l'Eau pour boisson , qui prévient l'origine des maladies causées par les boissons
fortes, maladies qui se manifestent souvent
dans un âge plus avancé. Il s'en trouve
encore beaucoup qui souffrent par la mauvaise coûtume de leurs meres : car elles
les rendent gourmands , en leur char-
geant continuellement l'Estomach d'a-
limens ; de là vient que parmi les personnes riches on voit perir beaucoup
d'Enfans avant qu'ils soient parvenus à
un âge formé; tandis que les Enfans des
pauvres gens de la Campagne , qui vivent d'une maniere dure , se soûtien-
nent & se portent bien jusqu'à l'âge de
maturité : car il est seur qu'il meurt
beaucoup moins d'Efans à la Campagne
que dans les grandes Villes , où les excès dans la maniere de vivre sont beaucoup plus communs; c'est là une des raisons qui font qu'à Londres il y a si peu
d'Habitans qui soient nez dans Londres même , la plûpart des Habitans de
cette Villé étant de la Campagne , où
l'on éleve les Enfans d'une maniere beaucoup plus dure qu'à Londres , où l'on en
fait perir un grand nombre par les plaisirs de la bouche. Malheur qu'on préviendroit aisément en les accoûtumant à

manger moins, & à boire de l'Eau ; car
on fçait, par l'experience, que les Enfans qui en boivent ne font ni fi revêches ni fi fâcheux ; cette humeur revêche
ne provenant pour l'ordinaire que d'un
fang âcre & chaud ou fiévreux, pour
ainfi dire, qui engendre des Vents, &
caufe des douleurs & des Coliques : en
effet il n'eft point de douleur qui n'ait
pour caufe la chaleur, ou quelque inflammation interieure ou exterieure.

On peut ajoûter à ce qu'on vient de
dire, une obfervation, fçavoir, que
lorfque les meilleurs Medecins ne peuvent pas venir à bout de certaines maladies, ils confeillent à leurs patiens
l'ufage de quelque Eau Minerale ; re-
connoiffant d'une maniere tacite, que
l'Eau eft preferable à toutes leurs or-
donnances. Ils prétendent à la verité attribuer fes effets à quelques mineraux,
dont les Eaux font imprégnées : mais le
Docteur Baynard, dans la pag. 438. de
fon *Traité des Bains froids* de M. Floyer,
nous rapporte qu'une perfonne qui avoit
accoutumé d'aller à Tumbridge, & dont
elle fe trouvoit tres-bien, n'ayant pas pû
s'y tranfporter dans la faifon comme à
fon ordinaire, elle but la même quantité d'Eau de fontaine ; elle la faifoit prendre dans la cour de fa propre maifon, &
elle

elle s'en trouva également bien ; ce qui l'obligea d'écrire sur la Fontaine :

L'Acier n'est que tromperie.
L'Eau simple conserve la vie.

En effet si nous considerons le nombre prodigieux de maladies & de maux qui proviennent d'un sang épais & grossier, qui ne passe qu'avec peine dans les petits conduits destinez à porter le sang dans toutes les Parties de nôtre Corps, nous serons convaincus que l'Eau pure, sans aucun mineral, pourvu qu'on en prenne une quarte ou trois pintes le matin, est en état d'attenuer ou de subtiliser suffisamment le sang : rien, comme Boerhaave l'assure, n'étant si propre à délaïer un sang épais, que l'Eau chaude prise en quantité. Il est vrai que l'Eau chaude est meilleure pour dissoudre le sang, mais l'Eau froide vaut infiniment beaucoup mieux pour fortifier l'Estomach ; elle produit même intérieurement, dans certains cas, les mêmes effets que les Bains froids exterieurement ; car ses usages exterieurs sont aussi fort grands.

Pour les Brûlures.

J'ai trouvé encore par une longue experience que l'Eau est fort bonne dans

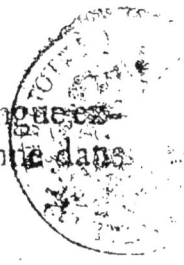

D

toute forte de Brûlures ; car fi lorfque la
Brûlure n'eft que legere , on plonge la
Partie fur l'inftant dans de l'Eau froide,
(plus elle eft froide , elle n'en eft que
meilleure,) la douleur ceffe dans le moment même ; & elle guerit entierement
fi on continuë autant de temps qu'il en
faut pour faire la Cure par le moyen
de quelqu'autre remede que ce foit. Et
fi la Brûlure eft fi confiderable qu'il
faille appliquer d'autres remedes, on
fçait qu'il n'y en a aucun qui puiffe ôter
la douleur dans moins de deux ou trois
heures ; cependant fi vous y appliquez
fur l'inftant de l'Eau froide , apres
qu'on aura appliqué les autres remedes
à la Partie , la douleur ceffera immédiatement, jufqu'à ce que le remede ait
fon effet. De forte que le foulagement
que l'Eau peut procurer dans ces occafions, en rend l'ufage tres-bon. Ce remede, qui n'a pas été découvert jufqu'à
prefent, femble être fuperieur à tous les
autres dans cette occafion ; parce que
dans un moment la grande cuiffon ceffe,
fi on fe fert d'Eau froide , & elle ne fe
fait plus fentir fi on tient la Partie plon-
gée. jufqu'à ce que l'ardeur foit éteinte,
ou par l'Eau ou par les remedes qu'on
y applique. Outre cela , c'eft un remede qu'on trouve par tout , ce qu'on ne

sçauroit dire des autres remedes , on est
generalement si long-temps à les préparer, qu'on a tout le temps de souffrir de terribles douleurs , si tant est
qu'il ne s'éleve des Vessies dans la Partie , ce qui augmente considerablement
l'embarras. Si on ne peut pas plonger
dans l'Eau la Partie brûlée ou échaudée ,
on peut y en appliquer avec un morceau
de Linge en double , le trempant de
temps en temps dans l'Eau à mesure
qu'il devient chaud : j'ai gueri de cette
maniere des Brûlures dans le visage sans
qu'il se soit élevé aucune Vessie , en appliquant l'Eau immédiatement aprés la
Brûlure.

Pour les Ulceres.

J'ai connu une personne qui avoit
un Ulcere considerable au pied , pour
avoir eu le malheur de se brûler avec
du cuivre fondu ; un Chirurgien le
traita durant neuf semaines , sans aucune apparence de guerison , à cause de la
grande inflammation dont il étoit ac-
compagné ; mais comme le patient aimoit beaucoup la pêche à la Ligne , on
l'engagea d'aller avec quelques autres
personnes à la Riviere de Hackney : il
y en eut quelques-uns qui entrerent

D ij

pieds nuds dans la Riviere, pour approcher d'un certain endroit où l'on trouvoit quelquefois beaucoup de poisson.
La pêche fut si abondante que le patient,
quoique boiteux, ayant ôté ses bas & ses
emplâtres, y alla aussi, & y resta environ
deux heures ; comme il s'en retournoit,
il vit que l'Ulcere , qui paroissoit fort
rouge & irrité , lorsqu'il entra dans
l'Eau, étoit pâle ; il remit l'appareil, il
se chauffa , & revint à la maison , &
dans moins de quinze jours son Ulcere
fut consolidé ; ce qui n'arriva probablement que parce que la fraîcheur de
l'Eau appaisa l'inflammation. J'ai encore appris d'un Chirurgien de Vaisseau
de ma connoissance, que leur Canonier,
dans le temps que le Capitaine traitoit
à Bord quelques-uns de ses amis, voulant
charger le Canon qu'on venoit de dé-
charger , le cartouche qu'il enfonçoit,
prit feu, & le Canonier fut jetté dans
l'eau , & il eut quelques Doigts déchi-
rez : comme on fut environ une heure
avant d'avoir un batteau pour l'aller
prendre, on trouva que la fraîcheur de
l'Eau avoit presque arrêté le sang , &
la Cure fut si prompte que les autres
Chirurgiens en furent surpris. Il impu-
ta cela à l'Eau , qui empêcha l'affluence
des humeurs , par sa fraîcheur. De sorte

qu'il n'y avoit aucune inflammation qui
pût empêcher la consolidation de la
playe.

Pour les Foulures & les Entorses.

Quant aux Foulures & aux Entorses, le meilleur & le plus prompt remede que nous puissions souhaitter, c'est
l'Eau, comme Vanheydon l'assure; il dit,
qu'en se baignant dans de l'Eau froide
ou guerit ses maux d'une maniere plus
sûre & plus prompte qu'on ne fait ordinairement, sans perdre du temps, sans
dépense & sans embarras : car il ne faut
faire autre chose, comme je l'ai souvent
observé, que mettre la Partie, le plûtôt qu'il est possible, dans un vase d'Eau
froide ; l'y tenir pendant deux heures,
ce qui empêchera l'enflure & la douleur
en repoussant les humeurs, qui sans cela
se jetteroient sur la Partie. Et si le mal
étoit à l'Epaule, ou en quelqu'autre
Partie, qu'on ne sçauroit plonger dans
de l'Eau, on peut y appliquer des ser-
viettes ployées & trempées dans de l'Eau
froide, les laissant sur la Partie, comme on fait dans les Entorses des Che-
vaux ; car en leur appliquant autour de
la Partie une grosse corde faite avec du
foin, & en y jettant de temps en temps

un sceau d'Eau froide, l'Entorse se guerir, c'est une experience à present commune parmi ceux qui traitent les Che-
vaux.

Pour la Foiblesse des Jointures.

On a encore observé que les Bains
d'Eau froide sont tres-bons pour fortifier la foiblesse des Jointures ; c'est ce
que M. Floyer a prouvé dans son Traité des *Bains froids* ; & l'experience m'a
fait voir que cela est vrai. Je me souviens
d'avoir vû une femme qui se plaignoit
d'une grande foiblesse & d'une grande
douleur dans les Jointures ; je lui conseillai de tremper la Partie malade dans
de l'Eau froide tous les matins pendant
un quart d'heure, & de faire la même
chose le soir ; & dans vingt jours de
temps ou environ elle se sentit autant
de force dans la Partie foible que dans
celle qui n'avoit aucun mal. Monsieur
Floyer nous parle d'un Enfant, qui ne
pouvoit pas se tenir debout, ses jambes étoient extremement foibles, cependant par l'usage des Bains, il recouvra
ses forces en peu de temps.

Pour les Maux de Tête.

On a gueri de cette maniere de grandes douleurs de Tête ; Vanheydon nous
dit qu'un certain Tobie Matthieu avoit
été tourmenté pendant vingt ans d'une
grande douleur qui lui occupoit un côté
de la Tête, & d'un grand Rheume de
Tête ; mais il fut gueri, en appliquant
de l'Eau froide fur la partie chaque
jour pendant un quart d'heure : en li-
fant cela, j'en fis l'effai fur moi-même ;
j'étois depuis long-tems tourmenté d'un
écoulement par le nez, la matiere étoit
claire comme de l'Eau, je crachois beaucoup, & mes crachats étoient à peu
prés de même, je veux dire liquides
comme de l'Eau, je m'avifai de me laver la Tête tous les matins avec de l'Eau
froide fous le robinet d'une fontaine,
de cette maniere dans fix femaines ou
environ, je me trouvai delivré de mon
incommodité. Depuis ce tems-là j'ai appris qu'une fille qui étoit en fervice, fe
trouvant fort tourmentée d'un Rheumatifme & d'une douleur de Tête infuppor-
table, on la mit à l'Hôpital de S. Thomas,
& le Medecin ordonna à la Garde de
lui appliquer fur la Tête des ferviettes
en quatre doubles, trempées dans de

l'Eau froide, & de les changer à mesure
qu'elles commenceroient à s'échauffer,
& de continuer la chose quatre ou cinq
heures de temps ; après quoi elle se trouva délivrée de la douleur de Tête, &
elle fut guerie en suite du Rheumatisme d'une autre maniere.

Pour les Insomnies dans les Fievres.

On peut guerir les Insomnies qui accompagnent les Fievres par l'application de l'Eau froide : une de mes proches
parentes étoit attaquée de la Fievre, il y
avoit déja trois jours & trois nuits qu'elle ne pouvoit point dormir, lorsque je
fis prendre une serviette en plusieurs
doubles, trempée dans de l'Eau froide
& l'ayant un peu exprimée, je la lui
fis mettre sur la Tête en la faisant tremper de temps en temps à mesure qu'elle
s'échauffoit ; sa Tête se trouva rafraîchie dans deux heures de temps ; elle
s'endormit, & son sommeil dura cinq
heures : j'ordonnai de faire le soir la
même chose, ce qui eut le même succès. Le Docteur Cockburn, dans son
Traité *des Maladies de la Mer*, ordonnoit dans les Fievres pour l'Insomnie,
de tremper une serviette en quatre doubles dans l'oxicrat, qui est composé de
fix

six parties d'Eau & d'une partie de vinaigre, & de l'attacher au tour de la
Tête & des Tempes ; il est vrai que cela
fait dormir avec tout le succès possible, mais l'Eau froide toute seule, aura
le même succès, comme je l'ai déja prouvé en beaucoup d'endroits.

Pour les Défaillances.

L'expérience commune nous apprend
que l'Eau froide est d'un grand usage
dans les Défaillances : car si on jette un
peu brusquement un verre d'Eau froide
sur le Visage, la personne qui paroissoit
comme morte auparavant, recouvre ses
Sens, il y a même des cas, où elle ne
reviendroit point, sans le secours de
l'Eau froide ; ces Défaillances étant
quelquefois mortelles parce quelles pro-
cedent de certaines vapeurs venimeuses
qui montent de l'Estomach à la Tête ;
j'en connois les effets par ma propre experience ; je me souviens, qu'étant jeu-
ne je me trouvai mal deux fois ; & chaque fois je sentis que mon Estomach
étoit plein de vents, & qu'une fumée ou
vapeur me montoit à la Tête, qui dans
l'instant me privoit de l'usage de tous mes
Sens: mais m'étant trouvé ces deux fois-
là en compagnie d'une personne qui e

E

avoit vû faire l'épreuve, elle me jetta
de l'Eau froide fur le Vifage; je me fouviens, que je me levai comme un homme qui s'éveille en furfaut. Je fuis perfuadé qu'il en perit quelques - uns dans
ces attaques, quand on n'eft pas à portée
pour les fecourir; & fur tout lorfqu'ils
fe trouvent furpris durant le fommeil,
c'eft une chofe, à mon avis, qui n'eft
pas à craindre pour ceux qui menent
une vie reglée, ou qui fe couchent fans
fouper; car on a obfervé que ceux qui
ne foupent point ne meurent jamas en
dormant.

Pour les Hémorrhagies du Nez.

On a gueri les Hémorrhagies du Nez
en buvant une grande quantité d'Eau
froide, en la feringuant dans les nari-
nes du malade, & en lui appliquant
autour du col des ferviettes trempées
dans de l'Eau froide, ayant foin de les
changer à mefure qu'elle s'échauffent.
Un fameux Medecin dit, que l'Eau
froide tempere extrémement l'ardeur du
fang, & qu'étant feringuée dans le Nez
elle referre par fa fraîcheur les orifices
des vaiffeaux fanguins d'où le fang s'é-
chappe, c'eft ce qui fait qu'elle eft capable d'arrêter l'Hémorrhagie. On

même vû des exemples de ces Hémorrhagies arrêtées en jettant souvent de
l'Eau froide sur le vilage , c'est ce que
Flamand Auteur François nous assure ,
Monsieur Cook nous dit la même chose
dans son *Traité de Chirurgie*.

Pour les Coupures.

L'Eau froide est encore un remede
infaillible pour les petites coupures des
Doigts , ou des autres parties ; car si
lorsqu'on s'est coupé, on ferme la playe
avec le pouce de l'autre main , & qu'on
la tienne ainsi fermée un quart d'heure
ou demie heure , cela arrête infailliblement le sang : après quoi, si vous
trempez un morceau de linge en cinq
ou six doubles dans de l'Eau froide , &
si après l'avoir appliqué sur la Partie ,
vous faites une ligature par dessus ; cela
préviendra l'inflammation & l'affluence
des humeurs , & donnera à la nature le
temps de consolider la playe en peu de
temps ; nous en avons un exemple fami-
lier dans la saignée ; tout ce qu'on applique sur la playe , ne consiste que dans
une compresse de linge trempée dans
de l'Eau froide , & environnée d'une
bande: car toutes playes où il n'y a point
de perte de substance , se consolident

d'elles-mêmes si on prend soin de prévenir l'inflammation, & de rapprocher les
levres de la playe.

Pour la Rage.

Vanheydon nous dit aussi, que de son
temps il y avoit des gens qui croyoient,
qu'une personne morduë d'un Chien
enragé pouvoit se garentir de ce symp-
tôme, appellé Hydrophobie ou apprehension de l'Eau, qui survient ordinairement à la morsure & qui est mortel,
en appliquant de l'Eau froide sur la
playe : & ils croyent, dit-il, que ceci
ne laisse pas d'avoir quelque apparence
de probabilité, s'il faut ajoûter foi à ce
que Celse écrit, qui dit que le seul remede dans cette occasion, c'est de jetter le patient dans un Etang ou dans
une Riviere, & aprés l'avoir plongé entierement dans l'Eau, de l'y tenir jusqu'à ce qu'il ait bien bu, soit qu'il le
veüille ou non ; & de cette maniere on
lui fait surmonter la crainte de l'Eau &
on le guerir de la soif. Mais si cette im-
mersion est de quelque utilité lorsque le
mal est si avancé, pourquoi ne seroit-
elle pas plus efficace pour le prévenir,
si on en fait d'abord usage & si on la
reïtere plusieurs fois ? Quoiqu'il n'ait

rapporté ceci que comme une opinion probable, l'experience de nos jours fait pourtant voir que le meilleur moyen que nous connoiſſions pour prévenir la Rage, c'eſt de plonger le patient dans l'Eau ſalée dans la Tamiſe prés de Graveſend, ou dans les fontaines d'Eau ſalée de Cheshire ; je ſçais qu'il faut les plonger pluſieurs fois, & qu'on doit les tenir fort long-temps dans l'Eau avant que le malade ſoit exempt de danger : mais on demandera ſi la ſalure de l'Eau contribuë en rien à la gueriſon; M. Boerhaave, à preſent Profeſſeur à Leyden, nous aſſure, que lorſque les perſonnes morduës d'un Chien enragé commencent à craindre l'Eau, on peut encore les guerir; il faut en leur bandant les Yeux, les jetter à pluſieurs repriſes dans un étang d'Eau, juſqu'à ce qu'elles ceſſent de la craindre, ou du moins qu'elles ne la craignent que tres-peu, les obligeant aprés cela de boire beaucoup.

Pour le Haut-mal.

Monſieur Browne nous dit qu'une perſonne incommodée du mal de Terre, étant tombée dans une fontaine (je ſuppoſe que c'étoit dans le temps de l'ac-

iij

cês) fut entierement guerie de son mal
sans qu'elle en ait jamais plus ressenti
aucune atteinte : & il dit qu'il n'est pas
necessaire de préparer le corps dans ce
cas-ci, comme dans les autres. Il faut
seulement que le patient, lorsqu'on l'a
plongé dans un Bain d'Eau froide, demeure chaque fois dans le Bain environ
trois ou quatre minutes : car en le plongeant jusques par-dessus la Tête dans un
Bain froid , les impressions que le Cerveau reçoit sont si grandes que le malade en guerit, maladie qui n'est qu'une espece de Convulsion qui procede d'une irritation dans le Cerveau ou de quelqu'autre cause : mais nous avons besoin d'un
plus grand nombre d'experiences pour
confirmer cette idée : cela merite pourtant, qu'on fasse cette épreuve sur d'autres patiens, pour sçavoir si elle succe-
dera de même que dans cette personne.
Le Sçavant Pitcairn Ecossois de Na-
tion & Professeur à Leyden pendant
quelque-temps , nous dit, que la Medecine n'est point un art de guerir ,
qu'elle n'est fondée que sur la pratique ,
& que c'est le hazard qui à fait découvrir les remedes, pag. 264. Car lorsqu'il arrive que nous découvrons les remedes, & qu'ils produisent souvent de
bons effets, la reputation de celui qui

prescrit le remede , consiste à sçavoir l'appliquer & s'en servir dans une occasion semblable ; mais s'il vient à manquer, il faut encore faire quelqu'autre experience , qu'il ne seroit pas necessaire de faire , si la Medecine étoit un art, parce que les regles d'un art sont certaines , & que les hommes en dépendent entant qu'ils sont hommes.

Pour la Folie & la Melancholie.

Le Docteur Browne dit encore, que dans la Folie & la Melancholie , il vaut mieux avoir recours aux Bains froids qui produisent de meilleurs effets , qu'aux autres remedes violens qui sont en usage à present pour les personnes attaquées de ces maladies ; car ce qui est capable , dit-il, de faire revenir dans un instant un homme saoul , sera aussi capable d'avancer considerablement la guerison d'un fol dans un mois. Or je suis très-assuré que si on veut entierement dessaouler un homme, on n'a qu'à le plonger dans de l'Eau froide : J'en ai connu , qu'on a fait revenir dans ces occasions en leur lavant simplement les mains dans de l'Eau froide. Cette opinion se trouve confirmée par le Docteur Blair , qui declare dans une Lettre au Docteur

Baynard, avoir gueri un homme fol,
de la maniere suivante : on le mena lié
& garroté sur une Charette tout nud,
les Yeux bandez, afin que sa surprise
fut d'autant plus grande ; on l'exposa
tout d'un coup à une chute d'Eau qui lui
tomboit sur le corps de la hauteur de
vingt pieds, on l'y laissa aussi long-
temps que ses forces pûrent le permettre : étant de retour chez lui, il s'endormit, & son sommeil dura vingt-
neuf heures aprés quoi il s'éveilla dans
un état aussi tranquille qu'il eût jamais été, & il y avoit déja un an
qu'il continuoit d'avoir l'usage du bon
sens lorsque la Lettre fut écrite. On
guerit encore les défaillances dans les
Fievres en plongeant le malade dans de
l'Eau froide, on en peut voir plusieurs
exemples dans *l'Histoire des Bains froids,*
pag. 226.

Cette relation semble confirmer celle
que M. Floyer rapporte dans une Lettre
au Docteur Browne, que ce Docteur a
fait imprimer ; où il est dit, qu'en Nor-
mandie on plonge les fols dans de l'Eau
froide pour les guerir : car c'est peut-
être une trop grande chaleur dans le
Cerveau qui est la cause de tous ces
désordres, & cela paroît fort vraisemblable, par la conduite de certains yvro-

gnes, qui, lorfque les fumées du vin
font appaifée déteftent ce qu'ils ont fait
ou dit dans la débauche ; fi l'immerfion
dans l'Eau froide gueriffoit les fols,
quel bonheur ne feroit-ce pas pour une
infinité de perfonnes qui font prefentement malheureufes.

Pour les Ecrouëlles.

Le Docteur Browne, dans fon *Traité des Bains froids*, nous affure auffi,
qu'il n'y a pas de moyen plus prompt,
plus fûr ni plus agréable pour guerir les
Ecrouëlles que de baigner le malade
dans l'Eau froide ; il nous rapporte,
pag. 85. l'Hiftoire d'un Gentilhomme
de la Province d'Yorck, fort incommodé de cette maladie, ayant aux glandes du Col des Ulceres confiderables,
accompagnez d'une fi grande inflammation que cela l'avoit mis dans un état
fort bas : le Docteur Baynard lui confeilla de fe baigner dans de l'Eau froide, & dans un mois de temps il fut parfaitement gueri, fes Ulceres s'étant con-
folidez, ce qui eft contraire au fentiment des plus habiles Medecins.

Pour la Jauniſſe.

Dans la deſcription des Iſles de l'Ecoſ-
ſe, il eſt fait mention d'un remede extraordinaire, qu'on met communément en
uſage pour guerir la Jauniſſe, le voici:
on ôte les habits au patient, on le fait
coucher par terre ſur ſon Ventre, & on
lui jette inopinément ſur le Dos un ſeau
d'Eau froide.

Le Docteur Curtis prétend qu'on
peut guerir auſſi les douleurs des Jointures, en faiſant tomber ſur la Partie
malade de l'Eau de pompe; & il recommande de fomenter avec de l'Eau froide, les boutons ou les bourſouflures qui
proviennent d'une trop grande chaleur.
Je connois une perſonne qui étoit fort
ſujette à l'inflammation des Yeux; on
lui conſeilla de prendre au commencement du mal, une compreſſe de linge,
trempée dans de l'Eau froide, & de
l'appliquer ſur la Partie malade, ayant
ſoin de la tremper de temps en temps:
elle le fit pendant trois heures de ſuite,
& au bout de ce temps là l'inflammation fut diſſipée & elle ſe trouva guerie; & je ne ſçache point qu'elle en ait
été jamais plus incommodée depuis ce

temps-là, quoi qu'auparavant elle y fût fort sujette.

Pour les Fluxions.

Le Docteur Gideon Harvey conseille de se laver les Yeux deux fois le jour avec de l'Eau froide, n'y ayant pas de meilleur remede pour prévenir les Fluxions des Yeux, & conserver la vûe, que l'Eau fortifie extrémement; j'ai éprouvé la verité de ce fait pendant plusieurs années, mes Yeux étoient fort sujets à se troubler, & j'avois souvent de la peine à ouvrir les paupieres; je n'ai fait que les laver avec de l'Eau froide, & je n'ay plus senti aucune incommodité. Outre les biens que l'Eau procure aux Yeux, les Auteurs nous disent aussi qu'elle est bonne pour conserver la memoire, pourvû qu'on ait le soin de se laver deux fois par jour avec de l'Eau tout le devant de la Tête; cela guerit encore la démangeaison des Yeux. En effet si on avoit soin de se laver le corps avec de l'Eau, l'on ne sentiroit jamais aucune démangeaison dans aucune partie, comme le Docteur Cook le déclare expressément après en avoir vû l'experience, dans ses *Observations sur les Corps des Anglois.*

Pour les Callofitez.

Il y a des perfonnes qui ont des Callofi-
tez, des durillons ou Cors aux piez , qui
font fi incommodes , qu'on a fouvent de
la peine à marcher. Voici ce que le Docteur Cook confeille pour les guerir ,
c'eft de les faire bien ramolir dans de
l'Eau chaude , jufqu'à ce qu'ils ne foient
plus durs, & de les grater aprés cela avec
le tranchant d'un Couteau : & fi on fent
aux piez quelque chaleur extraordinaire , rien de meilleur pour les rafraîchir
que de les tremper dans de l'Eau chaude qui ouvre les pores , & fait fortir ce
qu'il y a de nuifible.

Pour la Scorbut.

Le Docteur Pitcairn dans l'intention
de diffoudre les fels Scorbutiques & de
les emporter par les urines , foit qu'ils
foient acides ou Alkalis , confeilla
de boire beaucoup d'Eau , foit que la
caufe du Scorbut foit chaude ou froide;
moi-même je me fouviens d'avoir été
fort incommodé du Scorbut, je tombois
même fouvent en foibleffe , & mon
poux étoit fi bas qu'à peine le pouvoit-
on fentir ; à la fin je trouvai qu'en bu-

vant une pinte d'Eau froide mon poux s'élevoit infailliblement , & que dans très-peu de temps je recouvrois mes forces & ma vivacité : j'ai souvent observé que lorsque l'Estomach est en desordre, les forces s'abbatent en peu de temps , & qu'on les recouvre avec la même facilité lorsque l'Estomach est rétabli ; j'ai même appris par une longue experience que rien ne contribuë tant à donner de la force à notre corps qu'un Estomach bien conditionné, pour cet effet il faut aimer la temperance & observer un regime de vivre rafraîchissant afin de le rétablir lorsqu'il est dérangé.

Pour l'Asthme.

Je vais ajoûter à ce que nous venons de dire, une relation au sujet d'un homme de la Paroisse de Shoreditch ; je la tiens d'une personne digne de foi. Cet homme étoit extraordinairement incommodé de l'Asthme, & en consomption , il avoit tenté une infinité de remedes , mais inutilement. A la fin un Medecin lui conseilla, comme il étoit pauvre , de ne boire que de l'Eau & de ne manger pour tout aliment que de l'Eau de Gruau, sans sel ni sucre ; il continua de vivre de cette maniere du-

rant trois mois, fe trouvant un peu mieux
au commencement , & à la fin des trois
mois il fut parfaitement gueri : mais
par maniere de précaution , il continua
ce regime de vivre encore un autre mois,
il devint vigoureux & il engraiffa. Comme il n'aimoit gueres ce regime de vivre, il attendoit toûjours qu'il eût bien
faim, & alors il mangeoit avec plaifir;
c'eft en cela peut-être que confiftoit la
plus grande partie de fa guerifon , car
il eft bon pour la fanté de ne jamais
manger que quand on a faim.

Pour la Toux.

Je me fouviens d'avoir vû , une jeu-
ne femme Bruniffeufe d'argent , qui
étoit tourmentée d'une violente Toux ;
un Apoticaire lui avoit donné beaucoup
de drogues fans pouvoir la guerir : à la
fin le garçon de l'Apoticaire lui dit que
fon Maître avoit dit, qu'il n'y avoit plus
rien à lui faire : mais il lui dit en même-temps, je vous confeillerois de vous
laver tous les matins le derriere des
Oreilles, les Temples & le fommet de
la Tête avec de l'Eau froide ; elle m'a
dit l'avoir fait, & que de cette maniere
elle fe trouva parfaitement guerie de fa
Toux.

Pour la Difficulté d'uriner.

On a vû plusieurs autres cas où l'usage de l'Eau a fait beaucoup de bien, j'ai connu un vieux Medecin, grand praticien, qui me disoit, que dans les Difficultez d'uriner, il avoit conseillé plusieurs fois au patient de mettre sa Verge dans de l'Eau aussi chaude qu'il pouvoit la souffrir, ce qui le faisoit uriner dans un instant; les femmes en retirent les mêmes avantages en recevant sur un siege la vapeur de l'Eau chaude. Il conseilloit aussi souvent à ceux qui sont constipez & qui ne vont qu'avec beaucoup de peine à la selle, de s'asseoir sur un pot plein d'Eau chaude; ce qui étoit bien-tôt suivi d'une selle, à cause de la vapeur qui entroit dans le corps & provoquoit l'expulsion des excremens sans faire de grands efforts.

L'on a observé que les Enfans opiniâtres & revêches deviennent beaucoup plus doux en leur lavant tous les matins les Parties inferieures avec de l'Eau, afin d'ôter les sels de leur urine, qui s'insinuent ordinairement dans les Pores de la Peau, ce qui les rend chagrins & de mauvaise humeur; car rien n'est si propre à enlever les matieres âcres qui s'attachent à ces Parties, que l'Eau. Je ne connois non plus rien de plus efficace pour guerir les écorchures qu'on se fait en allant à cheval, que de se bien laver en allant se coucher avec de l'Eau froide : & veut-on s'endurcir le corps & n'être point sujet à s'enrhumer à chaque instant, l'on n'a qu'à se laver la poitrine avec de l'Eau froide tous les matins. A cela j'ajoûterai, que M. Mayerne nous assure, que dans toutes les maladies de la Tête, il n'y a rien de meilleur que de se laver avec de l'Eau froide, jen ai fait l'experience avec succès dans une violente douleur d'Oreilles qui m'étoit survenuë pour avoir pris du froid ; il me parut que la douleur se dissipoit en y appliquant l'espace de 3 o. minutes une serviette à plusieurs doubles trempée dans de l'Eau froide ; & quoi qu'elle revint quelques heures aprés, j'obtins pourtant du soulagement de la même maniere, & une guerison entiere aprés avoir fait quatre fois la même chose. L'on ne trouvera pas si étrange qu'on guerisse par l'application d'une chose froide une douleur causée par le froid, lorsqu'on considere que dans le Nord on ne sçauroit guerir la mortification des Parties que la violence du froid y cause, qu'en y appliquant de la neige. En

En un mot, l'Eau, lorsqu'on s'en sert avec prudence, paroît par les Observations que nous avons rapportées, très-efficace pour prévenir & guerir beaucoup de maladies, mais sur tout si on s'en sert interieurement : car pour me servir des termes du Docteur Curtis, dans son *Essay de la Conservation & du Rétablissement de la Santé* ; l'usage de l'Eau pour boisson ordinaire, *conserve le ferment naturel de l'Estomach dans l'état où il doit être, tempere le sang, & sert à prolonger le fil de nôtre vie autant que la nature peut le permettre ; elle rend durant la nuit le sommeil plus tranquille & plus efficace, la raison & l'entendement plus clair, les passions moins déreglées ; & si on mange trop, un grand verre d'Eau froide vaut infiniment mieux que tous les Cordiaux pour faire la digestion :* l'Eau *n'étant pas,* dit-il, *ni si froide ni si peu animée, que beaucoup de gens s'imaginent.* Outre ce que ce Docteur dit en faveur de l'Eau, c'est assurément une boisson qui ne sçauroit fermenter dans l'Estomach ni s'aigrir, comme le vin & les liqueurs fortes, ni empêcher la digestion, comme font tous les acides qui sont dans l'Estomach, lorsqu'il s'y en trouve beaucoup ; veut-on les corriger & les adoucir, il faut boire beaucoup

E

d'Eau, ce qu'une experience de quarante
ans m'a appris auſſi-bien qu'à pluſieurs
autres. Quoi qu'on regarde l'Eau comme une boiſſon mépriſable, j'ai pourtant
commencé d'en boire à trente ans ou environ , avant ce temps-là ma maniere
de vivre n'étoit pas fort reglée, & j'en
ai toûjours continué l'uſage depuis ce
temps-là ne buvant que fort peu de vin
ou de liqueurs fortes , & je ſuis parvenu à l'âge de ſoixante-quatorze ans ;
tandis qu'une infinité de gens qui ne ſe
plaiſoient qu'à boire de la forte Bierre,
du vin, & du brandevin, n'ont pas vécu
la moitié tant : ce qui confirme ce paſ-
ſage de l'Ecriture, *Prov.* xx. 1. *Le vin
eſt une choſe luxurieuſe, & l'yvrognerie
eſt pleine de tumulte.*

Puiſqu'il ne contribuë en aucune maniere à prolonger la vie ; étant certain qu'il
y a une infinité de gens qui vivent ſans
boire aucune liqueur forte, auſſi long-
temps que ceux qui en boivent; à la
verité on en voit d'un temperamènt
aſſez fort pour reſiſter & ne mourir qu'à
un âge fort avancé, quoiqu'ils ſoient de
grands buveurs ; mais pour un qui parvient à un âge avancé, il y en a cent qui
meurent avant d'être arrivez à la moitié
de la carriere de leur vie : & generalement on obſerve, qu'à la longue les plus

forts temperamens fe ruinent par les excès & par la débauche , de toutes les
manieres de vivre n'y en ayant de feure
que celle qui est accompagnée de la temperance & de la médiocrité. La nature
peut bien dans quelques-uns refifter
pour un temps aux abus qu'on commet
dans le regime de vivre , mais elle est à
la fin contrainte de ceder à l'ennemi ; &
ceux qui vivent tres-long - temps en
menant une vie déreglée auroient pû
par la force de leur conftitution , vivre
encore beaucoup plus s'il avoient fait
moins d'excès dans le manger , & s'ils
s'étoient accoûtumez à boire plus d'Eau,
comme cette boiffon eft la meilleure qu'il
y ait, & que ceux qui font d'un temperament fort,vivroient à proportion plus
qu'ils ne font s'il en ufoient , elle eft
d'autant plus neceffaire pour les perfonne foibles & valetudinaires , & naturellement fujettes à la Goute , à la Pierre à
la Difficulté de refpirer, aux Vents, aux
indigeftions & à d'autres maux de cette
nature.

Pour procurer le Vomiffement.

Mais le principal ufage de l'Eau ,
dans la confervation de la fanté , c'eft de
s'en fervir comme de vomitif , comme
on l'a fait voir ci-deffus ; c'eft un remede

infaillible & le plus prompt qu'on ait
jamais trouvé pour toutes les maladies
d'Eſtomac; car en s'excitant à vomir avec
de l'Eau chaude, on ſe guerit dans une
heure de temps, on prévient par là une
grande maladie, & on conſerve la vie
à une infinité de gens juſqu'à un âge
avancé, en faiſant ſortir de l'Eſtomach
cette matiere épaiſſe, gluante & cor-
rompûë qui eſt la cauſe du mal, & de
toute les maladies mortelles ; ſur tout de
l'Apoplexie, qui, quoiqu'elle ſoit placée parmi les maladies de la Tête, a
pourtant ſon principe dans un Eſtomach
trop rempli, que rien ne ſçauroit ſi bien
évacuer que les vomitifs : de là vient
que le Docteur Curtis dit, qu'il eſt trés-
aiſé de ſe faire vomir avec de l'Eau
chaude ou une infuſion de Thé & de
Chardon cuit pour faire ſortir les matieres qui flottent dans l'Eſtomach, &
ce phlegme épais & gluant, qui s'attache fortement aux rides de cette partie,
& ſur lequel les purgations n'agiſſent pas
toûjours, ſouvent même elles n'y ſervent
de rien. Il eſt dix fois plus aiſé de ſe faire
vomir avec de l'Eau chaude & même plus
agreable, qu'avec une infuſion de Thé
& de chardon benit, que les Medecins
ordonnent quelquefois : il eſt encore
certain que l'Eau chaude ne ſçauroit

faire aucun mal ni aucune violence ,
comme font quelquefois les compositions
Emetiques d'Antimoine , lorsqu'on
n'a pas soin de boire après chaque fois
qu'on vient de vomir , une pinte ou
plus d'Eau de gruau , ou d'Eau chaude , au lieu que si vous vous servez de
l'Eau chaude toute seule pour vomir ,
vous pouvez arrêter le vomissement lorsque vous le souhaitez , en cessant de
boire de l Eau chaude.

Il ne faut pas que j'oublie de rapporter ici ce que j'ai éprouvé depuis quelques années , & qui peut servir aux
hommes pour se garantir des maladies
qu'un trop grand excès dans le manger
peut occasionner ; étant invité à dîner
dans un endroit , où l'on servit plusieurs plats exquis , on m'obligea de
manger plus que je n'aurois fait , & peu
de temps après le dîner je me sentis un
peu incommodé. Je sortis , & dans un
endroit retiré je tâchai de vomir , en me
chatoüillant le gosier avec le Doigt ,
mais je ne pûs pas vomir à mon souhait;
je ne fis que rendre deux ou trois gorgées de phlegme épais , aprés quoi je me
trouvai mieux , & mon mal de cœur
cessa. J'ai profité de ceci , j'ai mis plusieurs fois cette pratique en usage , & je
crois qu'en faisant sortir ces phlegmes ,

qui travaillent à l'orifice de l'Eſtomach, comme le levain dans la Biere, un homme ſe garantiroit de certaines maladies que l'excès du manger cauſe. C'eſt le conſeil, je m'en ſouviens, qu'un nommé Vaughan, dans un Livre imprimé depuis long-temps, intitulé : *Avis pour la Santé*, donne à ceux qui mangent beaucoup ; il leur conſeille comme un moyen excellent pour conſerver la ſanté, de ſe chatoüiller avec le Doigt le goſier le matin en ſe levant, pour s'exciter à rendre les glaires qui ſont dans leur Eſtomach ; on dit auſſi que c'eſt un preſervatif infaillible contre la goute.

Pour les Tranchées.

Il eſt temps de finir en obſervant, que dans les maladies où l'uſage de l'Eau en boiſſon convient pour la gueriſon, il ne faut pas ſe contenter d'en boire un peu; il en faut boire abondamment, comme par exemple lorſqu'il s'agit d'appaiſer les Tranchées dans un Cours de Ventre : car ſi on n'en buvoit qu'une pinte, à peine ſentiroit-on du ſoulagement; mais ſi on en boit trois pintes par heure, elle corrige l'âcreté & les mauvaiſes qualitez des humeurs, & on s'appercevra d'abord d'un ſoulagement. Si la ſaiſon eſt trop froide pour boire de l'Eau

toute froide, vous pouvez la faire chauffer un peu sur le feu , ou bien mettez-
y une rôtie de pain toute chaude dans
chaque pinte ; il en est de même dans
les Fievres ou dans la Gravelle , ou dans
la Colique , une petite quantité ne
sçauroit produire aucun effet dans ces
occasions , dans la Colique il en faut
trois pintes , c'est une chose qu'il faut
bien remarquer , & dans la Fievre une
petite quantité ne fait qu'augmenter
plûtôt la chaleur, au lieu qu'une grande
quantité , l'appaisera en peu de temps ,
pourvû qu'on en boive souvent. Le repos, l'abstinence & une grande quantité d'Eau en boisson , aprés un ou deux
vomitifs, sont des choses qui n'ont encore jamais manqué de procurer la guerison des Fievres , en nettoyant les impu-
retez de l'Estomach qui causent la maladie ; cette methode sera toûjours sui-
vie d'une heureux succès , si la Fievre
est simple , sans être compliquée avec
d'autres maladies capables de resister à
toute sorte de remedes : car dans beaucoup de cas rien ne sçauroit empêcher
la mort , comme cela est évident par la
mort même des plus habiles Medecins ,
& par celle de beaucoup de personnes
qui les consultent pour leur guerison ,
puisqu'il y en a plusieurs qui meurent

entre les mains des plus habiles Medecins, auſſi bien qu'entre celles des Char-
latans.

Pour la Melancholie.

Je vais encore ajoûter à ce que je
viens de dire une experience, qui eſt de
tres - grande conſequence : comme je
ſuis fort Melancholique & d'un temperament Hypochondriaque, j'ai été ſouvent extremement accablé de chagrin à
l'occaſion de certaines diſgraces qui me
ſont arrivées, & qui n'ont pas laiſſé que
d'être grandes, puiſque je me ſuis même vû menacé du danger de perdre la
vie ; pendant le chagrin je ſentois toujours une difficulté de reſpirer très-
grande, qui continuoit quelquefois
long temps : mais à preſent j'ai un remede excellent contre cet inconvenient,
je n'ai qu'à boire une pinte, ou davantage
d'Eau froide, je me trouve ſoulagé dans
deux ou trois minutes, de ſorte qu'il
ſemble que je n'ai plus aucun chagrin.
Je veux bien communiquer cette experience en faveur de ceux qui ſont dans
les mêmes circonſtances, étant ferme-
ment perſuadé que l'Eſtomach ſympa-
thiſe avec l'Eſprit, & que c'eſt l'Eſprit qui cauſe cette ſenſation inquiete
&

& la douleur qu'on fent dans cet endroit ; je trouvai alors que le meilleur
remede pour moi , c'étoit de l'Eau froide , & je crois que ceux qui voudront
s'en fervir dans une pareille occafion, en
retireront le même avantage ; elle foulage auffi dans la crainte.

Pour les Vapeurs.

Il y a encore une autre experience dont
j'ai fouvent vû de bons effets ; la voici:
fi les perfonnes fujettes aux Vapeurs , ou
au mal appellé communément *Mal de
Mere,* boivent de l'Eau toute pure lorfqu'elles fentent que le mal approche ,
elle leur procurera immédiatement du
foulagement. Dans cette occafion , le
Docteur Bates prefcrit le Julep fuivant:
Prennez une cuillerée de farine de fro-
ment , une once de fucre Royal , & une
pinte d'Eau; mêlez le tout enfemble , &
faites-en boire au mnlade : ceci eft plus
agréable que l'Eau toute pure ; mais
l'Eau feule aura le même effet , ou plûtôt elle produira de meilleurs effets ,
comme on l'a fouvent éprouvé dans les
perfonnes fujettes à ces maux.

G

Comment il faut distinguer la bonne Eau d'avec la mauvaise.

On demandera peut-être comment il faut distinguer la bonne Eau d'avec la mauvaise ; le meilleur moyen que nous ayons pour cela, c'est le goût & l'odorat ; car si elle n'a ni goût ni odeur, si elle n'est point salée, douçâtre, ni puante, elle est bonne, pourvu qu'elle soit fraîche, pure & claire ; l'Eau commune dont on se sert à Londres, a toutes ces qualitez, quand elle est bien reposée ou que le temps est beau. A l'égard des curieux & de ceux qui veulent faire de la dépense, la meilleure Eau pour boire, c'est l'Eau distilée par l'Alembic, ou à froid, comme lorsqu'on distille des eaux froides de certaines plantes ; car dans la distillation les parties terrestres ou mettalliques, ni les sels d'aucune espéce ne s'élevent jamais : de sorte que l'Eau distillée doit être pure & excellente lorsqu'elle est froide, & elle peut se conserver aussi long-temps sans se corrompre qu'aucune Eau froide distillée chez les Apoticaires ; comme le Docteur Quincy l'assure dans son Dispensaire.

Ceux qui n'ont pas la commodité d'a-

voir de l'Eau diſtillée , peuvent la faire
boüillir un peu , comme on la fait
boüillir pour le Thé ; car alors, ſi aprés
qu'elle eſt refrodie, on la garde quelque-
temps , elle devient encore plus belle ,
& ſi elle contient quelque matiere , elle
ſe précipite au fond du Vaiſſeau, ce qui
la rendra encore plus pure : en un mot ,
toute ſorte d'Eau qui mouſſe bien avec
le ſavon, eſt ſaine & bonne à boire ſans
qu'il faille la faire boüillir , & non autrement.

Comme j'allois finir le Recüeil des
Obſervations que je viens de rapporter , il me tomba entre les mains un
Traité de M. Boerhaave , à preſent
Profeſſeur à Leyden en Hollande , où
il aſſure que l'Eau chaude pour boiſſon,
eſt un bon remede , pour appaiſer les
tranchées de l'Eſtomach ; & qu'elle eſt
bonne pour fomenter les playes du viſage , lorſqu'elles ſont prêtes à ſe con-
ſolider ; il faut avoir ſoin de tenir l'endroit de la playe toûjours moüillé , ce
qu'on ne ſçauroit mieux faire à mon
avis , qu'en y appliquant des linges
moüillez , & en les laiſſant juſqu'à ce
qu'ils commencent à être ſecs, car de cette maniere on préviendra l'eſcarre : Et
il dit , que l'Eau chaude eſt plus pro-

pre pour attenuer ou subtiliser le sang,
que l'Eau froide.

Pour les Fievres.

Le Docteur Hancock , Chapelain
du Duc de Bedford , vient de publier
depuis peu un Recüeil d'experiences sur
l'Eau, intitulé *Febrifugum magnum*, où
il dit , qu'en buvant une pinte ou une
quarte d'Eau dans le lit , on sue copieu-
sement , qu'on guerit par - là toutes les
fievres ardentes , & qu'on en a vû guerir avec une seule dose. Il dit qu'elle
fait suer sans qu'il faille se couvrir plus
qu'à l'ordinaire. Bien plus , il assure que
si on en boit au commencement du frisson de la Fievre, & qu'on sue aprés cela,
deux ou trois doses suffiront pour guerir
cette maladie. Je sçai qu'on a remarqué
qu'en buvant une grande quantité d'Eau
chaude , on a gueri ou prévenu le frisson
de la Fievre , mais c'étoit sans faire
suer le Malade. voici des Relations qui
confirment l'observation du Docteur
Hancock ; c'est M. Thoresby, * Mem-
bre de la Societé Royal de Londres,
qui me les a communquées ; il les avoit
reçües de Monsieur Lucas , Gentilhom-

* Auteur du Livre intitulé *Ducatus Leedienßs*, ou
de la Topographie de Leeds , que le Sçavant Evêque
de Lincoln dans sa Preface de la nouvelle Edition de
Camden *Britania*, appelle un *Traité utile & exacte*.

me fçavant de la Ville de Leeds dans la
Province d'York. Il dit :

Que le Capitaine Rofier fut attaqué
d'une violente Fievre; d'abord qu'il s'en
fût apperçû, il dit qu'il lui falloit de
l'Eau froide. L'Hôteffe de la Maifon
où il logeoit, ne la croyant pas propre
pour ce malade, la fit boüillir, à fon
infçu, elle y mit quelques liqueurs
fpiritueufes, & la lui envoya, lorfqu'elle
fut refroidie; mais en ayant fenti l'odeur
il ne voulut point en boire, difant qu'il
fçavoit ce qu'il faifoit, parce qu'il avoit
éprouvé la chofe plufieurs fois. Enfuite
s'étant fait apporter de l'Eau froide, il
en but, il eut une fueur très abòndan-
te, & le lendemain il fut gueri.

Un autre Capitaine de Vaiffeau fui-
voit auffi la même methode, lorfque
lui, ou quelqu'un de fes gens avoient la
Fievre, & il avoit tout le fuccès qu'il
pouvoit fouhaitter.

Monfieur Lucas ajoûte, dans une autre Lettre au même M. Thorefby, que
fa propre femme étant attaquée d'une
violente Fievre, but beaucoup d'Eau,
& qu'enfuite elle fua prodigieufement,
après quoi elle fut guerie.

Tous ces exemples ne font que confirmer la nouvelle methode de guerir les
Fievres que le Docteur Hancock vient

de publier : il dit auſſi qu'il a appris
par une longue experience qu'avec
l'Eau froide on guerit les Rheumes ordinaires ; & cela en buvant un grand
verre d'Eau en ſe couchant , un autre
pendant la nuit , & un autre le matin :
& il dit qu'il n'y a rien de meilleur pour
cuire , adoucir & refondre l'humeur
âcre & ſubtile qui cauſe le Rheume, &
qui excite la Toux inutilement : car ſi
l'humeur du Rheume eſt ſubtile , il eſt
difficile de la faire ſortir ; mais lorſqu'elle
eſt épaiſſe , elle ſort plus aiſement, & la
Toux ceſſe bien-tôt. Ce qui s'accorde
avec ce que j'ai déja dit , fondé ſur la
longue experience que j'en ai fait.

Il aſſure auſſi aprés une longue experience , qu'ayant accoûtumé de faire
huit ou dix milles en ſe promenant le matin, il trouva que l'Eau lui donnoit deux
fois autant de force que le vin ou l'Aile,
& ſi elle eſt capable de faire cet effet
dans une perſonne qui n'a point d'Aſth-
me, il ne doute point qu'elle n'eût le même effet dans une perſonne qui en ſeroit
incommodée. Il aſſure auſſi qu'il n'y a pas
de meilleur remede que l'Eau aprés un
excès dans le manger , une verité que je
puis atteſter par une longue experience.

Il aſſure que l'Eau froide pour boiſſon

produit souvent de bons effets dans le
Rheumatisme , qu'il avoit conseillé à
une personne qui en étoit attaquée ,
d'en boire lorsqu'elle seroit dans son lit
& que cela emporta le mal: mais si l'Eau
froide attenuë extrêmement le sang ,
comme Boerhaave nous l'assure , il vaut
alors mieux de la boire chaude tous les
jours & en quantité : car , comme Pitcairn observe, c'est le meilleur dissolvant que nous ayons pour toute sorte de
sels qui sont dans nôtre corps , & elle
les emporte par les urines , si on en boit
abondament ; car c'est par cette voye
que les sels de nôtre corps s'échappent ,
comme cela est évident par le goût de
l'Urine.

Pour la Goute remontée dans l'Estomach.

Comme il a appris par une longue experience que l'Eau est bonne pour l'Estomach , qu'elle le fortifie , le met en
état de bien faire ses fonctions , & digere toutes les humeurs , il a crû qu'elle gueriroit la Goute remontée à l'Estomach ; peut être le feroit-elle mieux
que le vin , qui manque souvent dans
cette occasion. Et je ne suis pas surpris
que la même liqueur qui est la cause

principale de la Goute dans les autres
parties, au lieu d'aider tuë plûtôt, comme cela arrive souvent, quoi qu'on boive
du vin le plus fort qu'on puisse trouver.

En un mot, il assure & cela avec beaucoup de raison, qu'il est plus naturel de
procurer la sueur dans les Fievres en
faisant boire de l'Eau froide, qu'en
donnant des Sudorifiques chauds qui
sont souvent nuisibles au commencement
des Fievres, à moins qu'on ne prenne
avec eux beaucoup de liqueurs rafraîchissantes, étant plus propres à enflam-
mer qu'à rafraîchir & étancher la soif;
c'est ce qui a obligé les Medecins de ne
pas conseiller souvent les sueurs, à cause qu'ils ignoroient cette maniere de
suer pour guerir les Fievres, en buvant
de l'Eau froide.

Il dit avoir vu réüssir cette methode
dans un de ses parens, le cinquiéme
jour aprés le commencement de la maladie : il lui donna une dose d'Eau lorsqu'il étoit au lit, il sua extraordinairement pendant 24. heures, & il fut
gueri. Demi-pinte, dit-il, suffit pour
un Enfant : une pinte pour un homme
ou pour une femme, quoique si on en
boit une quarte, il n'en sera que mieux.
Dans la Fievre Pourprée, la petite Verole, ou la Rougeole, quoique l'Eau

ne faſſe pas ſuer, elle ne laiſſera pas de calmer & d'arrêter ſi bien les progrez de la Fievre, que l'éruption en ſera beaucoup plus heureuſe ; ce qui ſert à confirmer l'obſervation que nous avons rapportée touchant l'ordonnance du Docteur Betts qui ordonna deux quartes d'Eau, dans un cas où la petite Verole avoit de la peine à ſortir ; l'Eau ſervant comme de vehicule à la matiere morbifique pour la tranſporter à la peau, comme l'Auteur l'obſerve au ſujet d'une certaine perſonne dans *l'Hiſtoire des Bains froids*, pag. 347. & il dit qu'il pourroit nous fournir cent exemples de perſonnes mortes à tout âge, faute de leur donner à boire pendant la petite Verole : car cela empêche que les puſtules ne ſe rempliſſent.

Pour la Peſte.

Le Docteur Hancock rapporte un fait tiré de l'Auteur d'un Traité, intitulé *l'Eſprit Fort*, au ſujet d'une femme, qui, dans la derniere grande Peſte, tomba malade de cette maladie ; elle pria ſon mari de lui aller querir une potée d'Eau ; elle en but une grande quantité, mais comme elle ne ſe tint pas bien couverte, elle ne ſua point, ce-

pendant elle guerit. Il nous rapporte
encore un autre fait, au sujet d'un
Anglois, autrefois Resident à Maroc,
qui tomba malade de la Peste dans cette Ville, & s'étant fait apporter de
l'Eau pour boire, il eut une sueur violente, & il fut gueri par là. D'où il conclut, que l'Eau est bonne dans la Peste;
ce qui s'accorde avec ce que M. Floyer,
raconte dans son *Traité des Bains froids*,
où il dit que de tous ceux qui vivoient
sur le Pont de Londres, il n'en mourût
que deux de la Peste, pag. 223. étant à
supposer que la fraîcheur de l'Air con-
tribua à la santé de ceux qui logeoient
sur l'Eau, & que leur sang fut toujours
plus temperé que celui des autres. On
dit aussi, qu'elle ne fit pas tant de rava-
ge parmi les Batteliers que parmi le reste
du peuple.

Ajoûtons encore quelque chose à ce
que le Docteur vient de dire au sujet de
la guerison des Fievres; je dis que si au
commencement la Fievre se trouve accompagnée de quelque grande douleur
d'Estomach, avec des naufées ou des
vomiffemens, le plus sûr sera de nettoyer
en premier lieu l'Estomach en faisant
vomir avec de l'Eau chaude, de la maniere que nous avons dit ci-dessus; car
je ne crois pas que les sueurs puissent

évacuer les mauvaises humeurs de l'Estomach : elles peuvent faire du bien, mais certainement le plus sûr, c'est de nettoyer en premier lieu l'Estomach, qui est l'endroit d'où toutes les maladies tirent leur origine dans le commencement ; après cela on donnera de l'Eau froide à boire avec succès pour faire suer. A la verité je n'en ai pas fait aucun essai depuis que le Livre du Docteur a été publié, mais je fais grand cas de ses Observations au sujet des avantages de l'Eau, tant j'en ai vû de bons effets dans une pratique de plus de quarante ans d'experience : car c'est depuis ce temps là que j'ai commencé à ramasser les Observations, & à faire les essais que je donne à present au Public.

J'ai d'abord fait, pour le bien commun des hommes de toute sorte d'état & d'âge, un recüeil de tout ce que j'ai observé dans les Livres de Medecine au sujet de l'usage de l'Eau commune pour prévenir & guerir les malades ; à cela j'ai joint mes propres experiences, & après le grand nombre d'épreuves que j'en ai fait je puis, sans rien craindre, les garentir pour sûres & certaines, sur tout celles qui regardent la guerison des maladies de l'Estomach occasionnées par des mauvaises humeurs en faisant vomir avec de l'Eau chaude : experience qui, dans une seule année , si on en faisoit un usage commun , préviendroit infailliblement une infinité de maladies , & de morts prématurées ; puisqu'on ôte par là la cause de toutes les maladies de l'Estomach , d'où la plûpart des maux qui affligent l'homme , tirent leur naissance.

Je vais finir par un avertissement. C'est que si ce Traité est bien reçu du Public, l'Auteur se propose de mettre au jour un Recüeil qu'il a fait dans les meilleurs Ecrits de Medecine, des Formules ou Compositions les plus recommandées, les moins chargées d'ingrediens & les plus faciles à avoir , pour toutes les maladies , le tout reduit en ordre. Je ne doute point qu'il ne soit d'une plus grande utilité en beaucoup d'occasions , que tous les Recüeils de cette nature qui ont paru jusqu'à present. Il y a déja plus de quarante ans que j'ai commencé ce Recüeil pour mon usage particulier, sans avoir d'abord aucun dessein de le publier ; mais je suis presentement dans la resolution de faire part aux autres du fruit de mon travail, pourvû que j'aye quelque lieu d'esperer que cela sera bien reçu de ceux qui s'interessent pour la santé, dont la conser-

vation ne demande que des remedes tres-
simples.

Regles pour conserver la santé par le regime de vivre, tirées des Auteurs de Medecine.

LE Docteur Cook a écrit un petit
Traité, qui a pour titre *la Medecine de la cuisine*, où l'Auteur declare,
qu'on ne lui sçauroit presque nommer aucune maladie qu'il ne puisse soulager, ou
guerir par un regime de vivre convenable, pag. 39. Et dans le même Traité il
fait voir que son opinion est, que toutes
les personnes délicates & valetudinaires,
âgées & infirmes, doivent manger souvent, mais peu à la fois, à cause qu'on
ne sçauroit rétablir des corps foibles &
usez que peu à peu; & avec des alimens humides & liquides, plûtôt qu'a-
vec des choses solides, parce qu'une
nourriture humide & liquide nourrit
plus promptement, & qu'elle est plus
facile à digerer.

Quand on mange, dit-il, beaucoup,
& qu'on n'acquiert pas pour cela des forces en mangeant, c'est une marque, qu'on
mange trop; & plus on farcit d'alimens
ces personnes, moins elles en profitent

au contraire elles vont toujours de mal
en plus mal : parce qu'en mangeant
trop, vous ne faites qu'ajoûter & accumuler des mauvaises humeurs dont le
corps eſt déja rempli, & dont on viendroit bien plus facilement à bout de les
chaſſer en purgeant, & par la diete.

Voici la diete qu'il preſcrit, c'eſt de
ne jamais manger dans une ſeule fois
juſqu'à ce que l'appetit ſoit entierement
ſatisfait, & de ne jamais manger que
l'appetit ne ſoit venu ; & l'appetit n'eſt
jamais bon juſqu'à ce qu'on ſe ſente diſpoſé à manger toute ſorte d'alimens ordinaires : & il nous conſeille de garder
toujours le même regime de vivre; car
ceux, dit il, qui évitent la curioſité &
la varieté dans les viandes & dans les
boiſſons, qui ne ſervent qu'à inciter à la
gourmandiſe, joüiſſent ordinairement
d'une ſanté parfaite ; au lieu que les autres marchent à grand pas vers leur
ruine.

Un autre Auteur dit, qu'un malade
ſe rétablit d'autant plus vîte qu'il mange peu : car on a raiſon de dire, que *plus*
vous rempliſſez le corps, plus vous le
ruinez : l'Eſtomach étant l'endroit où
les maladies commencent ; ainſi lorſque cette partie ſe trouve foible, & en
deſordre, la digeſtion ne ſçauroit ſe

faire ſi bien lorſqu'on mange beaucoup, de là viennent les humeurs cruës & groſſieres, & des humeurs mauvaiſes ne ſçauroient faire de bon ſang.

Tous le monde ſçait par experience, que le matin avant d'avoir mangé on ſe ſent leger & agile, mais qu'aprés avoir mangé, ſurtout beaucoup, on ſe trouve peſant & lourd, & ſouvent avec des envies de dormir : cela prouve aſſez que ces grands repas ſont préjudiciables à la ſanté : car avec un repas mediocre on auroit continué d'être leger & bien diſpoſé comme auparavant, & on auroit reparé la foibleſſe que l'abſtinence cauſe. Il eſt certain qu'un homme qui ne mange ni ne boit que des choſes tresſimples, évite le danger d'exciter ſon appetit au-de-là des neceſſitez de la nature ; au lieu que la varieté nous incite toujours de nouveau à manger de toutes ſortes d'alimens, juſqu'enfin que l'Eſtomach ſe trouve gorgé & incapable de faire une bonne digeſtion ; de là viennent ces cruditez, qui ſont la cauſe de tant de maladies & de morts ſubites.

On obſerve generalement, que les plus valetudinaires & mal ſains, ce ſont ceux qui mangent beaucoup de mets delicats, & qui ne boïvent que des liqueurs tres-fortes & ſpiritueuſes ; tandis que ceux qui n'ont pas à leur repas tous ces mets délicieux, sont rarement malades, excepté ceux dont l'appetit insatiable les incite à manger trop, excès qu'on peut commettre à la table la plus simple, lorsque de son ventre on se fait un Dieu, selon l'expression de l'Apôtre. Mais quoi qu'on puisse se gorger d'alimens simples & moins délicats, les alimens simples & une longue vie s'accordent pourtant très-bien; Jean Bill, dont il est parlé dans *l'Histoire des Bains froids*, pag. 408. en est un exemple: il ne mangeoit que du pain, du fromage & du beurre; & il buvoit du petit Lait, du Babeurre ou de l'Eau; il vécut neanmoins 133. ans, c'étoit un grand homme, fort & droit. Et Jean Bailes, qui parvint à l'âge de 128. ans, ne mangeoit la plûpart du temps que du pain & du fromage, & ne buvoit que de l'Eau, de la petite Biere & du Lait, p. 416. Il vit enterrer vingt fois toute la Ville de Northampton, excepté trois ou quatre personnes, & il disoit que les liqueurs fortes avoient tué tous les Habitans de cette Ville.

Le Docteur Pratt conseille de souper legerement: car il dit qu'il n'y a rien de plus sain qu'un souper frugal & leger, qu'il y a une infinité de personnes qui en

en ont fait l'experience, & qu'elles ont
reſſenti tous les biens imaginables d'un
ſouper leger. Car l'Eſtomach n'étant
pas ſurchargé, le ſommeil eſt beaucoup
meilleur ; & en ſoupant frugalement
on prévient les mauvaiſes humeurs, qui
cauſent les fluxions, les Rheumatiſ-
mes, la Goute, l'Hydropiſie, le Vertige, & le Scorbut de la Bouche : en
ſoupant legerement on n'eſt point ſujet
le matin à aucune incommodité, la digeſtion ſe fait bien, & l'on prévient les
obſtructions.

Tout le monde ſçait, dit un autre
Auteur, que l'abſtinence ou la diete guerit beaucoup d'indiſpoſitions ; car comme l'Eſtomach eſt alors en état de bien
digerer ce qu'on prend, il ſe fait un
bon chyle, qui eſt pouſſé dans les Veines lactées, & de là dans le ſang : de
ſorte que le ſuc nourricier bien préparé,
le ſang corrompu ſe purifiera avec le
temps de lui-même, & les matieres qui
le corrompoient, s'échapperont à travers les pores de la peau, par la tranſpiration, & elles ſeront remplacées par
de nouveaux ſucs plus purs ; je ſuis
perſuadé que par-là on guerira la Conſomption, le Scorbut & les autres maladies chroniques : Cette maniere de
guerir les malades, par l'abſtinence eſt

H

en usage parmi les Cochons, qui, par
un instinct naturel, lorsqu'ils sont malades, ne veulent rien manger jusqu'à ce
qu'ils soient gueris, ce qui leur arrive
toutes les fois qu'ils mangent trop ; en
quoi tous ceux qui se delectent dans la
gourmandise, les imitent, quoiqu'ils
ne se servent pas des mêmes moyens pour
se guerir.

Afin de prevenir les maladies, on a
toujours conseillé de ne jamais manger
que lorsque les alimens qu'on a pris
dans un autre repas, sont digerez, &
qu'il n'y a plus rien dans l'Estomach ;
par exemple de ne jamais souper qu'a-
prés qu'il ne reste rien du dîner dans
l'Estomach ; ce qui n'arrive jamais que
lorsqu'on se sent de l'appetit & disposé à
manger de nouveau : si on a soin d'observer toujours cet avis, le chyle qui se
fera des alimens, sera bien conditionné,
& si le chyle, qui est une espece de
Lait, est bon, le sang aura les mêmes
qualitez ; & si le sang est bon, les Esprits seront bien conditionnez ; de tout
cela il faut conclure que la personne
sera d'une bonne constitution, & qu'elle se portera bien ; mais au contraire, si
c'est le plaisir seul qui nous porte à
prendre une trop grande quantité d'alimens, l'Estomach ne pouvant pas les

digerer comme il faut , le chyle fera crud & corrompu , le fang fe remplira d'humeurs indigeftes , le corps fera en defordre , & fujet à mille infirmitez.

D'autres difent , que l'abftinence & la fobrieté nous délivrent de la plûpart des maladies , fur tout des Catarrhes , de la Toux , de l'Enrouëment , du Vertige , de la douleur de Tête , d'Eftomach , de la mort fubite , de la Letargie , de la Goute & de la Sciatique , la mauvaife digeftion étant la caufe de tous ces maux : Elles préviennent auffi la douleur de Rate , la Pierre , la Gravelle & la Galle féche : le corps s'en trouve plus fort & mieux difpofé , les cinq Sens extérieurs fe confervent en bon état , de même que la Memoire ; l'Efprit devient plus vif , & les paffions font plus moderées : en un mot , ceux qui mangent & boivent peu , évitent toute forte de maux & vivent long-temps.

On dit que deux repas fuffifent par jour pour toutes fortes de perfonnes au-deffus de cinquante ans , & pour toutes celles qui font foibles ; & qu'il eft toujours très-bon que les perfonnes foibles & âgées fe couchent fans fouper pour fe bien porter : puifque fi on ne foupe pas , l'Eftomach fe débarraffe bien-tôt de lui-même des humeurs

gluantes, & épaisses dont il est farci, &
par là l'appetit se renouvelle, & la digestion se fait beaucoup mieux. Outre
cela, toutes les personnes qui sont sujettes à suer durant la nuit, à avoir
quelque mauvais goût dans leur bouche, aux Vents, & à des rêves fâcheux,
ne doivent point souper : car dans le
sommeil les fibres de l'Estomach se
relâchent, & elles ne peuvent plus se
contracter avec autant de force que lorsqu'on est éveillé, pour comprimer les
alimens, & les changer par la trituration en une espece de boüilie, qui passe
dans les Intestins, où le suc nourricier se
separe pour entrer dans les Veines lactées & de là se distribuer dans toutes les
parties.

Le Docteur Curtis disoit, que quoique ceux qui vivent dans l'abstinence,
ne puissent pas soûtenir un long travail,
cependant ces personnes, lorsque leur
exercice est proportionné à leur force,
vivent plus long-temps que ceux d'une
constitution robuste, qui croyoient qu'il
faut beaucoup manger pour avoir de la
force ; ils vivent sur tout plus que ceux
qui sont forts, & qui ne s'exercent point
à proportion de leur force, pour con-
sumer le superflu que la grande quantité d'alimens occasionne : de sorte que

le seul moyen de vivre long-temps, lorsqu'on se porte bien, & qu'on n'est pas
obligé de gagner sa vie en travaillant,
c'est de vivre dans la temperance & la
mediocrité; & cette temperance consiste à ne pas manger, parce qu'on nous
y invite selon la coûtume ordinaire,
à moins que l'appetit ne le demande.
Nous ne devons pas non plus nous laisser conduire par un appetit depravé,
comme font ceux qui mangent uniquement pour leur plaisir, & non pour satisfaire aux necessitez de la nature; &
lorsque nous mangeons, il ne faut pas
s'imaginer que plus nous mangerons, plus
nous aurons de force; on se trompe en
cela : une petite quantité d'alimens bien
digerez donnent plus de force au corps,
qu'une grande quantité superfluë : la
plus grande partie doit se corrompre,
& on est obligé de recourir aux purgations, ou bien ces sucs corrompus cau-
seront quelque maladie, & la meilleure
Medecine c'est celle que les Allemans
appellent *la faim*, si on la continuë assez
long-temps.

Les Sçavans croyent que la maladie des Enfans, appellée *Rachitis*, vient
de la faute des Meres, qui les rendent
gourmands dès le Berceau, les gorgeant
d'alimens, jusqu'à ce qu'ils en soient

dégoutez, fondées sur une fausse opinion, qui est que c'est là le moyen
de les faire profiter & de leur donner de la force : excès qui est non seulement la cause de cette maladie, mais
même souvent d'une mort prématurée,
dans d'autres il occasionne dans la suite
beaucoup de maladies qui affligent ceux
qui parviennent à un âge avancé. Non
contentes de les gorger d'alimens, elles
s'imaginent encore, mais en vain, de les
échauffer avec des boissons fortes, qui
est tout ce qu'on peut imaginer de plus
pernicieux pour la santé des Enfans,
qui devroient manger peu & souvent &
boire des liqueurs rafraîchissantes. Les
hommes en devroient faire de même
lorsqu'il tombent en enfance par leur
grand âge ; c'est-à-dire, dans un état où
ils ne sçauroient s'aider en rien, ce qu'on
préviendroit, autant qu'on peut le prévenir, par un regime de vivre rafraîchissant, humectant & opposé au temperamment chaud, sec & fletri de cet
âge, car c'est la chaleur & la secheresse qui causent la plus grande partie des
incommoditez des vieilles gens, sur tout
la dissipation de cette matiere qui conserve l'humidité des parties, & donne
de l'embonpoint & de la souplesse aux
corps ; ceux qui appellent le vin le Lait

des vieilles gens, se trompent grossiere-
ment, puisque le Lait rafraîchit & le
vin échauffe.

Le Docteur Pitt, ci-devant Medecin de l'Hôpital de Saint Barthelemy,
croyoit, que l'abstinence, le repos &
l'Eau pour boisson, gueriroient la plus
grande partie des maladies; & c'est selon les apparences avec beaucoup de raison qu'il assuroit cela. Car l'abstinence
donne à l'Estomach, qui est un viscere
qui renferme le principe de toutes les
maladies, le temps de se débarrasser des
humeurs qui causent les maladies : pour
le nettoyer, il est certain qu'il n'y a pas
de meilleur remede que de boire une
grande quantité d'Eau, qui en même-
temps conserve l'action de l'Estomach,
en le remplissant lorsqu'il est vuide ;
dans ce temps-là il faut du repos, alors
le corps n'est pas bien disposé pour
l'exercice : quoi que l'Eau toute pure,
qui fournit assez de nourriture pour faire
croître & pour entretenir tous les Vegetaux, soit en quelque façon capable de
suppléer au défaut d'alimens, comme
nous l'avons fait voir par l'exemple de
deux personnes, qui vecûrent un temps
considerable en ne buvant que de l'eau.
En un mot, le meilleur moyen de rétablir
la santé, c'est de manger peu, ou d'ac-

tendre qu'on ait appetit, selon le proverbe suivant ; *La diete guérit la plû-*
part des maladies, pourvû qu'on puisse
l'observer assez long-temps. Or il est sûr
qu'on peut faire durer assez long-temps
l'abstinence des alimens pour guerir
beaucoup de maladies, avec la secours
de l'Eau commune ; j'ai appris que deux
personnes attaquées de consomption, ont
été parfaitement gueries en buvant une
quantité suffisante d'Eau chaude, sans
une abstinence totale d'alimens, &
quoiqu'elles fussent fort foibles, elles
furent rétablies dans six semaines de
temps ; j'en connois une autre qui a été
guerie, en usant d'une boisson composée de parties égales de Lait & de petit Lait, sans manger autre chose, elle
avoit seulement le soin de boire cette
liqueur un peu plus que tiede ; on la
croit beaucoup plus efficace que le Lait
d'Anesse, dont toute la vertu ne consiste que dans sa fluidité qui est plus
grande que celle de l'autre Lait.

Outre la diete, un Air frais & sec
est fort bon pour conserver la santé des
personnes qui se portent bien ; il se
mêle avec le sang, & c'est lui qui en
conserve le mouvement, de même que
celui des Esprits ; cela se voit dans les
vaisseaux des plongeurs où ils ne sçau-

rolent vivre lorfqu'une fois l'Air eft
échauffé par leur haleine & par la chaleur qui tranfpire de leur corps. On
le prouve aufli par l'experience du Docteur Croone ; il prit un poulet, & il
le tua prefque en l'étouffant, cependant en lui foufflant de l'air dans les
poûmons avec un petit foufflet, il revint en vie, quoiqu'un moment auparavant il ne donnât aucun figne de vie.
Il paroît par là, que la conduite qu'on
garde communément auprés des malades, eft trés-pernicieufe, & fi éloignée
de leur porter quelque foulagement,
que c'en eft affez pour rendre malade
une perfonne qui fe porte bien ; car fi
on renfermoit pour deux,trois ou quatre
femaines même, une perfonne dans une
chambre chaude comme une étuve, en
lui faifant garder le Lit, les rideaux tirez, toutes les fenêtres bien fermées &
l'air de la chambre rempli de l'odeur des
medecines, avec une chaife percée, qui
eft feule capable de rendre un homme
malade en entrant dans la chambre; que
n'arriveroit-il pas à cette perfonne-là ?
Affurément on ne croira jamais que
ce foit-là le moyen de guerir un malade, qui a befoin d'un Air frais & d'une
meilleure odeur pour r'animer fon fang;
n'y ayant rien de meilleur qu'un Air

I

frais, ouvert & temperé pour fortifier
le corps, donner de l'appetit, aider
à la digestion & donner de la vivacité
& de l'action aux Esprits. On devroit
procurer cet avantage à toute sorte de
malades, excepté aux femmes accou-
chées, & à ceux qui ont la petite Verole : car l'Air frais ne sçauroit être
préjudiciable aux autres malades, lorsqu'ils sont bien couverts ou cachez dans
le Lit ; ou assis sur un fauteüil dans la
chambre.

Il y a quelques années qu'un de mes
Voisins tomba malade d'une Fievre violente, sa femme lui persuada de se mettre au Lit ; ayant appris sa maladie, je
fus le voir, je trouvai que les fenêtres
étoient fermées, les rideaux du Lit tirez, la chambre fort chaude, & le malade se plaignoit de n'avoir pas assez
d'Air. J'ouvris les rideaux du Lit, je le
fis bien couvrir, & ensuite j'ouvris les
fenêtres, & le Vent entroit dans la
chambre : quelque temps aprés il me dit,
qu'il n'avoit plus de Difficulté de respirer. Je lui persuadai de boire de l'Eau,
il en bût & il se trouva fort rafraîchi,
& aprés que j'eus pris congé de lui, il
demanda encore de l'Eau. Dans le temps
qu'il avoit le verre à la main, l'Apoticaire que sa femme avoit envoyé cher-

cher, arriva : comme il vit qu'il buvoit de l'Eau, il lui dit, que s'il en
buvoit d'avantage il étoit un homme
mort, mais au lieu de quitter le verre,
il en but en sa presence : là dessus l'A-
poticaire se retira, & lui dit en se re-
tirant, qu'il n'avoit plus rien à lui dire.
Cependant le malade se leva avant la
nuit, il sortit, & fut gueri de sa Fievre. Voilà un exemple parmi une infinité d'autres que je pourrois en donner
du bien que l'Air frais procure à un malade qui se tient chaudement dans son
Lit : car de cette maniere son corps se
rafraîchit interieurement, & il respire
avec plus de liberté, par le moyen de
l'Air frais qui entre dans ses Poûmons,
& tempere le sang.

J'ajoûterai seulement que, lorsque
je dis qu'il faut rafraîchir & purifier le
sang, j'entens qu'il faut non seulement
observer une diete moderée, mais ne
manger presque que des choses rafraîchissantes comme de l'Orge, du Ris,
du Gruau, des Pommes, même du
Lait ; qui joint avec l'avoine sert de
principale nourriture aux Montagnards
d'Ecosse, qui sont tous vigoureux &
forts, & qui ont beaucoup d'Enfans,
comme le Docteur Cheyne le dit dans
son Traité de la Goute, p. 108. edit. 4.

ce qui fait voir que le Lait & l'Avoine
font une nourriture excellente, qui tient
le fang en bon état; & qu'avec ces deux
alimens les hommes pourroient fubfi-
ter, fans manger ni bœuf, ni porc, ni
aucune viande, ni tant d'autres alimens
difficiles à digerer & fans boire que de
l'Eau, comme font les Montagnards d'E-
coffe : Le Docteur Cheyne, pag. 103,
nous donne un exemple des bons effets
du Lait; il y avoit déja long tems qu'un
certain Docteur étoit tourmenté du
Haut-mal; il obferva peu-à-peu que plus
fes repas étoient legers moins fes accès
étoient violens. A la fin il renonça à toute forte de liqueurs pour ne boire que de
l'Eau, & il obferva que fes accès étoient
beaucoup plus foibles, & les intervales
plus long ; & voyant que fa maladie di-
minuoit, à mefure qu'on en retranchoit
la caufe ou le foyer, il fe reduifit à ne
vivre que de Vegetaux & à ne boire
que de l'Eau, ce qui termina entierement fon mal fans qu'il ait jamais eu
aucune rechûte : mais voyant que ces
alimens lui caufoient des Vents, il fe reduifit au Lait, il en buvoit une pinte le
matin, une quarte à midi & une pinte
à fouper, fans manger ni poiffon, ni
viande, ni pain, ni boire aucune liqueur fpiritueufe ou forte, ou autre

chofe que de l'Eau; il vécut de cette maniere quatorze ans, fans la moindre incommodité, toujours vigoureux & fort,
mais à la fin il mourut d'une Pleurefie.
Ce qui fert de confirmation à ce que
le Docteur Cook affure ; il prétend
qu'on peut guerir les maladies avec une
diete temperée & rafraîchiffante.

En un mot, la temperance, la diete
ou l'abftinence des viandes, & des mets
délicats, n'a jamais caufé aucun mal à
un temperament fort , & fans elle les
perfonnes foibles & valetudinaires ne
fçauroient fubfifter long temps: car plus
ces derniers mangent & boivent, plus ils
fe fentent foibles: de forte que fi les temperamens forts méprifent la temperance,
le foulagement des perfonnes foibles,
valetudinaires & langoureufes confifte
pourtant entierement dans l'obfervation
conftante de ce regime de vivre ; rien
de plus facile, quand une fois on y eft accoûtumé : on eft même en état de renoncer à fes appetits immoderez avec
autant de plaifir qu'on fe plaifoit auparavant dans ce qui peut meriter le
nom de bonne nourriture & de bonne
boiffon : car rien n'eft bon de ce qui eft
nuifible à la fanté, ce n'eft que par coûtume que les hommes font portez à la
gourmandife & à l'yvrognerie , & une

coûtume oppofée leur en donnera autant de dégoût qu'ils y ont à prefent du penchant. Ainfi je fuis furpris que les gens riches ne tâchent point d'y parvenir : car quelle erreur fatale pour les hommes de ne manger que pour détruire leur fanté , tandis que la temperance les mettroit en état de vivre à leur aife & de joüir de leurs richeffes durant une longue fuite d'années ; elle feule avec l'Eau peut nous faire parvenir à un âge tres-avancé , quoiqu'elle n'ait pas le pouvoir de rajeunir les vieillards.

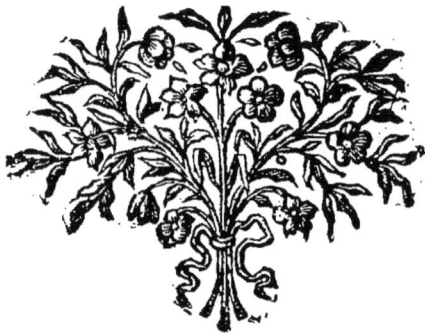

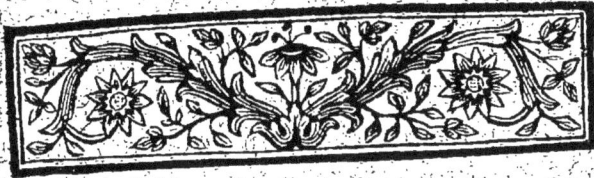

LE GRAND
FEBRIFUGE.

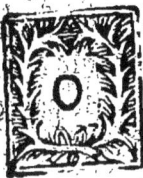

ON s'étonnera, & peut-être avec raison, que n'étant pas Medecin, je prétende donner les regles pour la guérison des maladies, & même des Fievres, qui jusqu'ici ont embarassé les Medecins les plus habiles & les plus experimentez, soit anciens, soit modernes, & contre lesquelles on n'a pas encore trouvé de remede bien sûr. Borelli dit, dans son Discours Abregé des Fievres, que plusieurs sçavans Medecins ont avoüé qu'il n'entendoient rien à la guerison des Fievres, non plus qu'à la cause qui les produit ; & qu'ainsi on ne devoit pas être surpris, s'il s'étoit trompé lui-même en quelque chose dans ce qu'il en disoit, presque tous ceux qui ont écrit sur la Medecine font tacitement le même aveu.

Le Docteur Pitcarn dans ses Elemens de Medecine pag. 88. parlant des remedes usitez contre les Fievres, & par-

I iiij

ticulierement de la saignée, & en avoüant l'Insuffisance & l'incertitude, ajoûte : si quelqu'un trouvoit un remede qui appaisât promptement l'effervescence du sang & diminuât son mouvement, sans qu'il s'ensuivît aucun effet dangereux, la saignée ne seroit plus necessaire. Il est vrai qu'il dit aussi-tôt après, qu'il ne faut pas donner si facilement les sudorifiques, & qu'on ne doit s'en servir que lorsqu'il paroît par les urines que les humeurs sont cuites, parce qu'ils augmentent trop l'effervescence & le mouvement du sang ; précaution qui est prescrite par plusieurs autres Medecins. Mais il paroît qu'il ne connoissoit d'autres sudorifiques que les sudorifiques chauds, à l'égard desquels l'observation est tres-veritable ; & je crains qu'ils n'ayent plus tué de malades, qu'ils n'en ont gueri, depuis que les Medecins Arabes les ont mis en usage : car ils étoient peu connus auparavant & Hippocrate & Gallen n'en disent presque rien.

Le Docteur Sydenham se plaint en plusieurs endroits de ses Ouvrages de la temerité & de l'indiscretion avec laquelle certains Medecins donnent tant de cordiaux chauds dans toutes sortes de Flevres, & attribuë les plus dangereux

symptômes qui y surviennent, au trop
frequent ufage que l'on en fait.

Le Docteur Friend fur Hippocrate
des maladies vulgaires, dit qu'il ne faut
fe fervir que des fudorifiques & des cordiaux les plus moderez.

Le Docteur Mead dans le dernier
Chapitre de fon Empire du Soleil parlant des Douleurs néphretiques, dit
qu'il faut prendre garde aux chofes
chaudes qui irritent le fang, parce qu'elles produifent toûjours une petite Fievre.
C'eft pour cela que je crois que ce grand
homme fait fort bien dans fon dernier
Chapitre de la Pefte, de faire connoître qu'il n'eft pas prévenu pour les cordiaux & les fudorifiques chauds, en con-
feillant de prendre pour fudorifique
dans la Pefte une décoction de ferpen-
taire de Virginie avec une bonne quantité d'Eau commune : car quoique la
racine foit chaude, cependant elle devient falutaire, lorfqu'on la prend avec
une certaine quantité de liqueur rafraîchiffante.

Je pourrois faire voir de femblables
précautions contre l'ufage des Remedes
chauds dans les ouvrages des plus grands
Medecins qui ont écrit depuis Riviere
jufqu'au Docteur Sydenham, qui, autant que je peux en être inftruit, a rom-

pu la glace par rapport aux remedes
rafraîchiſſans. Ce qui m'étonne c'eſt
que perſonne n'ait employé ces derniers
dans la Peſte ; je crois cependant en
avoir découvert la raiſon

Pluſieurs Medecins, & ſur tout le
Docteur Willis, font dans leurs écrits
une diſtinction entre la Fievre & la malignité ou le venin de la Fievre, & prétendent que c'eſt à cette derniere choſe
qu'il faut faire principalement attention
dans toutes les Fievres malignes, & que
quoique les remedes chauds puiſſent être
dangereux en qualité de ſudorifiques,
& augmenter même la Fievre, ils ſont
cependant abſolument neceſſaires en qualité de Cardiaques, d'Alexiteres, d'A-
lexipharmaques, pour reſiſter aux venin
& pour l'étouffer. Mais il paroît à
mon avis qu'il eſt plus facile & plus
ſalutaire de noyer & d'abſorber le venin des Fievres malignes dans des liqueurs rafraîchiſſantes qui y conviendront, que de le brûler par des remede chauds & ardens, & que la Fievre,
qui certainement augmente par ces remedes chauds, à moins qu'ils ne ſoient
ſuivis de quelque évacuation conſiderable, corrompra, ſi l'on ni prend garde,
les liqueurs du corps, & les changera
en quelque choſe qui approchera du

poison : car comme de toutes les liqueurs qui se tournent en poison , il n'y
en a point de pire que celles de l'a-
nimal , je suis persuadé que les humeurs
de nos corps , du moins quelques-unes,
par un long croupissement , sur tout
dans les Fievres violentes , peuvent parvenir à un tel degré de putrefaction ,
quelles ressemblent au poison des Crapaux & des Serpens ; & que presque
toutes les Fievres soit par la mauvaise
disposition des humeurs de nôtre corps,
soit par un mauvais regime , peuvent
contracter une telle malignité , qu'elles
deviennent même une Peste.

Plusieurs Auteurs avoüent que les
anciens donnoient de l'Eau dans les Fievres , mais ils disent que leurs enfans
plus sages en ont abandonné l'usage.
Riviere dit qu'il ne faut s'en servir qu'a-
vec précaution, & quelques-uns prétendent que les choses rafraîchissantes causent des obstructions , ce qui me paroît
entierement contraire à la verité ; dans
la croyance où je suis que la plûpart des
obstructions qui se font dans les Vaisseaux du corps humain , viennent d'une
chaleur extraordinaire & de la secheresse du sang & des liqueurs. Car les liquides aident plus la circulation que
leurs contraires , & le sang ne peut point

circuler, fi les principes qui le compofent, quels qu'ils foient, ne nagent dans
une quantité raifonnable de ferofité.
C'eft la diffipation qui fe fait de cette
ferofité par la chaleur de la Fievre, fur
tout quand elle eft maligne, qui rend
le fang vifqueux, & incapable de circuler librement.

Il eft fûr que les anciens ordonnoient
l'Eau dans les Fievres. Galien confeille
de tirer du fang jufqu'à ce que le malade tombe en défaillance, & de boire
de l'Eau jufqu'à ce qu'il devienne pâle à
force d'en boire. Je n'approuve aucune
de ces deux pratiques ; Quant à la fe-
conde, il eft certain, que le fang peut-
être trop détrempé, auffi-bien que trop
peu. Et une longue experience m'a appris qu'une feule chopine d'eau froide
donnée au malade couché, le premier
ou le fecond jour de la Fievre, fur tout
s'il n'eft point dans l'habitude de boire
de l'Eau, mais davantage, s'il en boit
ordinairement, procure une fueur auffi
abondante qu'il eft neceffaire & bien
plus facilement que ne feroit aucun fudorifique chaud. Mais nous parlerons
de ceci plus au long dans la fuite.

Hippocrate dans fon troifiéme Livre
du Regime, dit que fi la Fievre vient de
la plenitude du fang ou des humeurs, il

ne faut donner pendant trois jours au
malade que de l'Eau ; je crois ce moyen
meilleur pour faire revenir le fang à fon
état naturel de circulation, que de tirer
fix ou huit onces de fang. Le Docteur
Pitcarn prétend cependant que la faignée contribuë à la circulation & ôte
au fang fa vifcofité. Il eft vrai qu'elle
contribuë à la circulation, lorfque le
fang eft en train de couler ; mais il eft
obligé d'avoüer que le fang perd par
là beaucoup de fa force. Quand à ce
qu'il dit que la faignée ôte la vifcofité
du fang, j'avoüe que je ne comprends
pas, comment en tirant fix, huit, ou
dix onces de fang, cela puiffe faire tant
d'impreffion fur celui qui refte dans le
corps, qu'il en devienne moins vifqueux
& moins épais ; mais nous en dirons davantage fur ce fujet dans la fuite.

Il eft à propos, qu'avant que d'établir ce que j'ai à dire de la guerifon des
Fievres fur une experience que j'ai fait
par hazard, je dife quelque chofe de
l'efperance qu'un grand homme femble avoir conçû, de faire, par le moyen
des principes de la nouvelle Philofo-
phie, de la Medecine une veritable
fcience, appuyée fur des démonftrations
auffi certaines, qu'il peut y en avoir
en Geometie & en Arithmetique, &

d'établir ainſi une difference entre un
Medecin ſçavant & un Medecin ordinaire. La Mechanique ou la Deſcription
mechanique des Fievres eſt l'Ouvrage
dans lequel il entreprend une ſi grande
choſe.

Ce grand homme, qui eſt Bellini,
eſt plus modeſte que ſon Traducteur,
ayant donné ſeulement pour titre à ſon
Livre : *Des Fievres*; au lieu que le Traducteur ſuivant le goût de ſon temps,
& apparemment pour faire mieux vendre ſa Traduction, l'a intitulé : *Deſ-*
cription méchanique des Fievres; On
ne trouve cependant rien de Mechanique dans tout l'Ouvrage de Bellini,
mais ſeulement un long diſcours aſſez
obſcur ſur un certain épaiſſiſſement,
qui eſt un je ne ſçai quoi qui dans les
Fievres empêche la circulation du ſang.
Il ne nous apprend pas ce que c'eſt, ſi
c'eſt la viſcoſité du ſang, ou, comme
quelques - uns prétendent qu'il arrive
dans les Fievres malignes, une qualité
qui le rend grumeleux : il ne nous dit
point non plus clairement quelle en eſt
la cauſe ; il ſemble ſeulement en un endroit nous faire entendre qu'il croit qu'il
vient de la bile; il prétend que cet épaiſſiſſement, quel qu'il ſoit, s'attache en quelque maniere à la ſurface interieure des

vaisseaux, & cependant avance par un mouvement lent, que quand il est parvenu aux arteres Capillaires , il fait l'accès dans les Fievres intermittentes , & suivant son plus ou moins de fluidité, il est plus ou moins de temps à retourner aux arteres Capillaires, pour causer un nouvel accès, pendant que la partie la plus fluide du sang fait dans les vaisseaux plusieurs circulations. Il n'y a que peu de Mechanisme dans tout cela, si ce n'est dans ce qui regarde la circulation du sang qui est connuë de tout le monde ; & cette Description est obscure, comme le sont toutes celles que j'ai vû du retour regulier des accès dans les Fievres intermittentes.

Il est vrai que Bellini nous donne un détail plus étendu de ce qui précede, de ce qui accompagne & de ce qui suit les Fievres, mais tout cela ne peut nous servir à connoître les especes differentes de Fievres; car pour ce qui est de la Fievre même, chacun la peut connoître par la chaleur & l'agitation du sang. Je ne le blâme pas pour cela , car je ne trouve point qu'aucun Auteur donne des regles pour connoître l'espece de la Fievre, avant qu'elle se déclare elle-même, comme les Fievres pourprées , la petite Verole, la Pleuresie, c'est pour cela que je

crois que les plus ou moins violens fymptômes qui arrivent au commencement
des Fievres ne viennent que des diffé-
rens degrez de la Fievre, & non pas
de leur differente efpece. Je crois auffi,
qu'il fe trouve dans les friffons des Fievres tierces & quartes, des fymptômes
affez violens pour approcher de la Pefte;
je crois enfin que l'obfervation que fait
Bellini, que les Fievres viennent du
défaut qui fe trouve dans la quantité,
la qualité, ou le mouvement du fang,
ne nous rend pas plus fçavans; car s'il
y a trop ou trop peu de fang, ou s'il eft
vitié dans fa qualité, il eft neceffaire
qu'il le foit auffi dans fon mouvement.

Je fouhaite toute forte de fuccès à
ceux qui donnent dans la Mechanique;
car perfonne ne feroit plus aife que
moi, de voir la Medecine réduite en
Demonftration tant dans la Theorie,
que dans la Pratique. Mais je crains
fort que nous ne foyons obligez de nous
contenter de faire de temps en temps
quelque experience, qui nous faffe connoître des chofes, dont nous n'avons jamais entendu parler & dont nous n'avons
jamais rien trouvé dans nos Livres, telle
qu'eft celle que j'ai faite de l'Eau qui
enleve les Fievres par les fueurs, & à laquelle j'étois, il y a trente ans, auffi éloigné

gné de penser, que je le suis maintenant
de croire que je trouverai les longitu-
des. Nous pouvons, il est vrai, raisonner un peu sur nos experiences, & le
raisonnement peut nous servir à les appliquer à des cas semblables ; mais nous
devons être alors suffisamment sûrs que
les cas sont semblables & que les raisonnemens que nous faisons sur nos experiences, ne nous menent pas trop loin,
de peur qu'ils ne servent à nous égarer.

Nous avons plusieurs ouvrages ingenieux sur l'œconomie, les secretions
animales, & autres sujets semblables ;
mais ils ne suffisent pas pour faire de la
Medecine une science démonstrative
comme la Geometrie, il faudroit encore
nous donner une Description mechanique du sang, des principes qui le composent, & de la veritable proportion &
du juste mélange qu'il doit y avoir entre
ses principes : il faudroit nous donner
une Description mechanique des humeurs & des liqueurs du corps, & nous
dire comment & en quel endroit elles
sont separées du sang, comment & où
elles s'y rejoignent, y nagent & le corrompent; nous pouvons facilement comprendre l'œconomie des arteres & des
Veines, parce qu'elles sont continuës, &
qu'où les arteres finissent, les Veines

K

commencent. Mais nous souhaiterions
avoir une connoissance plus claire des
Nerfs, & des Esprits animaux, & sçavoir si ces Esprits sont des particules
chaudes & ardentes, comme l'ont sup-
posé quelques-uns, & comme doivent
le supposer ceux qui croyent que les
choses chaudes qu'on a appellé cordiaux, & les autres liqueurs spiritueuses sont si necessaires pour entretenir les
esprits, que le corps ne peut gueres s'en
passer ; ou si c'est une liqueur subtile,
comme ceux-là semblent le supposer,
& à mon avis avec plus de verité, qui
ne font qu'une même chose des esprits
animaux & du suc nerveux, ou du moins
de sa partie la plus subtile. Il faudroit
nous dire comment & où ces esprits sont
tirez du sang dans le cerveau, & passent dans les nerfs & dans le reste du
corps. Il faudroit nous donner une Description mechanique des maladies, &
pourvû qu'on le fît par rapport aux Fievres, je passerois volontiers tout le reste.

Plusieurs grands hommes nous ont
donné des Descriptions des Fievres aussi
mechaniques que la Geometrie, l'Al-
gebre, la Mechanique même, ou l'Hydrostatique pourroit nous en donner ;
elles ne peuvent être toutes veritables,
elles peuvent au contraire être toutes

fauffes, ou imparfaites. J'ai dit qu'elles
font auffi mechaniques qu'elles peuvent
l'être, car elles fuppofent toutes la matiere, le mouvement, & un principe general d'attraction, s'il y en a, & font
toutes fondées fur la circulation du fang,
qui eft quelque chofe de mechanique;
j'en excepte cependant les imaginations
de Vanhelmont fur la caufe des Fievres,
cet archée, comme il l'appelle, qui ha-
bite fur l'orifice fuperieur de l'Eftomach, & qui quand une chofe l'offen-
fe, comme un Maître emporté ou une
Maîtreffe querelleufe dans fa maifon,
met tout en feu, & trouble toute l'œ-
conomie de l'animal, c'eft à dire, caufe la Fievre. Mais s'il fe trouve à l'orifice de l'Eftomach un fi mauvais hôte,
il faut le mettre au lit & lui jetter fur
la Tête une chopine d'Eau froide, il
deviendra auffi-tôt plus doux qu'un
agneau.

Quand on feroit parvenu à nous faire
connoître ce que nous avons dit, &
qu'on l'auroit fait d'une maniere mechanique & démonftrative, nous n'en
fommes pas plus avancez, à moins
qu'on ne puiffe démontrer quels font
les moyens d'entretenir dans l'ordre
l'œconomie de l'animal; de guerir toutes les maladies, d'aider les differentes

secretions qui s'y font, d'en empêcher
l'excès, & pour ne pas parler d'autre
chose, de guerir toutes sortes de Fievres, dont les deux tiers des hommes
meurent, & toutes leurs suites ; tout
cela fait il faut que ces Messieurs, qui
se fondent si fort sur la Mechanique,
parcourent tout le regne animal, mineral & vegetal, & qu'ils nous disent
par le moyen de leurs Mathematiques,
s'ils le peuvent, quels sont les remedes
les plus propres pour les maladies differentes, qui attaquent le corps humain,
& qu'ils nous fassent connoître les vertus de tous les simples par l'attraction,
& par la gravité specifique. Que s'ils
nous trouvent l'arbre de vie, on n'en
demande pas d'avantage.

Le Docteur Pitcarn, qui semble aussi
attaché qu'aucun autre à la Philosophie,
la plus nouvelle, & qui s'en promet en
un endroit de grands avantages pour la
Medecine, reconnoît cependant librement en plusieurs autres, que dans la
pratique tout consiste en experience &
en observation ; & non pas en raisonnemens & en démonstrations ; & appelle la Medecine la connoissance & le
souvenir de ce qui a été trouvé par les
autres ou par nous-mêmes bon ou mauvais en tels & tels cas ; il fait même de

cette définition un principe pour trouver quelque remede qui puisse enlever
tout d'un coup la Fievre.

Il employe de plus un Discours entier à prouver que les Medecins n'ont
gueres affaire de la Philosophie, de quelque espece qu'elle soit, soit ancienne,
soit nouvelle, il devoit ajoûter encore
la plus nouvelle ; que quand on est sûr
de la chose par de bonnes experiences,
il est inutile de s'embarasser des causes ;
que l'on peut guerir une maladie, sans
être sur, du moins démonstrativement,
de la cause de la maladie, & sans raisonner sur les effets des remedes ; qu'un
Medecin ne doit pas s'attacher en escla-
ve à aucune hypothese, & par consequent s'appuyer sur aucun raisonnement
fondé sur des opinions philosophiques
dont on a toujours disputé, & dont on
disputera peut-être jusqu'à la fin du
monde ; c'est à dire, qu'il faut consulter l'experience en raisonnant un peu
dessus, & non pas la raison sans l'experience. C'est la Methode qu'on observe dans la nouvelle Philosophie, & qui
est encore plus necessaire dans la Medecine.

Je ne peux m'empêcher de dire ici,
suivant ma pensée, qu'en fait de Medecine, avec toutes nos hypotheses phi-

losophiques, nous n'avons été gueres plus loin que les anciens avec leurs premieres qualitez sensibles, le chaud & le sec; le froid & l'humide; le chaud & l'humide; le froid & sec. Nous ne sçavons pout-être pas exactement leur nature, mais nous sçavons, qu'il faut donner à des maladies ardentes des remedes rafraîchissans & humectans. Si cette regle avoit été observée, nos Livres de Medecine ne se trouveroient pas remplis d'un si grand nombre de remedes chauds pour la guerison des Fievres sous le nom specieux de sudorifiques, de Cardiaques, d'Alexipharmaques, &c.

On me demandera peut-être à quel propos je dis tout ceci, je répons que je n'ai personne en vûë, & que je ne le fais que pour ma propre utilité. Je vais proposer une chose bien éloignée de la Methode ordinaire: je ne suis point Medecin, j'ai seulement quelque teinture de la Philosophie, & je ne me crois capable que de juger simplement d'une experience; & de raisonner un peu dessus. Ce n'est que sur ma propre experience que j'établis la certitude de ce que j'ai à proposer. Quoique je laisse à chacun la liberté de me croire ou non, sur les faits que je rapporterai; je proteste cependant qu'il n'y a rien que

de veritable. Pour ce qui est des raisonnemens que je ferai sur ces faits & sur
les autres sortes de Fievres, sur la guerison desquelles je n'ai point d'experience, je souhaite que personne n'y ait
d'egard qu'autant qu'il jugera les cas
pareils. Je suis persuadé, comme je l'ai
dit ci-devant, que nos raisonnemens sont
bornez & obscurs, & ainsi bien éloignez d'être démonstratifs, dans cette
matiere comme dans la plûpart des matieres philosophiques, & que la Medecine a fort peu à faire de la Geometrie,
si ce n'est peut-être dans quelques circonstances assez rares.

Il y a six mois que je formai le dessein de donner au Public un court détail de la longue experience que j'ai
pour la guerison de toute sorte de Fievres, & de lui découvrir la persuasion
où je suis, que mon remede pris à
temps, seroit bon contre la Peste; comme je l'ai dit dans l'occasion à plusieurs
personnes depuis prés de vingt-ans;
mais quand je voulus le dresser, il se
trouva que j'avois oublié les termes les
plus communs de la Medecine, les noms
des remedes & des compositions les
plus ordinaires, & plusieurs autres choses qui m'étoient necessaires, & je crus
que si je ne prenois quelque temps pour

lire un peu, je courrois rifque d'écrire
moins en Medecin que comme un fou.
Les fept premieres années de mes études, j'avois lû beaucoup de Livres de
Medecine ; mais quand j'eus pris les ordres, j'abandonnai entierement cette
lecture ; j'avois alors une affez bonne
collection des meilleurs Auteurs, mais
je ne les ouvris prefque point dans la
fuite, & même depuis trente ans je n'ai
eu chez moi aucun Livre de Medecine,
ayant donné tout ce que j'en avois à un
de mes fils qui étoit Medecin. On ne
doit donc pas s'étonner fi aprés avoir été
cinquante ans fans lire prefque rien fur
cette matiere, je n'en parle pas auffi
bien qu'on s'y attendroit, & j'efpere
qu'on voudra bien m'excufer.

Je n'ai jamais eu, jufqu'à ces derniers
temps, la curiofité de lire les Ouvrages
du Docteur Sydenham, qui parurent
quelque temps aprés que j'eus abandonné la lecture des Livres de Medecine.
Quoique je les euffe achetez pour mon
fils, & que j'euffe fouvent entendu
dire en converfation qu'il avoit introduit dans la pratique une nouvelle maniere de guerir les Fievres par des remedes rafaîchiffans ; cependant je peux
dire avec verité que je n'en avois jamais
lû deux pages, ce qui fait voir mon peu
de

de curiosité : mais enfin je les ai lû
pendant ces derniers six mois avec beaucoup d'attention & de plaisir ; car nôtre amour propre nous fait trouver du
plaisir dans ce qui s'accorde avec nos
idées. L'Auteur écrit avec beaucoup
de modestie ; il reconnoît son ignorance sur les causes de plusieurs choses par
rapport ausquelles les autres prononcent
assez dogmatiquement selon leurs differens systêmes philosophiques. Sa pratique, quant aux maladies, aigues consiste
en peu de chose ; saigner fort souvent, appliquer quelquefois des Ventouses, mais
cependant fort rarement ; & seulement,
autant que je peux m'en ressouvenir,
lorsque la Tête est plus embarrassée
qu'à l'ordinaire ; une diette exacte,
beaucoup de boisson qui ne puisse faire
de mal ; de temps en temps des Vomitifs doux, purger fort rarement, & à
l'extrémité, de l'Esprit de Vitriol. Enfin il est quelquefois obligé, contre son
propre systême, d'avoir recours aux
Cordiaux chauds, dans l'opinion où il
est qu'il ne faut pas trop affoiblir la Fievre, de peur que la nature n'ait pas la
force de pousser dehors la matiere morbifique, ce qui me paroît une vaine ap-
prehention, comme je le ferai voir,
avant que de finir.

L

J'ai trouvé depuis peu un Livre de Vander-Heiden, *de Aqua Frigida*, *Sero Lactis*, *& Aceto*, que j'avois cherché inutilement pendant vingt ans. Cet Auteur recommande l'Eau froide, pour plusieurs maladies, de quelques-unes desquelles j'aurai occasion de parler dans ce discours; mais je n'y vois pas qu'il la reconnoisse pour un sudorifique dans les Fievres; il dit seulement sur la fin, qu'il ne d'ésapprouveroit pas un homme qui dans la Fievre la donneroit comme une tisanhe.

J'ai parcouru un grand nombre de Livres de Medecine, autant que les tables ont pû me le permettre; (car on ne doit pas supposer que je les aie lû entierement en si peu de temps) & je n'y ai rien trouvé qui ait rapport à mon opinion, ainsi je ne peux l'appuyer d'aucune autorité.

Je sçais bien que je vais m'exposer à la condamnation des uns & au mépris des autres; & je dois bien m'y attendre, puisque le grand Sydenham parle si souvent & avec tant d'apprehension dans ses Livres, de la censure qu'il étoit prêt a subir, pour avoir recommandé les remedes rafraîchissans dans les maladies aigues. Je citerai ici quelques passages de ses ouvrages, sans prétendre pour cela me comparer en la moindre chose à ce grand homme qui étoit un des meilleur Medecins de son temps.

Dans sa Lettre au Docteur Brady, (pag. 8.) Il déclare qu'ils regarderoit comme un plus grand bonheur de découvrir un remede sûr pour quelque maladie, que de posseder toutes les richesses de Cresus.

Dans son Livre des maladies aigues (pag. 352.) il assure, que si ce n'avoit été l'amour qu'il avoit pour les hommes, & le desir de leur faire du bien, il n'auroit jamais écrit, & qu'il avoit écrit aux dépens de sa réputation, qui avoit beaucoup souffert de la nouveauté de ses sentimens.

Dans son discours sur les Fievres intermittentes, (pag. 93.) aprés avoir avoüé, qu'il ne pouvoit guerir les Fievres quartes de l'Automne, & que le Quinquina n'étoit pas suffisant pour le faire, il ajoûte : Si quelqu'un trouvoit un remede specifique qui le guerît seurement, on ne pourroit pas le regarder comme un homme de bien, s'il ne le communiquoit point au Public.

Tout mon dessein est de contribuer à introduire les remedes rafraîchissans, qui sont, à mon avis, les meilleurs dans les maladies aigues. Je tiendrai à hon-

neur d'être repris honnêtement par les
ſçavans Medecins qui jugeront que je
me ſuis trompé.

Il y a 27. ou 28. ans qu'il me prit
une jauniſſe extraordinaire accompagnée d'une groſſe Fièvre , & d'une toux
ſi violente , que je fus obligé d'être debout pendant deux mois ſans pouvoir
me coucher de peur de me briſer la poitrine ; mes poûmons étoient rompus, &
je jettois beaucoup de ſang en touſſant ;
& mêmes les quinze derniers jours je
jettai une quantité conſiderable de fleg-
mes auſſi noirs quemon chapeau. Tous
les Medecins qui m'avoient vû , m'a-
voient abandonné , quelques-uns même
ne m'avoient pas voulu rendre une ſe-
conde viſite ; cependant il plut à Dieu
que j'en rechapaſſe, contre l'attente de
tout le monde , quoique je demeuraſſe
foible & en mauvais état toute cette
année.

Le Printemps ſuivant au mois d'Avril,
la jauniſſe me revint , la même ſemai-
ne , autant que je peux m'en reſſouve-
nir , que l'année précedente , avec une
toux violente. J'avoüe que j'apprehen-
dai alors de n'en pas revenir à cauſe du
mauvais état où étoit mon poûmon. Je
trouvai cependant un de mes amis qui
me conſeilla de prendre un peu de pouſ

dre d'ambre jaune dans un demi-septier
d'Eau froide ; j'en pris, & ma toux
s'appaisa sur le champ. La premiere
pensée qui me vint fut que l'ambre ne
pouvoit gueres produire un effet si
prompt, & qu'il falloit l'attribuer à
l'Eau. Quelques heures aprés, ma toux
étant revenuë, je pris une chopine d'Eau
sans ambre, & j'éprouvai le même
effet ; quand je me mis au lit je bus un
verre d'Eau, & j'en mis un autre auprés de moi, pour boire aprés mon premier sommeil. Je reposai tranquillement
cette nuit, & me trouvai le lendemain
matin dans une sueur douce, aprés m'ê-
tre essuyé & rafraîchi, je me levai &
me trouvai beaucoup mieux. Je continuai à boire de l'Eau à differentes reprises, ce jour-là & le jour suivant,
& je me trouvai de même le matin dans
une douce sueur, & fus encore beaucoup mieux. Enfin le matin du quatriéme jour je n'eus plus de sueur, &
je me trouvai en santé sans toux, sans
Fievre & sans jauniffé.

J'ai éprouvé la même methode dans
des Fievres aussi malignes qu'il puisse y
en avoir.

J'avois un fils qui se trouva mal une
nuit, & qui eut un frisson si violent pendant la plus grande partie de cette nuit,

qu'il faifoit trembler fon lit fous lui ;
comme fes freres me le dirent le lendemain. Il ne laiffa pas de fe lever le matin & de defcendre en bas, mais il n'y
fut pas une demi-heure, qu'il fe trouva
fi mal, que nous crûmes qu'il alloit ex-
pirer fur le champ. Nous le portâmes
dans fon lit, & dès qu'il y fut, je lui fis
prendre un demi-feptier d'Eau froide ;
peu de temps aprés il lui furvint une
fueur abondante. Il fua tout le jour
beaucoup ; je n'ai même vû fuer gueres d'avantage ; la nuit la fueur ceffa,
nous le changeâmes avec foin, & le
lendemain matin il fe trouva bien, &
commença à demander à manger. Nous
lui fîmes garder la chambre pendant
deux jours, aprés quoi il nous parut fi
bien que nous crûmes qu'il pouvoit defcendre en bas, ce qu'il fit. Mais les
deux portes de l'entrée de la maifon s'é-
tant trouvées ouvertes, s'expofa au vent
qui étoit tres-violent, & je crois que
ce fût là la caufe de rechûte ; car une
heure aprés, il fe trouva auffi mal qu'auparavant, je le fis coucher, & je lui fis
prendre de l'Eau froide comme la premiere fois, & il fua auffi abondamment ; la fueur ceffa quelque temps
avant la nuit. Nous le foignâmes, &
il fe porta bien le lendemain matin ;

nous lui fîmes garder la chambre pendant quatre ou cinq jours , il mangea avec appetit & commença ensuite à sortir, sans s'être servi d'aucun Medecin , & sans aucune mauvaise suite. Ce qui est un assez bon signe que cette sorte de sudorifique non seulement enleve la Fievre , mais nettoye en même temps l'Estomach beaucoup mieux & plus vîte que ne feroit aucune sudorifique chaud.

Je vais rapporter un exemple encore plus remarquable,à mon avis,que le précedent , d'une guerison faite par l'Eau froide , d'une Fievre qui probablement auroit été des plus malignes.

Une femme de nôtre voisinage tomba malade , & mourut d'une Fievre tres-maligne ; les femmes qui la gardoient, ne faisoient point difficulté de dire qu'elle ne l'étoit gueres moins que la Peste. Son mari tenoit un Caffé, dans lequel un Ecclesiastique de mes amis à qui j'avois dit mon experience ,de même qu'à plusieurs autres personnes , quoique peu y fissent attention , prenant quelque temps aprés une tasse de Caffé, cet homme ressentit les plus violens symptômes qui ont coûtume d'arriver au commencement des Fievres malignes ; & dit qu'il se trouvoit beaucoup plus

L iiij

mal, que n'avoit été sa femme, lorsqu'elle étoit tombée malade, & que certainement il en mourroit? l'Ecclesiastique lui dit qu'il le gueriroit, & lui persuada de se mettre au lit : lorsqu'il y fut, il lui fit prendre une pinte d'Eau; quelque temps après il lui survint une sueur violente qui dura tout le jour, & le lendemain il se porta bien.

Pour ce qui est des Fievres ordinaires je suis persuadé que l'Eau prise à temps les enlevera tres-aisément ; je l'ai si souvent experimenté dans ma famille, que je peux communiquer au Public les observations suivantes que j'ai faites sur ce sujet.

1°. Dans les Fievres ordinaires, quelquefois l'Eau ne fait pas suer, & ne cause qu'une douce chaleur, & après qu'on a resté au lit deux ou trois heures, la Fievre s'en va ; on peut alors se lever & aller à ses affaires sans aucun danger. Quand cela arrive, on peut conclure que ce n'étoit qu'une Fievre Ephemere qui auroît cessé dans un, deux, trois, ou quatre jours.

2°. Quelquefois le malade suë beaucoup, mais non pas si abondamment, ni si long-temps, que dans les cas dont j'ai parlé ci-devant ; quand cela arrive je crois qu'on en peut conclure, que la

Flevre, si elle n'avoit été enlevée, auroit été une Fievre reglée, ou ce que
les Medecins appellent une Fievre pu-
tride.

3º. Quelquefois le malade sue très-
abondamment comme dans les exemples
précedens, & alors on a raison de croire que la Fievre, si elle n'avoit été
guerie, auroit été une Fievre maligne.

4º. Une longue experience m'a suffisamment appris qu'une dose d'Eau froide
prise au lit enleve toute sorte de Fievres,
si on la donne à temps, c'est-à-dire, le
premier ou le second jour; j'en ai donné
une fois avec succès le cinquiéme jour. Il
y a environ 25. ans qu'un de mes Parens
éloigné de 150. milles de la Ville où je
demeurois, y vint & y tomba malade, il y
avoit déja quatre jour, qu'il l'étoit, lorsque j'appris son arrivée & sa maladie;
je l'allai voir à son Auberge, & lui persuadai de se laisser transporter chez moi;
dès qu'il y fut, je le fis mettre au lit,
& lui donnai une dose d'Eau, il sua
abondamment pendant 24. heures, &
sa Fievre cessa aussi-tôt.

5º. Je crois qu'il est indifferent de se
servir de quelle eau que ce soit de riviere,
de puits ou de citerne, pourvû qu'elle soit
claire & douce; j'use ordinairement de

celle de citerne, parce qu'étant plus proche de chez moi, il m'eſt plus facile d'en avoir, & que l'Eau de riviere nouvellement puiſée ſouvent n'eſt pas ſi claire ni ſi douce.

6°. Pour ce qui eſt de la quantité, un demi ſeprier d'Eau ſuffit pour faire ſuer un enfant d'un âge raiſonnable ; il en faut une chopine pour un homme & une femme, une pinte même fera ſouvent mieux.

7°. Dans les Fievres qui ſont accompagnées d'éruptions, comme le pourpre, la petite Verole, la Rougeole, l'Eau ne fait pas ſuer le malade ; mais elle abbat tellement la Fievre, que les éruptions ſortent avec plus de facilité & plus doucement ; je ne mets pas la Peſte au rang des Fievres qui accompagnent l'éruption, mais parmi les Fievres malignes, & ſeulement dans les plus hauts degrés de malignité ; c'eſt pourquoi je ſuis perſuadé, quoique je n'aye jamais eu d'occaſion de l'éprouver, que l'Eau froide donnée au commencement de la Peſte feroit ſuer le malade ; comme je ſçai par experience qu'elle le fait dans les autres Fievres malignes.

8°. Il n'eſt pas beſoin pour ſuer de cette maniere de ſe couvrir plus qu'à l'ordinaire, du moins je ne l'ai jamais fait faire , & on ne l'a jamais fait dans ma famille , au lieu qu'ordinairement pour suer on se couvre doublement.

9°. Il paroît par là que cette maniere de suer est la plus facile & la plus douce, & celle qui fait le moins de violence à la nature ; & qu'ainsi elle est plus salutaire & fait plus d'effet que ces sueurs violentes qui viennent d'elles mêmes au commencement des Fievres, ou qui sont excitées par des sudorifiques chauds. En effet il y a une si grande difference entre la sueur qui est produite par des sudorifiques chauds, & celle qui l'est par l'Eau froide , que rien ne peut être plus opposé. Quand on a pris des sudorifiques chauds avant que la sueur paroisse , le mouvement du sang augmente, ce qui produit une plus grande chaleur & augmente certainement la Fievre pour ce temps là , pour ne pas dire que le sang peut en devenir plus corrompu , de maniere que si le malade ne sue point abondamment, on peut douter si la Fievre n'a pas été plus augmentée par la chaleur des sudorifiques , que diminuée par la sueur qui a suivi. Mais quand on sue par le moyen de l'Eau froide, la Fievre est si affoiblie & le poux va si doucement , quoi qu'un peu plus foible que dans son état natu-

rel, que fi on faifoit alors venir un Medecin, & qu'on lui dît que le malade a
la Fiévre, il ne pourroit fe l'imaginer,
& trouvant le malade en fueur, il feroit
porté à croire que c'eft une nouvelle
efpece de maladie, dont il n'a pas entendu parler, fur tout quand il ne le
verroit pas plus couvert qu'à l'ordinaire, & qu'il ne lui fentiroit gueres plus
de chaleur. De plus quand la fueur ex-
citée par des fudorifiques chauds a
ceffé, il refte dans le fang une fi grande chaleur. & une fi grande fechereffe,
& le malade fe trouve fi alteré qu'il en
eft fatigué, au contraire aprés la fueur
produite par l'Eau, le malade fe trouve
auffi frais que dans fon état naturel de
fanté.

L'année d'aprés mon ordination, je
fus Curé d'une Paroiffe où il mouroit
communément par an trois cens perfonnes, & quatre cens ou davantage, quand
les Fievres & la petite Verole regnoient;
les frequentes vifites que j'ai rendu aux
malades, m'ont donné occafion d'obferver la maniere dont on les traitoit. J'ai
fouvent remarqué que quand le Medecin, le Chirurgien ou l'Apoticaire
étoient appellez à temps, & qu'ils pref-
crivoient des faignées, des vomitifs &
des fudorifiques quoiqu'il femblât que

ces remedes fuſſent donnez à propos ;
cependant la Fievre s'augmentoit , ga-
gnoit la tête , & devenoit mortelle ;
j'eus alors la penſée , que les ſudorifiques étoient les meilleurs remedes contre les Fievres ; je ne ſçai pas trop pourquoi elle me vint : car je leur voyois
produire de fort mauvais effets, mais
elle me donna occaſion de faire les experiences que je communique ici au
Public. Je puis proteſter que l'Eau n'a
jamais manqué d'enlever les Fievres
dans les cas dont j'ai parlé ; & je ſuis
perſuadé qu'elle ne manquera jamais de
les guerir , pourvû qu'on la prenne à
temps , ſi la cauſe de la Fievre eſt dans
le ſang & les humeurs , & que les parties ſolides & les vaiſſeaux ne ſoient pas
offenſez. J'ai même experimenté qu'une
chopine d'Eau, ou bien une pinte buë à
differentes repriſes guerit plus ſurement
& avec moins de danger que le Quinquina. Le Quinquina eſt un bon remede ; mais chacun ſçait qu'il ne réüſſit que rarement dans les Fievres quartes , & pas toujours dans les tierces ; &
que s'il ne fait pas de bien, il fait du mal,
lorſqu'on en prend long-temps ; comme on en a aſſez d'exemples.

J'avois un fils d'une auſſi bonne ſanté qu'un homme puiſſe être , étant

allé demeurer dans un lieu bas & humide il gagna les Fievres ; il crut les guerir par le Quinquina & en prit pendant
six mois de suite, mais soit la faute de
l'air, de la Fievre, ou du Quinquina, il
n'a pas eu de santé depuis.

Quoique j'aye parlé à plusieurs personnes de mes experiences, je n'ai pû
cependant persuader à personne de les
éprouver, si ce n'est depuis peu de
temps.

Il y a huit mois que je me trouvai
avec un Dignitaire de nôtre Eglise,
nous parlâmes de la Peste qui regnoit
alors en France. Je lui dis la découverte
que j'avois faite, ajoûtant que je croyois
que l'Eau pourroit guerir la Peste, si
on en prenoit dès qu'on se sentoit attaqué. Il avoit alors les Fievres, cependant il ne m'en dit rien, mais quand son
accès vint, il se mit au lit & en prit, il
sua abondamment huit ou neuf heures,
& ne se ressentit plus de rien après;
c'est de lui-même que je l'ai sçû.

Une personne de qualité, à qui j'a-
vois souvent parlé de mes experiences,
me rapporta un jour qu'il avoit trouvé
dans une ruë un pauvre homme, qui avoit
eu les Fievres pendant six mois, & qui
étoit dans un état pitoyable. Il lui conseilla d'éprouver mon remede ; ce qu'il

& fit, & sa fievre le quitta après qu'il l'eut fait deux fois.

Pour ce qui est des Fievres quartes, je n'en ai pas fait l'experience ; mais je suis très-persuadé qu'une bonne dose d'Eau enleveroit les plus obstinées, & qu'il n'y a point de remede qui fît alors plus de bien , & qui n'operant point la guerison, fît moins de mal que celui-ci. Prenez-le aussi souvent que vous voudrez , soit qu'il guerisse ou non, j'ose gager tout ce que j'ai , qu'il ne fera jamais de mal ; & pour le dire une fois pour toutes , je croi que c'est le plus innocent, & en même temps le plus puissant aperitif, si on en excepte le Mercure , mais qui est aussi plus salutaire que lui. Il rafraîchit le sang , & facilite la circulation. Quand il ne fait pas suer , il aide la transpiration insensible, s'insinuë par la délicatesse de ses parties dans les plus petits vaisseaux , & dans les arteres capillaires , dissout les humeurs qui causoient des obstructions, fond & absorbe les sels nuisibles & tartareux, qui pouvoient croupir dans les vaisseaux capillaires , & les emporte avec lui par la transpiration insensible. Mais c'en est assez sur ce sujet : je n'ai plus rien à ajoûter , si ce n'est que si le malade boit le même jour deux ou trois verres d'Eau à differentes reprifes , & qu'il y mêle même un peu de Vin de Canarie , la guerifon fe fera plus facilement , quoique cela n'y foit pas neceffaire.

Il faut au refte obferver , que quand la fueur commence , il faut quitter l'Eau. Si la quantité que j'ai prefcrite ne produit point de fueur , on peut en boire davantage à plufieurs reprifes fans aucun danger. Je n'ai cependant jamais vû que cette quantité manquât de produire fon effet, à moins que la Fievre ne fût fi legere , qu'elle s'en fût allée d'elle-même , & que par conféquent la fueur y fut inutile.

Pendant que le malade fuë , il faut lui donner de temps en temps un petit boüillon fort leger.

Venons maintenant aux Fievres qui font accompagnées d'éruptions. La premiere expérience que j'ai fait de l'ufage de l'Eau dans les Fievres , a été dans une Fievre pourprée. Quand j'eus trouvé , comme j'ai déja dit , que l'Eau que j'avois bu pendant que j'avois la Jauniffe , & une Toux violente , accompagnée de Fievre , comme c'eft l'ordinaire , m'avoit caufé une fueur douce pendant plufieurs jours ; je raifonnai là deffus , & je me perfuadai que l'Eau pourroit être bonne dans les Fievres;

que

que si elle faisoit suer dans les commen-
cemens, elle pourroit peut-être les guerir, comme elle avoit fait celle qui ac-
compagnoit ma Jaunisse ; & que si cela
arrivoit, ce Sudorifique ne produiroit
peut-être pas les mauvais effets que j'a-
vois vû souvent produire par les Sudorifiques chauds, qui non seulement
étoient souvent insuffisans, mais encore
augmentoient la Fievre au lieu de la diminuer. Je résolus donc de l'éprouver
à la premiere occasion qui se présente-
roit dans ma famille ; & elle ne pouvoit
être long temps s'offrir, parmi neuf ou
dix enfans. Quinze jours après, une de
mes filles eut la Fievre ; je la fis mettre
au lit, & lui donnai un demi-septier
d'Eau. Je la revins voir une demie-
heure après, & la trouvai aussi rouge
que du feu, avec une Fievre pourprée.
Je crois que si on lui avoit donné des
remedes chauds, elle auroit été fort en
danger. Trois ou quatre de mes enfans
eurent la même maladie, mais bien plus
legerement. Je les traitai de même, &
ils furent tous entierement gueris devant leur sœur, qui l'avoit euë la premiere, & elle avoit été fort mal; & si la
matiere morbifique n'avoit été expulsée
à temps, je crois qu'elle n'auroit pas vécu
trois jours.]

M.

Quant à la petite Verole, j'y ai fait avec succès la même experience. Une de mes filles fut attaquée d'une Fievre, accompagnée de très-violens symptômes ; je la traitai comme j'avois coutume de faire en de semblables occasions. Je la fis coucher, & lui donnai une bonne dose d'Eau. Je m'attendois à la voir suer, mais elle ne le fit pas ; ce qui me surprit un peu. Cependant peu de temps après les symptômes cesserent, & la Fievre diminua considerablement. Je lui fis prendre toûjours des choses rafraîchissantes ; la petite Verole parut le quatriéme jour. Je lui continuai le même regime de vivre, & lui donnai pour tisanne de l'Eau avec une croûte de pain rôtie dedans. Je ne me souviens pas si on lui donna quelque Cordial, mais un peu de Vin de Canarie, ou quelqu'autre Cordial moderé ne peut faire de mal, si on le donne dans une si petite quantité, qu'il puisse échauffer un peu l'estomac, sans faire impression sur le sang. La petite Verole sortit en grande abondance, mais fort distincte. Je n'en ai jamais vû en ma vie de si abondante, si distincte & si élevée ; elle poussa fort bien, sans aucun des mauvais symptômes. La malade n'eut ni maux de tête, ni transport, ni assoupissement ; ce qui

me surprit davantage, ce fut qu'elle n'eut
aucun mal , ni à la bouche , ni au gofier , qu'elle dormit la nuit auſſi - bien
que ſi elle avoit été en ſanté , & qu'elle
eut veillé la plus grande partie du
jour. Sur la fin de la petite Verole, je
ne lui trouvai point de Fievre ; elle ne
ne fut pas plus mal qu'auparavant , &
eut ſeulement quelque inquietude. Nous
ne fîmes rien du tout au Viſage. Quand
les Gales furent tombées , il n'y parut
aucune marque ; & à moins que d'y regarder de bien près , & à deſſein, on
ne pouvoit connoître qu'elle avoit eu la
petite Verole. Le peu de marques qu'il
y avoit, étoient ſi petites, qu'on ne pouvoit les diſtinguer en les regardant dans
la diſtance ordinaire. Enfin , je ne me
ſouviens point d'avoir vû perſonne qui
ait eu la petite Verole plus fortement,
& qui en ait été moins maltraitée.

J'avouë que je n'ai point d'autre exemple à donner ſur ce ſujet , cette fille
ayant été la derniere de mes enfans qui
ait eu la petite Verole , tous les autres ,
excepté un , l'ayant euë avant que je
ſçeuſſe rien de cette methode. C'a été
d'ailleurs une choſe inutile, que de vouloir perſuader à quelqu'un de ſe ſervir
d'une methode qui eſt ſi éloignée des
methodes ordinaires.

M ij

Il paroît par là que le point principal
dans la petite Verole , & à ce que je
crois , dans toutes les Fievres qui font
accompagnées d'éruption , eft d'appaifer d'abord la Fievre ; fi on y réüffit ,
j'ofe affurer que les éruptions fe feront
plus doucement , & fans aucun fymptô-
me dangereux.

Plufieurs Medecins qui ont écrit de
ces fortes de Fievres , prétendent cependant que pour faire fortir la matiere
morbifique , & pour faciliter les éruptions, la Fievre ne doit être ni trop forte , ni trop foible , mais dans un degré
moderé. Le Docteur Sydenham eft de
ce fentiment , quoiqu'il foit incompati-
ble avec fon fyftême, & avec la methode
qu'il obferve dans la guerifon des maladies aîguës , il lui échappe même en un
endroit une grande verité, qui le détruit
entierement. Plus le Sang , dit il , eft
tranquille , mieux la petite Verole fortira. Cette maxime eft , à mon avis, auffi
veritable qu'aucun Aphorifme d'Hippocrate , & on peut l'appliquer à toutes
les autres Fievres , qui comme petite la
Verole font fuivies d'eruptions.

Ceux qui font du fentiment que j'ai
rapporté ci deffus, diront peut-être que
les fecretions fe font mieux dans la Fievre que dans un état naturel de fanté ;

mais cela n'eſt pas, puiſque la plus grande difficulté dans la Fievre eſt de reduire le ſang à faire bien ſes ſecretions naturelles , & même chacun peut ſe convaincre de la fauſſeté de ce ſentiment
par une obſervation ordinaire ; dans la
petite Verole, par exemple , quand elle
ne pouſſe pas bien , la Fievre ne diminuë point ; au lieu qu'elle diminuë
lorſqu'elle ſort heureuſement & même
lorſqu'elle pouſſe & meurit , on eſt ſouvent ſans Fievre.

Je regarde comme une verité certaine , que lorſque ſuivant la nature de la
maladie , il doit y avoir des éruptions ,
c'eſt la violence de la Fievre , qui les
empêche entierement de ſortir , (&
alors on ne doit attendre que la mort ,)
ou qui les fait ſortir mal , d'une maniere
irregulire , & à contre temps , ou avec
des ſymptômes dangereux.

Le D. Sydenham obſerve en quelque endroit, ſi je ne me trompe, que perſonne ne meurt dans la petite Verole,
parce qu'elle ne pouſſe point du tout ;
mais je ſuis perſuadé du contraire , car
j'ai vû mourir des perſonnes le ſecond
ou le troiſiéme jour avec de petits boutons blanchâtres par tout le corps , qui
vrai-ſemblablement devoient être la petite Verole , qui étoit alors dans leur
maiſon.

Il y deux chofes dans la methode de
Sydenham pour la guerifon de la petite
Verole, que je n'approuve pas.

1°. Il veut que le malade, hors les
temps du repos, refte levé autant qu'il le
peut, le troifiéme, quatriéme, cinquiéme
& fixiéme jour. Il croit qu'un trop grand
degré de chaleur eft dangereux dans cette
maladie ; je le crois comme lui, mais le
malade peut fort bien dans fon lit fe garantir d'un trop grande chaleur enne fe couvrant pas tant ; & je fuis perfuadé que
la petite Verole fortira mieux par le
moyen de la chaleur douce & conftante du lit, que par celle d'un feu où l'on
brûle d'un côté, & où l'on gele de l'autre.
D'ailleurs la circulation du fang fe fait
bien plus facilement dans le lit, où le
fang cercule horifontalement, que lorfqu'on eft levé, car alors il circule perpen-
diculairement, & eft obligé de monter
plus ou moins à differentes parties du
corps ; par confequent le fang à plus de
force dans le lit que lorfqu'on eft levé,
pour faire les fecretions neceffaires, &
pour chaffer la matiere morbifique. La
difficulté de cette circulation de bas en
haut eft la raifon pour laquelle les perfonnes foibles & delicates, fe trouvent
prefque toujours incommodées pendant
quelque temps, lorfqu'elles fe levent.

2°. Il veut que le malade change souvent de place dans son lit, afin qu'il n'ait pas trop chaud; c'est une chose qui me paroît dangereuse, car si le malade prend du froid, comme certainement il arrivera en changeant si souvent, ce froid sera suivi d'une chaleur plus grande & plus mauvaise, & quoiqu'elle paroisse agreable au malade, il le payera bien dans la suite. J'approuve assez le conseil que donnent quelques-uns, d'ouvrir de temps en temps les fenêtres de la chambre du malade pour y donner un air frais qui lui fera du bien, mais il faut prendre garde que les rideaux de son lit soient fermez du côté des fenêtres, afin que le vent ne donne point sur lui.

J'ai encore experimenté l'utilité de l'Eau froide dans la Rougeole. Une de mes filles tomba malade, je fus d'abord persuadé que c'étoit la Rougeole, & voulus en prendre le soin; mais je ne pus persuader à ma femme de me laisser faire. Nous envoyâmes chercher un vieux Apoticaire fort experimenté, & qui pour les maladies ordinaires devoit necessairement sçavoir ce que prescrivoient les plus habiles Medecins avec lesquels il étoit en liaison, & qui l'avoient long-temps employé. Il la vint voir fouvent & lui donna plufieurs chofes dont je ne me fouviens pas; cependant elle continua à être mal, & une nuit elle fut fi bas que ma femme ne voulut fe repofer fur perfonne du foin de la veiller, elle la veilla elle-même avec une autre perfonne pour l'aider : fur les trois heures du matin, ma femme vint m'éveiller, & me dire que ma fille étoit prête à mourir. Je me levai auffi-tôt; je la trouvai encore plus mal que ma femme ne le croyoit, & je jugeai qu' pourroit vivre encore trois heures. Nous conclûmes qu'il falloit envoyer chercher l'Apoticaire; mais l'heure étant trop induë pour faire lever un homme de fon âge, & perfuadez que s'il venoit, il ne lui donneroit que des remedes femblables à ceux qu'il lui avoit déja donné fans fuccès, craignant d'ailleurs qu'elle ne fût morte, avant qu'il fût venu; je perfuadai à ma femme de me laiffer faire, de fe foumettre à la Providence, Divine quelque chofe qu'il arrivât, & d'aller fe coucher. Ma fille étoit alors aux prifes avec la mort, & regardant fon fein, je vis que la Rougeole étoit rentrée & qu'il n'y avoit plus que des taches livides; ce qui me fit deferperer d'elle; cependant j'allai chercher une chopine d'Eau; je lui en fis prendre

d'abord

d'abord un petit verre, n'ofant pas lui
en donner d'avantage, dans l'incertitude où j'étois de l'évenement ; deux minutes après je lui en donnai un fecond,
puis à quelque diftance un troifiéme &
un quatriéme. Je regardai fon fein après
lui avoir donné le troifiéme verre, &
je trouvai que la Rougeole étoit fortie
de nouveau, qu'elle étoit fort rouge, &
auffi élevée qu'elle a coûtume de l'être ;
avant qu'elle eût pris de l'Eau, elle
avoit beaucoup de peine à refpirer, &
étoit dans une efpece d'agonie ; mais
avant même qu'elle eût pris toute l'Eau,
elle refpiroit librement & fans aucune
peine, & peu après avoir bu le quatriéme verre, elle s'endormit d'un fommeil
tranquille ; dormit environ quatre heures, fe trouva affez bien en s'éveillant
& ne fut plus en danger, mais fe rétablit en peu de temps. De tout cela je
conclus que fi on lui avoit donné l'Eau,
froide au commencement de la Fievre,
elle n'auroit été en aucun danger, &
que le même remede pourroit fauver
plufieurs perfonnes qui font à l'extrémité dans des Fievres ordinaires qui ne
font point accompagnées d'Eruptions,
feroit mieux couler le fang qui croupit,
& produiroit plus facilement, ce qui
eft alors neceffaire, je veux dire une

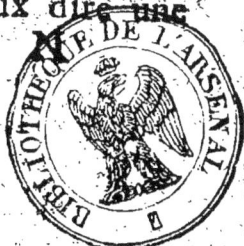

fueur douce, que les meilleurs cordiaux que l'on donne communement.

J'ai experimenté encore que l'Eau froide eft bonne pour les Rhumes ordinaires. Je regarde le Rhume comme un commencement de Fievre & une indifofition qui y conduit; & l'experience nous apprend qu'il finit fouvent par là. Perfonne ne peut s'en garentir entierement, quoiqu'il foit toûjours dans une chambre chaude, auprés d'un bon feu, qu'il fe tienne chaudement, qu'il fe choye autant qu'il eft poffible : car dès qu'il y a une plenitude d'humeurs, la nature cherche une voye pour les pouffer dehors, où il fe forme une Fievre. La faignée & les fueurs violentes dont ceux qui ont le plus de foin d'eux-mêmes fe fervent alors, ne font point neceffaires; prenez quand vous ferez au lit un verre d'Eau, un autre pendant la nuit, & un autre encore le lendemain matin ; ce remede épaiffira, adoucira & cuira cette humeur claire, & cette lymphe acide & mordicante, qui picote les poûmons, & caufe une toux violente : car lorfque cette humeur eft fi claire, on ne peut la pouffer dehors, mais lorfqu'elle eft cuite, & que les phlegmes s'affemblent dans les poûmons, on la peut alors expulfer facilement & fans danger. Quel-

ques Medecins ont conseillé de prendre au lit de l'Eau avec des pommes
rôties ; mais cela ôte au remede toute sa
vertu, les pommes faisant plus de mal
en augmentant l'acidité de la lymphe,
que l'Eau ne fait de bien en l'adoucis-
sant & la cuisant. Nous avons dans nôtre voisinage une Dame qui eut, il y a
environ 25. ans, un Rhume opiniâtre.
Son Medecin ou quelqu'autre personne
lui conseilla de prendre de l'Eau avec
des pommes rôties. Elle en usa long-
tems, mais sans succès. M'étant un jour
trouvé avec elle, elle me parla de son incommodité, je lui conseillai d'abandonner les pommes & de n'user que d'Eau,
elle le fit & elle fut guerie en peu de tems.

Puisque je suis sur les Rhumes, je
rapporterai ici une experience que j'ai
faite il y a environ cinquante ans. La
vingt-uniéme ou vingt-deuxiéme année
de mon âge, je tombai dans une telle
consomption que le Docteur Charleton,
qui étoit alors à Crewshall en Cheshire,
& étoit mon Medecin, dit à quelques
personnes qui étoient de ses amis & des
miens, qu'il étoit persuadé que quelque chose que je fisse, je ne vivrois pas.
J'avois sujet dans cet état de craindre
les Rhumes, ayant coûtume de tousser
avec beaucoup de violence ; j'observai

alors que dans tous les Rhumes une partie de l'humeur sortoit par le nez, quoique la plus grande partie tombât sur les poûmons ; & je résolus d'éprouver, si je ne pourrois point l'attirer toute par le nez, croyant qu'il valoit mieux y avoir mal qu'aux poûmons. Dans le Rhume suivant que j'eus, je ne me fis point tirer de sang, mais je ne fis presque autre chose pendant un jour ou deux que me moucher aussi fort que je le pouvois ; je continûai d'observer cette methode dans mes Rhumes suivans, & je remarquai que l'humeur sortoit de plus en plus par le nez, & qu'il en tomboit toujours moins sur mes poûmons ; je vins enfin à bout de ce que je souhaitois, & depuis prés de cinquante ans, tous les Rhumes qui me viennent, commencent par un flux violent d'humeur par le nez, sans presque aucune toux, & quand ce flux est cessé, l'humeur est par le moyen de l'Eau que je prens, si épaissie, si adoucie & si cuite en phlegmes blanchâtres, qu'elle ne me fait presque pas tousser, & ces phlegmes sortent avec la plus grande facilité du monde. Je crois que ceux qui ont coûtume d'être attaquez de Rhumes violens & de tousser fortement, éprouveront la même chose, en usant de la même methode, sur tout s'ils sont jeunes comme je l'étois. Si je n'avois eu cette précaution, je ne doute point que la rupture qui s'est faite depuis dans mes poûmons n'eût été d'une consequence plus dangereuse qu'elle n'a été.

Je crois que je ne peux trouver un meilleur endroit pour communiquer au Public la maniere dont je gueris la rupture que j'avois dans les poûmons. J'ai rendu en toussant du sang & des matieres sanguinolentes pendant six ou sept ans, quelquefois plus, quelquefois moins, ce qui m'arrivoit sur tout le matin. Selon que je toussois plus ou moins le matin, j'étois mieux ou plus mal ce jour-jour là. Quand j'étois mal, & que je me promenois hors la Ville dans un lieu élevé, je toussois aussi-tôt & rendois du sang, de maniere que j'étois obligé de ne me promener que dans la Ville. Je conjecturai de là que l'air de la campagne sur tout dans les lieux élevez étoit aussi mauvais pour quelques uns, principalement pour les asthmatiques, que l'air de la Ville l'est pour d'autres. Je communiquai cette pensée à un Docteur de mes amis, qui étoit malade d'un asthme, mais il ne voulut pas me croire, & alla demeurer dans un lieu élevé où sa santé empira

de jour en jour ; au bout d'un mois il
fut obligé de se retirer dans des lieux
plus bas, mais il mourut aussi-tôt après.
Pour revenir à mon sujet, je pris pour
guerir mon mal tous les remedes que
je pus m'imaginer, & que d'autres personnes m'enseignerent ; je pris
sur tout de tous les baumes soit simples,
soit composez, & cela non seulement
une fois ou deux, mais pendant un
temps considerable ; je n'en ressentis
aucun soulagement, non pas même du
baume de Galaad, & tous ces remedes ne firent que me gâter l'Estomach.
Celui qui me fit le mieux fut la fleur de
souffre mêlée avec de la conserve de
roses, mais cela n'étoit pas capable de
me guerir. La derniere chose que je
pris, fut le baume de souffre du Docteur
Willis, qui me fit plus de mal que de
bien. L'inutilité de tous ces remedes me
fit resoudre à n'en plus prendre du tout,
mais de me mettre entre les mains de
Dieu, & de me préparer à ma derniere
fin, qui quelquefois me paroissoit, dans
l'état où j'étois, devoir n'être pas éloignée. J'allois quelquefois me divertir
une heure ou deux dans un caffé avec
mes confreres ; un soir je me retirai
chez moi fort mal, ma femme m'ayant
demandé si je voulois soupper, je lui

répondis que non , j'ai , dit-elle , une
compote de prunes , & vous les aimez ;
je consentis qu'elle m'en apportât , elle
m'en donna plein la moitié d'une écuel-
le , je les mangeai & j'allai coucher ; le
lendemain matin contre ma coûtume
qui étoit de rendre en touffant trois ou
quatre fois du fang & des matieres
fanguinolentes , ce qui m'affoiblissoit
beaucoup , je ne rendis rien , & ne
touffai point ; je pris le foir fuivant la
même nourriture , & continuai pendant
quelque temps le même regime. Je m'en
trouvai fort bien , & je repris en peu
de temps ma premiere force. Un an ou
deux aprés je jettai une efpece de matiere fanguinolente , mais en prenant
feulement une fois de mes prunes, je me
trouvai fort bien.

J'ai fait part de cette experience à
plusieurs perfonnes qui étoient incommodées comme moi, & à d'autres; & j'en
ai trouvai une demi douzaine qui m'ont
dit avoir été gueries par le même remede.

Je n'ajoûterai plus qu'une chofe, qui
eft que j'ai appris par l'experience , que
de manger des prunes en compote dans
la quantité que j'ai marqué avant que de
fe mettre au lit , eft le remede le plus
prompt pour appaifer la toux & pour

N iiij

guerir le Rhume, & qu'il fait plus
d'effet que l'Eau même.

Je rapporterai encore une experience que j'ai faite. Qquelques Lecteurs
trouveront peut-être que je parle trop
de moi même, mais cela ne m'empêchera pas de dire ce que je pense.

Quand j'étois Curé dans une grande
Paroiffe où je demeurai huit ou neuf
ans, j'y lifois les prieres, j'y prêchois
deux fois dans un grande Eglife & à
une grande affemblée, & j'avois encore fouvent la même après-dinée des en-
terremens & des Baptêmes; j'en étois
quelquefois fi las & fi épuifé, que ja-
vois befoin de prendre quelque rafraî-
chiffement; j'effayai le vin de Canarie,
de Malaga & d'Alicante, mais je remarquai, que, quand j'en prenois beaucoup, il me faifoit du mal; enfin je
trouvai que je ne me rafraîchiffois jamais mieux qu'en buvant de la petite
bierre. Je trouvai cependant dans la fuite quelque chofe de plus propre encore
à rafraîchir & à diffiper la fatigue & l'é-
puifement que les vins forts, la Bierre,
le Caffé & le Thé, (car j'ai éprouvé
toutes ces chofes.) & toute autre liqueur
que je connoiffe. Je coupe une grande
tranche de pain que je fais rôtir avec
foin par tout, fans la brûler; je la jette

toute chaude dans une chopine d'Eau froide ; & après l'y avoir laissée quelque temps, je mets le tout prés du feu & l'y laisse jusqu'à ce que l'Eau soit aussi chaude que celle qu'on prend avec le Thé. Pendant qu'elle est auprés du feu, elle s'impregne des esprits du pain rôti, & dans cet état j'en prends quelque tasses sans sucre ; j'en ai pris quelquefois trois, quatre, cinq ou six, selon ma fantaisie ; & j'en ai toujours ressenti du bien. On peut voir par-là qu'on ne peut donner dans les Fievres une liqueur moins nuisible & plus rafraîchissante que celle-là, si le malade est dans une chaleur seche, on peut lui donner froide ; s'il commence à suer, on peut lui donner chaude.

Sur tout ceci je peux faire les observations suivantes.

1°. Quand la nature est fatiguée par quelque travail, que le sang est échauffé & que sa serosité est desséchée, ce qui altere la circulation naturelle, s'il n'y a pas long-temps que l'on a mangé, la nature n'a alors besoin que d'une bonne dose de liqueurs chaudes les moins malfaisantes pour procurer & aider la circulation ; en ce cas, ce n'est pas tant la qualité que la quantité de la liqueur qui donne du rafraîchissement.

2°. Quand le corps eſt fatigué, il
ne peut porter, ſans en reſſentir du
mal, une auſſi grande quantité de liqueurs fortes & échauffantes qu'il ſeroit, s'il ne l'étoit pas. La raiſon en eſt
claire; c'eſt que ces liqueurs augmentent la chaleur & la ſechereſſe du ſang,
qui n'étoit que trop échauffé & deſſe-
ché par la fatigue.

3°. chacun peut avoir obſervé que
lorſque l'on ſuë, un verre d'Eau de vie
ou de vin de Canarie decheſſe la ſueur,
auſſi bien que toute autre liqueur forte,
mais qu'un verre de petite bierre,
quoique chaude, l'augmente, & même
cauſe quelquefois la Fievre, ſi elle eſt
froide.

4°. Ceux qui ont ſoin de leur ſanté
doivent prendre garde comment ils ſe
gouvernent, lorſqu'il ſont échauffez &
fatiguez du travail, ſoit en ne buvant
rien du tout, ſoit en ne buvant que des
choſes innocentes qui ne les échauffent
pas d'avantage. Le défaut de ſoin dans
ces cas, a tué plus de perſonnes que la
Peſte n'a jamais fait & ne fera jamais.

Je vais communiquer encore au Public quelques experiences que j'ai fait
dans les autres ſortes de Fievres.

Premierement, pour ce qui eſt de l'Eſ-

quinancie ou enflure de la gorge dans
les Fievres, je suis sûr qu'une bonne
dose d'Eau froide prise à temps dans le
lit, lorsque la gorge commence à s'enfler, empêchera le progrez du mal. Si
cette Eau fait suer, elle détournera ailleurs les humeurs; si elle ne le fait pas,
elle rafraîchira & delayera tellement
le sang qu'il ne se jettera plus avec tant
de violence sur la partie malade; & ne
croupira plus dans les passages, qui auparavant étoient en partie bouchez. Que
personne ne s'imagine ici que je con-
damne la saignée dans les cas où le sang
& les humeurs tombent avec violence
sur quelque partie, comme dans cette
maladie, dans la Pleuresie, la Peripneumonie, l'Eresipele, &c. Car si jamais
la saignée est necessaire, c'est dans ces
occasions. Je veux seulement dire que
l'Esquinancie a été quelquefois guerie
sans saignées & peut l'être encore mieux
avec la saignée. Je crains cependant que
la trop grande confiance que l'on a en
la saignée, & le mépris que l'on fait de
toute autre chose, n'ayent donné occasion de faire une infinité de fautes dans
toutes ces maladies aigues.

J'ai vû une Pleuresie causée par un
chagrin violent de quelque mauvais
traitement, qui certainement n'auroit

jamais été guerie par la faignée, fi en tirant au malade une grande quantité de fang, on ne lui avoit fait prendre en même temps une grande quantité d'Eau froide.

Il eft clair que le Docteur Sydenham eft pour les remedes rafraîchiffans dans l'Efquinancie, la Pleurefie, la Peripneumonie, ou l'inflammation des poûmons, & l'Erefipele, comme dans les autres Fievres ; & il a raifon en cela. Car generalement parlant la Fievre eft la caufe de l'Efquinancie, de la Pleurefie, de la Peripneumonie & de l'Erefipele, & ce ne font pas ces maladies qui font la caufe de la Fievre ; elles n'en font même pour la plûpart que des fymptômes, & dépendent fort fouvent de la difpofition des parties fur lefquelles le fang & l'humeur tombent, lorfquelles les attaquent. Au refte fi la Fievre eft la caufe de la Pleurefie, de la Peripneumonie & de l'Efquinancie, ces maladies de leur côté augmentent la Fievre; ainfi elles fe foutiennent mutuellement.

Je fuis perfuadé qu'une bonne dofe d'Eau froide donnée au lit, auffi-tôt que la Fievre commence, (fi elle commence la premiere) préviendroit toutes ces maladies, & les reduiroit à l'état des Fievres ordinaires, foit en

détournant le cours des humeurs par la
sueur ou la transpiration insensible ; soit
en rafraîchissant le sang & en diminuant la violence de son mouvement ;
soit en le délayant & le faisant ainsi
circuler plus facilement dans les parties où ces maladies font des obstructions.

Supposant même que ces maladies
sont essentielles , comme on les nomme ,
& non pas seulement Symptomatiques ,
si aussi-tôt que la gorge commence à
s'enfler , que la douleur se fait sentir au
côté gauche , que les marques de l'Ere-
sipelle paroissent , que les poûmons se
sentent de la Peripneumonie , on prend
au lit une bonne dose d'Eau , & même
le double de l'ordinaire , ce remede
préviendra la Fievre , & rendra ces maladies plus faciles à guerir : Il empêchera même les abcès , les gangrenes ,
les Polypes que l'on trouve par la dis-
section dans les corps de ceux qui meurent de Pleuresie & de Peripneumonie ,
& les mortifications qui suivent souvent
les violentes Eresipeles.

J'ai éprouvé encore l'utilité de l'Eau
dans l'asthme , soit que ce soit l'asthme
ordinaire où l'on a quelque peine à respirer , soit qu'il soit à un si haut degré
que celui qui en est attaqué soit en dan-

ger d'être suffoqué, s'il se couche,
quelle qu'en puisse être la cause.

Si l'asthme vient de la viscosité & de
l'épaississement du sang, l'Eau est bonne pour y remedier.

S'il vient de ce que les passages des
poûmons sont trop étroits, ou du défaut
d'Elasticité dans les arteres, l'Eau est
propre a rétablir les choses dans l'état
convenable.

S'il vient de la trop grande abondance de pituite, qui embarasse &
bouche les vaisseaux des poûmons, &
empêche ainsi ses vesicules de s'étendre
dans la respiration, & qui d'ailleurs
excite la toux, l'experience que j'ai
que l'Eau froide est le meilleur remede
pour les rhumes, & celui qui adoucit
& cuit le plus promptement ces humeurs
en les changeant en phlegmes doux,
épais & blanchâtres, me fait connoître qu'elle peut être utile dans le cas
present.

Si l'asthme vient de la secheresse & de
la dureté des parties les plus solides & les
plus charnuës des poûmons, il n'y a rien
de meilleur, à mon avis, que l'Eau pour
les humecter & les amollir.

Ainsi l'Eau est également bonne pour
mieux faire circuler le sang dans les plus
petits vaisseaux, & pour rendre les arteres & les canaux les plus étroits, plus pro-

près à recevoir & à transmettre le sang.

Si le défaut se trouve dans le Diaphragme, la pelure ou les Muscles du Thorax, qui pressent trop les poûmons, & qui ne leur donnent pas le lieu de s'étendre dans l'inspiration ; je ne connois rien de plus propre à les mettre dans l'état convenable que l'Eau.

Mais on me demandera peut-être quelle experience j'ai sur ce sujet ? J'étois prêt à satisfaire le Public la-dessus. J'ai été dans mon temps un bon pieton, & je le suis encore assez pour mon âge. J'ai fait quelquefois huit ou neuf milles avant mon déjeuner ; j'ai eu la curiosité d'éprouver differentes sortes de liqueurs pour voir celle qui me donneroit le plus de force pour marcher ; j'ai pris quelquefois du vin de Canarie, quelquefois d'autre vin, quelquefois de l'Eau, quelquefois de la bierre ; & l'experience m'a apris que l'Eau donne en aidant la respiration deux fois plus de facilité pour marcher, que le vin ou la bierre ; or si elle produit cet effet sur un homme qui n'est point asthmatique, elle peut le produire aussi sur un qui l'est. On peut donc dire, generalement parlant, que l'Eau est la meilleure boisson pour un asthmatique. Qu'il en prenne de temps en temps un verre, sur tout quand il se met au lit, ou qu'il commence quelque chose de penible, & cela ne peut lui faire que du bien. Une frequente experience m'a rendu si assuré sur ce sujet, que si j'avois à marcher pour quelque gageure, mon competiteur pourroit boire s'il vouloit une chopine de Vin , pour moi je boirois une chopine d'Eau.

L'experience ma encore appris que l'Eau est le meilleur remede pour les indigestions, soit qu'elles soient considerables ou legeres, & qu'elle est plus sure & plus salutaire que les Eaux distillées avec des pavots & autres herbes que l'on donne ordinairement dans ces cas. Elle est meilleure aussi que l'Eau de Vie & toute autre liqueur forte dont plusieurs personnes se servent dans ce cas. J'avouë que ces liqueurs fortes guerissent quelquefois des indigestions legeres; mais si elles sont plus considerables, je crains qu'elles ne les augmentent au lieu de les guerir , & qu'elles ne causent quelquefois la Fievre. Une suite presque naturelle de l'indigestion , si elle n'est pas guerie à temps , c'est la Fievre. Or l'Eau la préviendra , & donnera à la nature le temps de se decharger de son fardeau ; elle est aussi la plus capable de corriger l'acide que contractent les alimens corrompus par leur trop long séjour dans l'Estomach. Ainsi quand je

me

me trouve quelque incommodité semblable, au lieu que d'ordinaire je bois
le matin un verre d'Eau d'un demi-septier, l'Hyver aussi-tôt que je suis levé,
& l'Esté, lorsque je me leve comme on
fait souvent, avec une espece de sueur,
une demi-heure aprés ; dans ces occasions je double & triple ma dose, je vais
même encore plus loin, jusqu'à ce que
mon indisposition soit passée. Par cette
methode que j'observe depuis vingt ans,
je manque rarement d'appetit à déjeuner, & n'en ai pas moins à dîner.

Je crois aussi qu'un ou deux verres
d'Eau froide sont propres à guerir les
maux d'Estomach que nous appellons ardeur de cœur ; & je suis persuadé qu'ils
les guériront plus promptement que la
craye & aucune autre terre seche & ab-
sorbante, quoiqu'elles y soient fort bonnes.

Je suis suffisamment assuré qu'une
bonne quantité d'Eau est propre à arrêter les vomissemens violens ; j'entens
les vomissemens qui viennent d'eux mêmes sans le secours de la Medecine ; car
je n'ose point décider si l'on peut en
donner, lorsque le vomitif est trop violent & opere trop. La raison qui me
fait parler ainsi, est que toutes les fois
que j'ai donné de l'Eau au commence-

O

ment des Fievres pour faire suer le malade, quoiqu'il se sentît souvent une disposition à vomir, cependant lorsqu'il avoit pris l'Eau, son Estomach devenoit tranquille sans le moindre soulevement ou envie de vomir.

Si je ne craignois de m'exposer à la risée des Medecins & de plusieurs autres personnes, je dirois ici ce que je pense de la guerison du *Cholera Morbus* par une bonne dose d'Eau. Si le mal est fort violent comme il arrive d'ordinaire, il est clair que les Vomitifs, les Purgatifs les Astringens & mêmes les Opiates son dangereux aussi bien qu'insuffisans. Si l'Eau fait suer le malade, je crois que ce sera une avance pour sa guerison. Quoiqu'il en soit, je m'imagine qu'elle arrêteroit les vomissemens, qu'elle appaiseroit les humeurs, peut-être mieux que les Opiates, & que par son poids elle obligeroit la nature à n'agir que par en bas ; après quoi on pourroit se servir des remedes ordinaires : mais comme je ne parle icy que par conjecture, & par des raisonnemens qui peuvent être sujets à erreur, je n'en dirai rien d'avantage.

Je suis convaincu en partie par l'experience, & en partie par le raisonnement que l'Eau froide est fort bonne

pour la colique, & que non seulement
elle en guerira l'accés, mais qu'elle en
ôtera aussi la cause, ce que je je suis
presque persuadé que les Eaux chaudes ne feront point. J'en ai fait quelque
experience sur moi-même. Tout le temps
de ma vie jusqu'à ce que j'aye connu l'u-
sage de l'Eau, je me suis assez souvent
ressenti de la colique, je ne l'ai jamais eu
dangereusement, graces à Dieu, cependant elle m'a été souvent incommode. Depuis que j'ai commencé à boire
de l'Eau presque tous les jours, je ne
me ressouviens point d'en avoir eu le
moindre ressentiment ; & si j'en ai eu
dont je ne me souvienne pas, ils ont
été si rares, que cela ne merite pas attention. J'attribuë cela à l'Eau que je
bois, & je suis persuadé qu'elle en est
la cause.

Je crois donc que si une personne attaquée de ce mal prend une pinte d'Eau
froide & se met dans un mouvement
continuel, tantôt en s'assoyant, tantôt
en se couchant, quelquefois d'un côté,
d'autrefois d'un autre. Tantôt en se roulant sur son lit, en y faisant des culbu-
tes, en montant un degré, &c. l'Eau é-
tant une des meilleures choses pour chasser les vents, employera le mouvement
peristaltique des intestins pour y réussir.

je ne puis pas dire cependant que je l'aye
éprouvé, quoique je fois perfuadé qu'elle
réüffiroit à cet égard.

Pour ce qui eft de la caufe de la colique, l'Eau froide, principalement fi l'on
en prend un verre de temps en temps,
delaye, rafraîchit, & mollifie les humeurs qui font dans les Inteftins & les
difpofe à fortir facilement par les évacuations ordinaires. Au lieu que toutes
les Eaux chaudes & fulphureufes quoiqu'elles puiffent faire du bien dans le
moment qu'on les prend, parce qu'elles diffipent le mal pour ce temps-là,
deffechent plûtôt & cuifent, à ce que je
penfe, les humeurs qui font trop atta-
chées aux Inteftins; & peuvent y produire à tout moment ces vents qui font
la caufe de la colique, en enflant les Inteftins au de-là de leur mefure ordinaire, de maniere qu'ils ne peuvent plus fe
retrécir, & en affoibliffant du moins
le mouvement periftaltique s'il ne l'arrêtent pas. Je n'ajoûte plus qu'une chofe
fur ce fujet, qui eft que fi on fe ferroit
de ce remede, quand même il ne gueriroit pas, il ne feroit pas de mal: car
c'eft une grande erreur de croire, que
l'Eau prife même à propos produife des
vents.

L'Eau froide eft bonne auffi pour les

saignemens de nez ; c'est ce que j'ai appris par ma propre experience. Peu de personnes ont été plus incommodées de ce mal que je l'ai été pendant prés de quarante ans ; je rendois quelquefois une grande quantité de sang ; mais depuis que je me suis fait une habitude de boire tous les jours de l'Eau, je n'en ai plus rendu.

Elle est bonne encore pour la pierre ; non pas à la verité pour la guerir, mais pour la prévenir, & en adoucir les douleurs. J'ai souvent entendu dire à un vieux Medicin de ma connoissance qui demeuroit à Manchester, & qui avoit été tourmenté de la pierre lorsqu'il étoit à Cambridge que de tous les remedes que Cambridge, & peut être Londres, avoit pû lui fournir, il n'en avoit point trouvé qui l'eût soulagé davantage dans ses douleurs que de boire beaucoup d'Eau froide. J'aimoi même dans ma jeunesse avant l'âge de vingt ans été fort tourmenté de la gravelle, de maniere que je ne pouvois être assis deux heures pour étudier sans ressentir des douleurs dans les Reins. Ce qui me fit prendre le parti d'étudier de bout ; c'est une chose que j'ai toujours fait depuis, & que je conseille à tous les jeunes étudians de faire ; j'ai continué à me ressentir de temps en temps

des douleurs de la gravelle, jusqu'à ce
que j'ai pris l'usage de l'Eau : car depuis ce temps là, je n'ai plus vû de gravier, ni de sediment dans mon urine,
& je n'ai plus ressenti de douleurs dans
les reins.

Je n'ai jamais éprouvé si l'Eau froide
est bonne pour les Etiques, comme le dit
Galien, & comme d'autres Medecins
le prétendent, mais j'ai quelquefois
pensé, que si les Medecins réduisoient
leurs malades à boire de l'Eau avec
un peu de bon vin de Canarie ou de
quelqu'autre liqueur semblable pour
donner de la qualité à l'Eau, s'ils leur
donnoient un peu plus de liberté par
rapport à la nourriture, & leur lais-
soient manger de la viande aussi bien
que d'autres choses qui fussent d'une facile digestion, sans leur faire observer une diete si exacte, cela pourroit
faire aussi-bien : car il peut y avoir du
danger dans le changement entier de la
nourriture par rapport à ceux qui ayant
coûtume de manger beaucoup de viande en sont privez dans la maladie & à
qui l'on ôte l'usage du vin & de la bierre pour les reduire à l'Eau ; je crois cependant que toutes sortes de vins, sans
en excepter le vin d'Alicante & le vin
vieux de Malaga, pris en quelque quan-

tité ne valent rien pour les Etiques.

J'ai éprouvé l'utilité de l'Eau dans les Rhumatismes ; je l'ai conseillé avec succès à plusieurs personnes qui en ont été gueries sans saignées & sans aucun autre remede. Il y a entre autres quelques années que je conseillai à une personne qui en étoit incommodée, de se mettre au lit, je lui fis boire de l'Eau, & son Rhumatisme se dissipa. Je crois que personne ne nie que le Rhumatisme & la Goute soient une espece de Fievre. Le Rhumatisme n'est qu'une goute imparfaite & irreguliere, & la Goute un Rhumatisme regulier, qui produit une crise en poussant la matiere morbifique vers les parties les plus éloignées du cœur, c'est à dire, les pieds & les mains, & je suis persuadé qu'une Goute reguliere gueriroit un Rhumatisme. Le Docteur Brady dans sa Lettre au Docteur Sydenham, lui demanda, si l'on ne pourroit point trouver un meilleur remede pour la guerison du Rhumatisme, que ce remede cruel (c'est le nom qu'il lui donne) par lequel ont tire tant de sang. Le Docteur Sydenham dit dans sa réponse qu'il a gueri un Apoticaire nommé Matthus en lui faisant prendre pendant trois jours de suite une grande quantité de petit lait ; mais cependant

qu'il ne faudroit pas donner ce remede
à un Vieillard de peur qu'il ne l'affoi-
blît trop. Je suis pleinement convaincu
que l'Eau feroit aussi-bien & même
mieux, & affoibliroit beaucoup moins,
(si cependant on pouvoit venir à bout
de persuader aux hommes que l'Eau
froide n'est pas une chose dangereuse &
mortelle.) Car le petit lait est plus capable d'agir par les Selles que par la
transpiration, & ce n'est pas là le meilleur moyen de guerir le Rhumatisme,
& generalement parlant toute sorte de
Fievre. Or il n'y a rien, du moins à
mon avis, qui soit plus propre que l'Eau
à dissoudre, à absorber & à enlever par
les sueurs & la transpiration ces sels tartareux, qui, si nous en croyons l'ingenieux
D. Etienne, qui a si bien écrit de la Goute, font la matiere morbifique du Rhumatisme & de la Goute. La raison qui me
fait parler ainsi c'est que non seulement
l'Eau est ce qu'il y a de plus propre à
dissoudre & absorber les sels, qualité
que personne ne lui conteste, mais encore qu'elle peut être prise sans danger
en plus grande quantité que toute autre liqueur propre au même usage, &
que par consequent elle peut dissoudre
une plus grande quantité de sels. Je
peux ajoûter encore qu'il n'y a rien de

plus

plus propre à déboucher les obſtructions que l'Eau, ſur tout ſi on en prend
abondamment.

Je ne doute point que l'Eau froide
ne ſoit bonne pour la Goute qui approche ſi fort du Rhumatiſme. Quoique je
n'en aye point vû d'épreuve, une perſonne digne de foi m'en a rapporté une
bien authentique. Un Marchand conſi-
dérable avoit la Goute ſi ſouvent & à un
degré ſi violent, qu'il avoit un vaſe de
craye de ſon propre crû; un de ſes amis
lui promit de le guerir, s'il vouloit ſui-
vre ſes conſeils, le Marchand s'y étant
engagé, il lui ordonna de ne boire que
de l'Eau & d'y mêler pendant quelque
temps de l'ail, ce que je crois aſſez inutile, l'Eau étant ſuffiſante d'elle même.
Cet homme s'étant donc accoûtumé à
ne boire que de l'Eau, la Goute ne lui
revint plus, & il fut en peu de temps
auſſi bien que s'il n'avoit point eu la
Goute auparavant & que ceux qui ne
l'ont jamais eue.

C'eſt une pratique ordinaire, lorſque
la Goute attaque l'Eſtomach & les Inteſtins, de boire abondamment des vins
forts; l'experience a appris que cela
chaſſe pour lors la Goute de l'Eſtomach
& la pouſſe vers les extrémitez; l'on
peut dire que c'eſt alors le tems de pren-

P.

dire quelque remede qui opere un tel effet, car si une fois la Goute attaque entierement ces parties, on doit s'attendre à mourir bien-tôt ; mais le vin rendra certainement le mal plus violent & plus douloureux, quoiqu'il l'éloigne pour l'heure des parties nobles. Je suis persuadé qu'une bonne dose d'Eau froide produiroit le même effet sans le même inconvenient, sur tout si on la prenoit au lit, elle fondroit ces sels gouteux qui incommodent les nerfs & les autres vaisseaux de l'Estomach, & qui causent de violens & dangereux vomissemens, des hoquêts & d'autres fâcheux symptômes, qui peuvent, si on ne les prévient à propos, devenir mortels au malade. Elle absorberoit en partie, sur tout si elle étoit prise au lit, & évacueroit par la transpiration insensible une bonne partie de la matiere de la Goute, & pousseroit le reste vers les extremitez plus promptement & avec moins de douleur que ne le feroit aucun remede chaud. Je ne parle de cela que par maniere de speculation : car je ne crois pas pouvoir persuader à personne d'user de cette methode.

Ceux qui sont le plus attaquez de la Goute, sont ceux qui font bonne chere, qui boivent beaucoup de vin, & sont peu d'exercice. Il y en a d'autres en qui ce mal eſt hereditaire.

Je ſuis perſuadé que ſi ces perſonnes, avant que d'avoir la Goute vouloient s'aſſujettir à boire chaque jour une quantité moderée d'Eau, ce ſeroit un bon moyen de les en preſerver pour toujours ; car d'abandonner entierement le vin pour des perſonnes qui ont l'habitude d'en boire beaucoup, c'eſt une choſe qui peut être dangereuſe, quoique le danger ne ſoit peut-être pas ſi grand qu'on ſe l'imagine. Si ceux qui ont déja eu la Goute, & ne peuvent raiſonnablement eſperer de n'en plus avoir aucun reſſentiment, buvoient chaque jour une certaine quantité d'Eau, comme ils boivent des liqueurs fortes, leur Goute ne reviendroit pas ſi ſouvent, & elle ſeroit bien moins douloureuſe ; ſur tout ſi aprés avoir bu un verre de vin, ils boivent un verre d'Eau, cette Eau emporteroit ces ſels tartareux, qui par le moyen du vin qui ſéjourne long-temps dans le ſang, peuvent s'accumuler de telle ſorte qu'ils croupiſſent dans les petits vaiſſeaux & produiſent neceſſairement la Goute, & preſerveroit ainſi le corps des maladies les plus dangereuſes & les plus mortelles.

Le motif qui m'engage à attribuer à

l'Eau froide autant de force qu'au vin
pour faire fortir la Goute de l'Eftomach,
eft l'obfervation que j'ai faite fort long-
temps fur la vertu qu'elle a de retenir
l'Eftomach dans l'ordre , de corriger
les humeurs bilieufes , de délayer & de
cuire les humeurs phlegmatiques , de
chaffer les vents , de diffiper toutes les
aigreurs nuifibles qui fe font connoître
par les rapports aigres d'un Eftomach
dereglé , & d'entretenir les forces de
l'Eftomach , afin qu'il puiffe remplir
fes fonctions. Une autre raifon qui me
porte à être de ce fentiment , c'eft que
dans le commençement des Fievres,com-
je l'ai déja dit , quoique l'Eftomach
foit prêt à fe foulever & à vomir, cependant dès qu'on à pris de l'Eau froide , il devient tranquille. Je laiffe au
Public la liberté de juger, comme il lui
plaira, de tout ce que je viens de dire,
peut-être inconfiderement.

    Je pourrois en dire encore bien da-
vantage, fi je voulois appliquer ce que
l'experience m'a appris, & ce que je
tiens des autres à tous les cas qui peuvent être femblables ; mais c'en eft affez, je ne ferai plus que donner un détail abregé des maladies pour lefquelles
Vander Heiden dans fon Livre *de Sero*
Lactis , aqua Frigida , & Aceto , pré-

tend que l'Eau froide eſt bonne.

Il dit que l'Eau froide preſerve de la Goute & la guerit, ce qui me juſtifie par rapport à ce que j'ai dit ſur ce ſujet.

Il dit que l'Immerſion des mains & des pieds dans l'Eau froide, ne fait point rentrer les humeurs, mais les rafraîchit, amolit la peau, & fait ſortir les humeurs. D'où je conclus que ce ne peut être une choſe mauvaiſe de laver ou de tremper ſouvent & doucement ſes pieds & ſes mains dans la Goute, & que par ce moyen, ſi on le pratique exactement, l'humeur de la Goute ſe retirera plus facilement aux parties ou la peau eſt ainſi amolie, & les arteres capillaires rafraîchies & humectées, & ainſi plus propres à s'ouvrir pour évacuer les humeurs.

Il dit qu'on guerit la Sciatique en quatre ou cinq jours ſeulement, en buvant de l'Eau froide au commencement du mal; ſi cela eſt vrai, je crois qu'il confirme ce que j'ai dit de la gueriſon des Rhumatiſmes par l'Eau froide; les douleurs de Rhumatiſme qui ſe font ſentir aux hanches étant de l'aveu de tout le monde plus difficiles à guerir, que celles qui attaquent toute autre partie du corps.

P iij

Il dit que les douleurs d'Eſtomach qui viennent de crudité, ſont gueries par l'Eau; ce que j'ai ſouvent éprouvé, comme je l'ai rapporté ci-deſſus.

Il dit qu'elle eſt propre à adoucir les douleurs de la pierre, j'en ai auſſi parlé.

Il dit qu'en plongeant dans l'Eau froide les mains & les pieds qui ſont preſque gelez de froid, on les guerit, cela eſt conforme à l'experience, car preſque tout le monde ſçait, que quand on a les mains gelées de froid, il vaut mieux les frotter avec de la neige, ou les laver avec de l'Eau, que de les expoſer au feu qui ſouvent fait ſortir le ſang par la peau des doigts.

Il cite ce que dit Hippocrate (*Liv.* *5. des Aphoriſmes aph.* 24.) que l'Eau froide guerit le *Tetanos* ou rigidité qui attaque quelquefois les Muſcles, & qui fait que le corps ne peut ſe courber ni d'un côté ni d'autre; c'eſt ce que je ne ſçai pas, & je m'en rapporte à Hippocrate.

Il dit que les membres paralytiques peuvent être rétablis en peu de temps en les lavant ſouvent avec de l'Eau froide, le Docteur Pitcarn recommande la même choſe, & je ſuppoſe qu'elle peut être bonne.

Il dit qu'un bon remede contre le mal de tête c'est de la plonger dans l'Eau, ou de la laver.

Il dit que l'Eau guerit les douleurs des Epaules, du dos & des Reins, ce qui peut être, si elle guerit la Sciatique. J'ai été long-temps dans la pensée que lorsque les douleurs du Rhumatisme se fixent en quelque partie du corps, ce seroit un moyen de les adoucir bien plus sûr & bien plus prompt de laver cette partie avec de l'Eau froide, que de le faire avec de l'Eau de vie ou de l'Eau de la Reine d'Hongrie ; je n'ai pu cependant venir à bout de le persuader à personne.

Il dit qu'en tenant long-temps les mains, les pieds & les jambes dans l'Eau, on dissipe les vents qui causent la colique. Si cela est vrai, en buvant en abondance de l'Eau, comme je l'ai dit, on y réüssira beaucoup plus surement & plus facilement.

Je sçai que l'on attend de moi quelques raisonnemens sur ce que j'ai proposé ; j'ai donc deux choses à prouver. 1°. Que les Sudorifiques sont les meilleurs remedes pour la guerison des Fievres. 2°. Que de boire abondamment des liqueurs rafraîchissantes & particulierement de l'Eau froide, c'est le moïen le plus falutaire, le plus facile & le plus puiffant pour aider la tranfpiration & exciter des fueurs douces.

Je dis 1°. que les Sudorifiques font les meilleurs remedes pour la guerifon des Fievres. Quelques perfonnes femblent n'avoir pas grande opinion des fueurs, parce que Hippocrate & Galien difent peu de chofe des Sudorifiques. Le Docteur Friend paroît être dans cette penfée, il dit qu'on en doit attendre peu de chofe, & que lorfque les Medecins s'en font fervis, ils font obligez aprés d'en revenir aux vomitifs, aux faignées & aux ventoufes. Le D. Sydenham décrie les Sudorifiques dans tous fes ouvrages & leur attribuë les plus dangereux fymptômes qui arrivent dans les Fievres, ajoûtant que fi les Fievres pouvoient fe guerir par les fimples Sudorifiques, tout le monde pourroit être Medecin. Le Docteur Hartis dans fon Livre de la Pefte, dit que le but des Alexipharmaques eft d'exciter la fueur, mais qu'ils augmentent la Fievre.

Il y en a d'autres qui parlent plus favorablemnt des bons effets des Sudorifiques dans les Fievres; Vanhelmont fe moque de ceux qui prétendent guerir les Fievres par d'autres moyens que par les Sudorifiques; le Docteur Willis

semble n'aprouver les Alexipharmaques
& les Sudorifiques que dans les Fievres
malignes pour resister au poison & à la
malignité. Le Docteur Estienne prétend
que d'ouvrir les glandes de toute la peau,
est une chose qui fait une plus grande
évacuation par les sueurs , & qui est
plus propre à enlever la Fievre , que
d'ouvrir seulement les glandes de l'Estomach par le vomissement , ou celles
des Intestins par les purgations.

Enfin le Docteur Pitcarn conclut des
observations de Santorius sur la proportion qu'il y a entre les évacuations qui
se font par la transpiration & celles qui
se font par les selles & les urines, que les
Fievres peuvent être gueries dix fois plus
facilement par les sueurs que par toute
autre évacuation. Il n'est pas necessaire
de citer un plus grand nombre d'Auteurs; je me contente de faire sur ce que
j'ai dit ces deux observations.

1°. Que par Sudorifiques ils entendent ceux qu'on a appellé communement Sudorifiques , Alexipharmaques ,
Alexiteres,& Cardiaques,dont plusieurs
sont extremement chauds,quoique quelques-uns soient plus doux & plus moderez que les autres , je ne crois pas que
les Medecins ayent connu jusqu'ici la
maniere de faire suer dans les Fievres

par le moyen des liqueurs rafraîchiffantes & fur tout de l'Eau prife en abondance, qui eft un remede qu'on peut
donner avec fuccès dans les Fievres
les plus violentes, fans qu'il foit befoin
d'ufer d'aucune précaution ; ou fi quelque Medecin l'a connu, il n'en a pas fait
part au Public, ou du moins ne s'en eft
pas fervi dans la pratique.

2°. Ils veulent qu'on ne donne les Sudorifiques, que lorfque les fignes de la
coction de la matiere morbifique paroiffent par les urines ou par quelqu'autre
moyen. Je pourrois citer ici plufieurs
Auteurs, ou plûtôt tous ceux qui ont
écrit fur ce fujet, mais je n'en allegue-
rai que deux.

Le Docteur Sydenham inculque en
vingt endroits de fes ouvrages cette idée
qu'il a de la coction des humeurs, &
dit en un endroit qu'il croit que ceux
qui aiment fi fort à guerir les Fievres par
les fueurs, ne prétendent autre chofe
finon que les humeurs font propres à
être pouffées dehors aprés leur coction.

Le Docteur Pitcarn qui combat dans
tous fes ouvrages les fentimens de plufieurs Medecins, a cependant la même
idée fur ce fujet.

Je crois qu'il n'eft gueres de chofe

en laquelle les Medecins fe foient plus
trompez qu'en celle-ci, & qu'il ont reconnu tacitement par-là qu'ils ne pouvoient rien faire dans les Fievres, jufqu'à ce qu'ils en euffent obfervé les fignes, fi ce n'eft de veiller fur quelques-
uns de fes violens fymptômes ; c'eft-
à-dire, que quand la nature avoit en
quelque maniere fait fon ouvrage, ils
pouvoient l'aider en peu, & guerir la
Fievre, lorfqu'il étoit probable qu'elle
fe gueriroit d'elle - même fans leur fe-
cours.

Dans les bleffures ou les Apoftemes
qui font fur les parties exterieures du
corps, nous difons que les humeurs font
cuites, quand l'humeur âcre eft fi fort
adoucie par des applications convenables, qu'elle fe change en pus. Dans les
Rhumes, qui fouvent fe tournent en
Fievre, nous difons que la lymphe acide
eft cuite, quand elle eft changée par la
nature, ou par les remedes en phlegme,
doux, épais & blanc.

Je crois qu'on peut dire qu'il n'y a
& qu'il n'y peut avoir aucune coction
femblable de la matiere fievreufe dans
le fang ; car elle empêcheroit entierement la circulation, étant impoffible
qu'une telle matiere pût paffer par les
arteres capillaires, & être pouffée de-

hors par une tranſpiration inſenſible ou ſenſible.

Le Docteur Sydenham dit que la coction eſt la ſeparation de la matiere morbifique d'avec celle qui eſt ſaine : s'il entend par - là que la ſeparation ſe fait dans le ſang même, une telle ſeparation rendroit cette matiere plus mauvaiſe & la Fievre plus dangereuſe ; s'il entend qu'elle eſt pouſſée hors du ſang, que devient ſon idée de la coction.

Le Docteur Pitcarn dit que la coction eſt la ſeparation de la matiere morbifique en des parties ſi petites, qu'elle deviennent propres à être évacuées par la tranſpiration ſenſible ou inſenſible. Ce ſentiment eſt plus vraiſemblable que l'autre ; mais il ne ſatisfait pas ; car je ſuis perſuadé que la matiere morbifique qui eſt dans le ſang, n'eſt & ne peut être, pendant qu'elle circule dans le ſang ſi épaiſſe & en ſi gros volume, qu'elle ne peut ſortir par les ſueurs, mais la violence de la Fievre arrête la ſecretion naturelle, & le ſang eſt ſi chaud, ſi ſec, ſi rarefié, ou gonflé (ce que pluſieurs entendent pas rarefaction) qu'il ne peut paſſer par les arteres capillaires, & par conſequent la matiere morbifique ne peut ſortir par la tranſpiration. Pendant que le Medecin eſt à attendre les signes de la coction, la matiere morbifique corrompt le sang & le change de plus en plus en matiere morbifique; d'ailleurs souvent les signes de la coction ne paroissent point du tout. Tout ce que le Medecin peut faire, quand la Fievre s'est établie dans un corps, c'est de conduire tellement les choses, que la Fievre ne devienne point trop considerable, que le sang puisse par ses circulations chasser par degrés & peu à peu la matiere morbifique, & se reduire à son état naturel de circulation.

J'ajoûte encore sur ce sujet que toutes les choses chaudes qui échauffent & dessechent le sang, & par consequent le font sortir de son état naturel, à moins qu'elles ne soient données en petite quantité, qu'on les appelle comme on voudra, Sudorifiques, Cardiaques, Alexipharmaques, bien loin d'être utiles pour la guerison des Fievres sont très-pernicieuses, & qu'il n'y a point de meilleur moyen pour ouvrir les glandes de la peau, & pour faire circuler librement le sang dans les arteres Capillaires que de donner en abondance pendant tout le cours de la Fievre des liqueurs rafraîchissantes qui ne puissent point faire de mal, & qui delayent

& rafraîchiffent le fang, & le reduifent, autant qu'il fe peut, à fon degré
naturel de circulation. Si on peut venir
à bout de ces chofes ; les fignes de la
coction, que je crois confifter en cela,
paroîtront dans leur temps ; & fi on ne
peut y réüffir, c'eft inutilement qu'on
attend ces fignes.

Il ne fera pas inutile de dire ici
quelque chofe des acides qui font generalement prefcrits par tous les Medecins, non feulement dans les Fievres
ordinaires, mais encore dans la Pefte
même. J'avoüe que, quoique je les aye
crus jufqu'ici fort bons, cependant depuis que j'ai lû dernierement quelque
chofe des fentimens des Medecins fur
les caufes de la Fievre, je fuis un peu
revenu de cette creance. Quelques-uns
difent que M. Boyle a prouvé qu'il
n'y a point d'acide dans le fang, ni dans
le corps, lorfqu'ils font dans leur état
naturel ; Le Docteur Pitcarn eft fi fort
de ce fentiment, qu'il tourne en ridicü-
le l'opinion du Docteur Willis qui attribuë une fermentation au fang, qui
fe fait comme celle du vin & de quelques autres liqueurs par voye de depu-
ration, ou comme celle du petit lait par
voye de coagulation. Il dit en effet que
toute fermentation n'eft qu'un combat

entre l'alcali & l'acide , ou le plus fort
remporte la victoire. Presque tous les
Medecins qui ont écrit depuis peu , attribuent la Fievre à une espece d'acide ,
comme j'aurai peut-être occasion de le
montrer amplement en un autre lieu.
Malgré cela les acides peuvent être bons
en qualité de refrigerans , quoiqu'ils
ne le soient peut-être point en qualité d'acides. Cependant personne ne
s'est encore hazardé à les donner en grande quantité, ce qui fait que s'ils ne font
pas de bien , ils ne font pas grand mal ;
si ce que le Docteur Pitcarn dit, que les
acides se changent en alcali , lorsqu'ils
sont dans le sang , est vrai, tout va bien,
autrement je craindrois fort qu'ils ne
fussent pas bons pour les Fievres, si l'humeur peccante dans toutes les Fievres ,
étoit une espece d'acide.

Les meilleurs acides qu'on puisse
donner dans les Fievres, sont à mon avis
le jus de citron ; quand j'eus une rupture au poûmon, je fus plusieurs années
que je ne pouvois souffrir aucun acide ,
mais dès que j'en prenois je sentois de
la douleur à la gorge , je ne pouvois non
plus souffrir des choses chaudes de leur
nature , & prennois même incommodé
d'une simple tasse de sauge prise en gui-
se de Thé; mais je souffrois assez bien le

jus de citron, ce qui me fit conjecturer qu'il trouble moins le sang que les autres acides, & qu'ainsi il doit être moins nuisible dans les Fievres que plusieurs autres, quoiqu'il paroisse plus acide au goût.

Mais on me demandera peut être, si comptant si fort sur les sueurs pour la guerison des Fievres, je n'y donne point de place aux vomitifs & aux saignées, je répons à cela que je ne les ai jamais épprouvez, ni eu occasion de le faire depuis que j'ai connu l'usage de l'Eau froide.

Quand aux vomitifs, je ne doute point qu'il ne puissent être fort bons, quand le sujet le demande ; mais depuis que je me sers d'Eau dans les Fievres, je les ai trouvez inutiles, d'autant plus qu'aussi tôt qu'on a pris l'Eau, les maux de cœur cessent, & que l'Estomach est tranquille. Tous les Medecins conviennent qu'ils sont bons dans le commencement des Fievres ; le Docteur Hartis sur tout les recommande dans toutes les Fievres, & même dans la Peste, comme on peut voir dans son Ouvrage Latin sur la Peste ; mais ils conviennent aussi unanimement que les vomitifs doivent être doux & donnez de bonne heure, autrement ils troubleroient trop le le sang, qui ne l'est déja que trop. Au reste il y a un grand nombre de Fievres, dans lesquelles l'Estomach n'est que peu attaqué ; ce qui fait que les vomitifs ne sont pas toujours également necessaires : car il est inutile de faire par beaucoup de remedes, ce qu'on peut faire par moins.

Les Fievres sont des choses si hazardeuses, & le bon ou le mauvais effet des remedes que les Medecins donnent pour les guerir, dépend de tant de circonstances accidentelles, que je suis persuadé qu'il est difficile aux plus habiles Medecins de faire des observations justes qui fassent connoître, quand la saignée, qui est une des premieres choses que l'on ordonne communement, fait bien ou mal, ou si elle produit quelque effet dans la plûpart des Fievres.

Il y eut une fois dans ma famille une Fievre fort maligne ; nous fumes onze malades ; cinq furent saignez & six ne le furent point. Je ne remarquai aucune difference entre ceux qui avoient été saignez, & ceux qui ne l'avoient point été. Une des mes filles mourut, mais ce fut pour avoir été mal gouvernée. Elle fut deux jours sans Fievre, & nous parut bien guerie ; l'Apoticaire crut qu'il falloit lui donner du Quinqui-

Q

na pour empêcher le retour de la Fievre ; elle en prit & tomba auffi-tôt
après plus malade qu'elle n'étoit auparavant. Elles mourut en trois ou quatre
jours avec une efpece de bubon. Je fuis
fâché de voir des Medecins fi hardis à
donner le Quinquina dans les Fievres
malignes , dès qu'il s'y trouve quelques
interruption, ou plûtôt quelque relâche. Mais je fuis ravi de voir deux
grands Medecins , tels que le Docteur
Sydenham & le Docteur Friend , condamner, l'un le trop long ufage que l'on
en fait , & l'autre l'ufage que l'on en fait
dans les Fievres intermittentes.

A la verité les pertes confiderables de
fang que j'ai fait dans ma jeuneffe , &
plufieurs hiftoires qui fe trouvent fur ce
fujet dans Shenkius & d'autres Auteurs , m'ont convaincu qu'on peut perdre beaucoup de fang , foit dans la maladie, foit dans la fanté fans s'en trouver
plus mal.

Mais d'un autre côté j'ai de la peine
à croire que huit ou dix onces de fang
tirées au commencement d'une Fievre
puiffent faire un fi grand bien , foit en
faifant fortir du fang la matiere morbifique , car il n'y en a pas plus dans
le fang qui fort que dans celui qui
refte , foit en aidant la circulation ;
car la difficulté de cette circulation n'eft

pas dans les veines, mais dans les arteres, par les obstructions qui se font ordinairement dans les Fievres, dans les arteres capillaires. La saignée ne peut pas non plus faire impression sur la liqueur nerveuse, dont le croupissement & l'acidité font, selon quelques-uns, la cause de toutes les Fievres. Tous les vaisseaux, particulierement les arteres & les veines font élastiques, & s'ouvrent ou se ferment en quelque maniere suivant les quantitez des liqueurs qu'ils contiennent, de maniere que si le sang est trop chaud, trop épais, trop desseché, trop rarefié ou gonflé par la chaleur, la circulation se fera aussi difficilement qu'auparavant.

Le plus sur moyen de faciliter la circulation du sang, est de changer le sang même. Le plus grand défaut du sang dans les Fievres est de manquer de serosité, sans laquelle la circulation ne se peut faire aisement, mais qui est alors trop desséchée & évaporée par le mouvement & la chaleur extraordinaire du sang. Or il n'y a point de moyen plus prompt pour contribuer à la circulation du sang que de boire des liqueurs rafraîchissantes, qui ne puissent point faire de mal, entre lesquelles j'estime la meilleure l'Eau ordinaire, comme appro-

Q ij

chant plus prés de la ferofité du fang que
toute autre liqueur quelle qu'elle foit.
Ces liqueurs delayeront le fang, lui ar-
rêteront fon effervefcence & fa rarefaction, lui feront occuper moins de place
dans les vaiffeaux; elles le rafraîchiront,
l'humecteront, entretiendront fes principes dans un mélange convenable & les
empêcheront de fe feparer & de fe coa-
guler. Ou s'il y a quelque coagulation ou
mortification dans les parties du fang,
elles les diffiperont, & les feront couler
avec le fang. Le fang ainfi delayé & rafraîchi paffera bien plus facilement par
les arteres capillaires, dans les glandes
de la peau, & là fe déchargera par une
tranfpiration fenfible ou infenfible de
tous fes particules nuifibles, & la Fievre s'en ira ou bien tout d'un coup,
comme je l'ai fouvent experimenté, ou
par degrez.

　　Il ne me refte plus qu'une chofe (qui
eft la principale que j'ai en vûë dans cet
écrit) c'eft de montrer qu'il eft probable que fi les perfonnes attaquées
de la Pefte fe fervoient de ce remede
auffi tôt qu'elles en font attaquées, l'Eau
froide les gueriroit: pour y parvenir,
allons ainfi par degrez.

　　1°. La Pefte eft une Fievre. Quand
je parle ainfi, je fais une diftinction en-

tre l'air empesté qui est exterieur, ou qui sort de la personne qui a la Peste, & la maladie que cet air cause. Le premier n'est pas une Fievre, mais la cause de la Fievre. Il est vrai que lorsque l'infection est si violente & si maligne, qu'elle saisit & suffoque tout d'un coup les esprits, une telle Peste peut être sans Fievre; il est vrai aussi que si elle expedie en peu d'heures, le malade peut mourir, avant que la Fievre ait eu le temps de se declarer. Mais si la nature a le temps de combattre contre la maladie, ce combat produira une Fievre; en un mot on peut dire, generalement, parlant que la Peste est une Fievre.

Quelques-uns objectent à cela que l'histoire fait mention de plusieurs personnes qui sont mortes de la Peste sans aucun signe de Fievre. L'Histoire sacrée nous parle de soixante & dix mille hommes qui moururent du temps de David de la Peste en trois jours; mais il est dit aussi qu'ils furent tuez par la main de l'Ange exterminateur; ainsi ce n'étoit pas là une Peste ordinaire.

Il est certain qu'il peut y en avoir dans toutes les Pestes qui meurent subitement; mais cela ne fait rien contre nous; la même chose arrive dans les

Fievres malignes ordinaires, j'ai vû des gens mourir en un jour ou deux de Fievres malignes dans le temps que la résistance de la nature contre le mal commençoit à produire la Fievre. On a aussi remarqué que ceux qui meurent de la Fievre quarte, meurent toujours dans le frisson, au commencement de l'accès. Il s'agit seulement de sçavoir si l'histoire nous parle de quelque Peste, dans laquelle tous ceux qui en étoient infectez, & en mouroient, se trouvoient sans Fievre; & comme nous ne trouvons rien de semblable, je suis persuadé que la Peste est une Fievre, & que par tout où la Peste se trouve, la Fievre attaque la personne infectée, a moins que la nature ne soit accablée d'abord & n'ait pas le temps de se défendre contre la malignité de l'infection.

Je regarde la sueur Angloise comme une des plus dangereuses Pestes qu'il y ait jamais eu, quoiqu'elle soit appellée par quelques Auteurs modernes une Peste moderée. Car il n'y a rien de plus violent que d'attaquer en un jour jusqu'à cinq cens personnes, & de tuer sans misericorde en vingt-quatre heures; & cependant elle n'est pas sans Fievre.

2°. La Peste est à proprement parler une Fievre continuë. Les Medecins ap-

pellent Fievres continuës celles où la
difposition fievreufe fubfifte toujours
plus ou moins dans tout le cours de la
Fievre ; & intermittentes , celles dans
lefquelles pendant le temps d'interruption il ne paroît aucun figne de Fievre ,
& le malade femble en être quitte ; telles font les tierces & les quartes. Je
crois que toutes les Fievres auffi bien
que les Fievres malignes & la Pefte même
ont quelque relâche dans leurs cours ,
c'eft-à-dire des temps où la Fievre eft
moins violentes que dans d'autres. On
ne laiffe pas de les appeller continuës ,
parce qu'elles n'abandonnent jamais entierement le malade ; & la Pefte eft une
Fievre de cette nature , quoiqu'elle foit
la plus mauvaife & la plus dangereufe
de toutes.

3°. La Pefte eft une Fievre , dans laquelle le defordre des Efprits & du
fuc nerveux eft plus grand , & la putrefaction & la corruption du fang &
des humeurs eft plus confiderable que
dans aucune autre maladie ; il y a une
grande difpute entre les Medecins pour
fçavoir fi la nature de la Fievre pefti-
lentielle confifte dans la putrefaction.
Fracaftor la definit , une tres-fale putrefaction, & plufieurs font de fon fentiment. D'autres veulent qu'on prenne fa

dénomination & ſa definition de l'infection venimeuſe qui en eſt la cauſe; je crois que la Peſte ne vient que rarement d'une putrefaction ou corruption contenuë dans le corps & qui eſt produite par le croupiſſement du ſang & des humeurs, quoi-qu'il puiſſe y avoir des corps plus propres à prendre l'infection de l'air ou des perſonnes infectées que d'autres, & à rendre ainſi la Fievre plus violente & mortelle. Ce qui eſt certain, c'eſt que ſi la Peſte va ſon chemin, & qu'on ne l'arrête pas, elle produira une grande putrefaction.

4°. La Peſte ne doit point être miſe au nombre de ces Fièvres qui ſont univerſellement accompagnée d'éruption; un fameux Auteur de ces derniers temps comparant la Peſte avec la petite Verole, prétend que les charbons & les bubons ſont auſſi eſſentiels à la Peſte que les puſtules à la petite Verole; cependant tous les Medecins qui ont ſaigné des perſonnes malades de la Peſte, nous diſent que pluſieurs ont été gueris de la Peſte & ſont revenus à une ſanté parfaite ſans qu'il ait paru en eux ni devant ni après, ni durant le cours du mal aucun ſigne ou ſymptôme de Peſte. Ainſi je ſuis perſuadé que les charbons & les
bubons

bubons ne font pas plus effentiels à la Pefte qu'aux autres Fievres.

5°. L'opinion la plus commune entre les Medecins, eft qu'il n'y a de differen-ce entre la Pefte & les autres Fievres malignes que dans le degré, dans la grandeur de l'infection de la contagion & de l'aptitude à infecter les autres; & ils ne font communément d'autre dif-tinction entre elles, fi ce n'eft que dans les autres Fievres malignes, il en re-chappe plus qu'il n'en meurt, au lieu que dans la Pefte il en meurt plus qu'il n'en échappe. Je ne me refouviens point d'avoir vû aucun Auteur foit anciens foit modernes, qui penfe autrement fur ce fujet. C'eft pourquoi je crois qu'il eft entierement inutile d'apporter ici des autoritez. Tous les confeils que ces Au-teurs donnent pour la guerifon de la Pefte, eft d'appliquer toutes les chofes qui ont été trouvées bonnes dans les Fievres malignes à la guerifon de la Pefte qui eft la plus maligne. Tous nos Medecins d'à prefent n'enfeignent point autre cho-fe; quoique tous ces Sçavans hommes n'ayent jamais vû de Pefte, ni exercé la Medecine dans des lieux où elle fut; cependant ils fe croyent fuffifamment inftruits de ce qui la regarde pour en écrire & pour entreprendre de traiter

R

ceux qui en seroient attaquez, si elle sur-
venoit dans le Païs, parce qu'ils croyent
que ce n'est qu'une Fievre maligne, qui
est à son plus haut degré ; & je suis entierement convaincu, que si quelqu'un
d'eux connoissoit quelque remede qui
enlevât surement les Fievres malignes, il
ne manqueroit pas de le donner dans la
Peste. Que ces Messieurs me permettent
donc de raisonner comme eux ; j'ai reconnu, non pas une fois, mais fort souvent, qu'une bonne dose d'Eau froide,
donnée au lit, du commeucement des
fievres les plus malignes que nous ayons
eu à Londres depuis 25. ans & plus,
les ont gueri tout d'un coup par une
sueur abondante ; c'est pourquoi si j'a-
vois à exercer la Medecine, j'approu-
verois ce remede dans la Peste, quand
l'occasion s'en presenteroit, & je ne doute point que je ne le fisse avec succès;
Mais avançons.

6°. Tous les Medecins avoüent qu'on
n'a point encore trouvé de remede specifique qui guerisse surement la Peste.
On ne doit pas être surpris que le Docteur Pitcarn propose comme une chose
qui est à desirer dans la Medecine, de
trouver un remede qui ôte tout d'un
coup la Fievre. Etmuller dit qu'il n'y a
point de specifique pour cela, si ce n'est

que nous mettions de ce nombre le crapeau desseché, ou le camphre. Quand
au premier, Vanhelmon semble en avoir
bonne opinion ; il dit l'avoir appris d'un
Medecin nommé Butter qui prétendoit
avoir gueri plusieurs personnes par ce
moyen ; mais il ne put apprendre
entierement son secret, parce que cet
homme fut banni peu de temps après.
On pourroit peut-être croire qu'un crapeau mis si prés du cœur seroit moins en
état d'attirer les particules venimeuses
du cœur, que le cœur ne le seroit d'attirer celles du crapeau. Pour ce qui est du
Camphre, quoi que plusieurs le loüent
comme un trés-puissant diaphoretique,
cependant je ne l'ai jamais vû prescrire
seul soit dans la Peste, soit dans un autre Fièvre ; il faut qu'il soit mêlé dans
une grande abondance de liqueur, qui
peut-être gueriroit le mal sans lui. Richard Blanckmore dit qu'il n'a jamais
vû le camphre produire beaucoup d'effet, mais qu'il offense l'Estomach, comme font la plûpart des baûmes & des
gommes balsamiques.

7°. Quelques-uns des meilleurs Medecins regardent les sudorifiques, comme les remedes les plus salutaires, les
plus prompts, & les plus convenables
pour la Peste.

R ij

Je commencerai par Diemerbrock qui a, au jugement de plusieurs, écrit le mieux & le plus au long de la Peste. *Dans le chapitre sixiéme du Livre 3. de son Edition in-fol.* Il nous dit que sa methode étoit telle. Le premier, le second ou le troisiéme jour il donnoit des sudorifiques, si on les vomissoit, il en donnoit d'autres, si l'on avoit de la peine à suer, il faisoit couvrir plus qu'à l'ordinaire. Si la fievre augmentoit il recommençoit les sudorifiques, une seconde ou troisiéme fois, & même une quatriéme & cinquiéme. Cette methode fait voir qu'elle opinion il avoit de la sueur dans la Peste.

Dans le chapitre huitiéme du Livre second, il approuve les évacuations, & dit avoir connu plusieurs personnes, qui ayant pris l'infection avoient été gueries, en se faisant suer promptement.

Dans la page 164. il dit avoir trouvé par une experience confirmée par une infinité d'exemples, qu'un grand nombre de personnes ont été gueries par la sueur, & que peu l'ont été par d'autres moyens.

Malgré la prétention ancienne, que la sueur est dangereuse dans les Fievres avant que les humeurs soient cuites; il ordonne cependant ses sudorifiques au

commencement du mal ; difant qu'il
va fi vîte, que fi l'on ne fecoure promptement le malade , tous les remedes feront inutiles ; il prétend que la notion
commune de la coction a lieu dans les
autres Fievres où la maladie vient des
humeurs, mais qu'elle ne l'a pas dans
la Pefte , qui vient d'infection. C'eft
une diftinction fort inutile : car l'experience m'a convaincu que la fueur eft
aufli bonne dans toutes les Fievres où il
ne doit point y avoir d'éruption , comme il croit avec raifon qu'elle l'eft dans
la Pefte. Il avoüe (p. 167.) qu'il avoit
foin de ne point donner de fudorifiques
trop chauds, mais que s'il en donnôit ,
il avoit foin de les mêler avec des chofes rafraîchiffantes, comme du vinaigre
ou du jus de citron.

J'ajoûterai un paffage ou deux de
Sennert fur le même fujet. Je fuis , dit-
il (p. 808.) entierement perfuadé que
plufieurs de ceux qui meurent de la
Pefte en feroientrechapez, s'ils s'étoient
fervis à temps des remedes neceffaires,
& s'ils les avoient recommencé auffi
fouvent , qu'il étoit befoin. Car dès
qu'une perfonne eft attaquée , elle doit
fur le champ & fans aucun delai prendre des alexipharmaques pour fuer , &
cela même jufqu'à trois fois dans un

jour. Il dit (p. 817.) que le meilleur moyen de guerir de la Peste est celui-ci. D'abord que cette maladie a attaqué quelqu'un, il doit, après avoir imploré le secours de Dieu, recourir d'abord aux alexipharmaques & aux sudorifiques, sans differer pour quelque raison que ce soit; & la raison pour laquelle tant de personnes meurent de la Peste, c'est qu'ils sont trop negligens à prendre des alexipharmaques. Je suis persuadé, ajoûte-t-il, que plusieurs en rechapperoient s'ils en prenoient avant que le venin eût commencé à corrompre les humeurs. J'ai souvent observé dans le temps des Pestes, que quelques-uns se trouvant attaquez, prenoient aussi-tôt des alexipharmaques, se disposoient à suer, & ne ressentoient plus de mal après cela, mais retournoient dès le lendemain à leurs affaires; au lieu que quand on differoit huit ou douze jours à prendre des sudorifiques, à peine en rechapperoit-il un de cent.

On peut voir par là ce que Sennert pense des sueurs dans la Peste & de la promptitude avec laquelle on doit y avoir recours. Je pourrois citer encore d'autres autoritez, mais celles-là sont suffisantes.

8°. Les sudorifiques chauds, ou les

alexipharmaques (car c'eſt la même
choſe) ſont dangereux dans la Peſte
auſſi bien que dans les autres Fievres,
à moins qu'ils ne ſoient pris ſobrement
& avec diſcretion. Ils ſont même plus
dangereux dans la Peſte que dans les
autres Fievres, parce que l'inflammation y eſt plus grande. Je trouve à la
verité quelques grands hommes encore attachez à l'ancienne pratique de
donner les plus forts Cardiaques, &
les alexipharmaques les plus chauds
dans les Fievres malignes, de propor-
tionner la force des remedes à la malignité de la Fievre, & de donner par
conſequent les plus forts de tous dans
la Peſte; mais la plûpart ſemblent avoir
abandonné cette pratique, & aiment
mieux renoncer aux alexipharmaques &
s'expoſer au venin, que d'uſer des ſudorifiques & augmenter la Fievre. Il eſt
vrai que les ſudorifiques chauds, donnez
dans le commencement pendant que la
nature eſt forte, & que le ſang n'eſt pas
fort corrompu, donnez, dis je, dans
une quantité & d'une maniere propre
à exciter une ſueur abondante, peuvent
diminuer, ou peut être enlever la Fievre; mais s'ils ne font point ſuer, comme
il arrive ſouvent, ou s'ils tourmentent
trop la nature, ils doivent faire beau-

coup de mal. Diercerbrock , comme
je l'ai remarqué ci deſſus, avoüe qu'il
n'oſe pas donner les plus chauds alexipharmaques ſans y mêler quelque liqueur rafraîchiſſante ; de maniere que
ſuivant les idées que l'on a communément de la neceſſité de reprimer le venin, & du danger où l'on eſt d'augmenter la Fievre , un Medecin doit ſouvent
être en ſuſpens ſur ce qu'il fera.

Si donc on peut trouver quelque
choſe qui produiſe une ſueur abondante & douce au commencement des Fievres ſans augmenter la Fievre , cette
choſe tirera le Medecin d'embaras.
Or c'eſt ce que j'aſſure hardiment que
fera l'Eau froide au commencement de
toute Fievre qui n'eſt point neceſſairement & univerſellement accompagnée
d'éruption , & même à ce que je crois
dans la Peſte ; c'eſt-à-dire , qu'elle donnera une ſueur auſſi abondante & beaucoup plus douce que ne le pouroit faire
aucun ſudorifique chaud , & que bien
loin d'augmenter la Fievre devant & durant la ſueur, elle calmera le mouvement
du ſang & appaiſera la Fievre de telle maniere qu'à peine pourra-t-on croire qu'il
y en ait. Pour ce qui eſt des Fievres qui
ſont toujours accompagnées d'éruptions,
elle adoucira tellement la Fievre , que

les éruptions se feront bien plus facilement & plus doucement qu'elles ne se seroient faites sans cela.

Mais, me dira-t-on, ne doit-on point songer au poison, ou particules venimeuses, qui ont infecté les esprits, le sang ou les humeurs, & qui ont causé la Fievre? Faut-il abandonner les alexipharmaques que tout le monde depuis 1500. ans a crû si contraire au venin que l'on regarde comme la cause des Fievres malignes, & particulierement de la Peste? A cela je repondrai par les propositions suivantes.

9°. Le même remede qui guerit la Fievre & enleve la matiere morbifique, enleve aussi le venin ou poison qui en est la cause. Quand les particules vitiées du suc nerveux du sang & des humeurs sont enlevées par une sueur abondante & douce, le venin ou poison, de quelque espece qu'il soit, doit aussi sortir avec elles; & la nature avec le secours de l'art détruit en même temps l'effet & la cause; il semble en effet impossible que la chose soit autrement. Je crois que tout ces remedes chauds qui repriment le poison & guerissent les Fievres, ne le font point par aucune qualité specifique qui leur donne la vertu de resister au poison, mais parce qu'ils excitent une sueur violente qui évacue par degrez la matiere de la Fievre & le venin.

Je ne peux souffrir que les Medecins osent déterminer l'espece differente du venin de la Peste ; & marquer quel poison animal , Vegetable ou Mineral en approche de plus prés ; je croirois cependant , que c'est le Mineral, car nous voyons des personnes suffoquées par les vapeurs qui se levent quelquefois dans la Peste , quand l'infection est grande ; ce qui se fait probablement, quand l'infection vient de l'air , & non pas , quand elle vient des corps infectrez.

Ainsi quoique l'on connoisse plusieurs choses que l'on peut regarder comme des specifiques pour resister à quelques sortes de poisons , tels que ceux de la Vipere , de l'Aspic & du Scorpion ; & que l'on sçache par exemple que la morsure ou la piqueure de la Tarentule est guerie par des airs de Musique & par une danse violente; comme nous ne connoissons pas de quelle espece est le poison qui cause la Peste , nous ne pouvons nous servir surement pour la guerir d'aucune espece d'antidotes ; & nous ne sommes pas assurez que les choses dont l'experience nous a fait connoître la bonté pour dompter la force de quel-

ques sortes de poisons , soient aussi
bonnes contre le poison qui cause la
Peste , autrement qu'en qualité de sudorifiques , & en enlevant par une sueur
douce , ou par la transpiration insensible , la Fievre & les particules venimeuses qui en sont la cause. Il n'est pas
d'ailleurs fort probable , que ces antidotes si violemment chauds , que nous
sçavons surement augmenter la Fievre
qui est une suite naturelle de l'infection de l'air qui est dans la Peste , puissent tant faire que de reprimer cette
malignité , ils doivent bien plûtôt augmenter son activité.

Si l'Eau donnée à temps , dans une
bonne quantité & au lit, cause une sueur
abondante , & guerit la Fievre ; il est
probable , qu'en même temps , elle ab-
sorbera les particules nuisibles de la matiere qui a causé la Fievre , de quelque
espece qu'elles soient , & les enlevera
avec la matiere morbifique , & appaisera leur violence & leur activité beaucoup mieux & plus facilement , que ne
pourroit faire aucun des sudorifiques
ordinaires.

10°. Je soûtiens que l'Eau froide
donnée en bonne quantité , si elle excite
une sueur douce & abondante , ce que
je sçai qu'elle fera , est ce qu'il y a de

plus propre à diffoudre & à abforbei
les particules venimeufes qui caufent la
Fievre , & à enlever , en delayant &
rafraîchiffant le fang & le rendant ainfi
plus propre à paffer au travers des arteres capillaires , & en ouvrant les
glandes de la peau , non feulement
la matiere morbifique & les humeurs
corrompuës & vitiées du fang , mais
encore le venin même ; & qu'elle le
fera mieux que des fudorifiques chauds,
dont plufieurs , à moins qu'ils ne foient
donnez en petite quantité & mêlez avec
des liqueurs , rafraichiffantes ne font
qu'échauffer & corrompre le fang ,
augmenter la Fievre , rendre les particules du poifon plus agiffantes , & caufent par confequent plus de mal que de
bien.

Le Sçavant Docteur Eftienne croit
que c'eft une chofe dangereufe , ou
du moins inutile , que de fuer au commencement des Fievres , parce qu'alors
les glandes font bouchées, auffi bien que
les arteres , du moins les capillaires , &
que ces obftructions ne peuvent pas être
débouchées tout d'un coup , mais par
degrez & peu à peu. Or j'ofe dire que
les fudorifiques chauds ne viendront
jamais à bout de les déboucher , mais
les boucheront de plus en plus , en

échauffant le sang ; en le rendant
plus épais , en le deffechant & faifant évaporer fa seroſité & le rendant
moins propre à cette circulation libre
aiſée qui peut ſeule operer la gueriſon ;
& cela arrivera à moins qu'on ne les
donne dans une aſſez grande quantité
& d'une maniere propre à exciter tout
d'un coup la ſueur.

11°. Le plus facile & le plus ſur moyen
pour guerir la Peſte , comme les autres
Fievres , eſt non ſeulement de ſuer ,
mais de le faire d'abord & au commencement, avant que l'infection, la vapeur
venimeuſe , & les particules contagieu-
ſes , de quelque eſpece qu'elles ſoient ,
ayent trop troublé le ſuc nerveux ou
les eſprits animaux , ou corrompu le
ſang & les autres liqueurs du corps.

Je dis même qu'il eſt plus neceſſaire
d'uſer de promptitude dans la Peſte que
dans les autres maladies , parce que ſes
progrès ſont plus prompts , & qu'elle
met plus facilement le deſordre dans les
eſprits , & la corruption dans le ſang
& les humeurs ; & qu'ainſi il faut donner quelque choſe promptement ou ne
rien donner du tout ; c'eſt le ſentiment
des meilleurs Medecins , tels que Die-
merbroke , Sennert , &c.

12°. J'ai experimenté long - temps

qu'une dofe d'Eau froide donnée à
temps & au lit procure dans les Fievres les plus malignes qu'il puiffe y
avoir une fueur fi abondante qu'elle
guerit la Fievre tout d'un coup ; & j'ai
fujet de croire, que fi une perfonne,
d'abord qu'elle fe fent attaquée de la
Pefte, fe mettoit au lit, & prenoit une
bonne d'ofe d'Eau froide, ce remede
produiroit le même effet qu'il produit
dans les autres Fievres, & feroit plus
falutaire qu'aucun fudorifique chaud ;
je crois même que fi l'on fe fervoit de
cette methode, il ne paroîtroit que rarement des puftules, des boutons ou des
charbons ; ou que fi la matiere morbifique n'étoit pas entierement chaffée dehors par la fueur, cette methode feroit
pouffer doucement des bubons dans les
parties glanduleufes du corps qui enle-
veroient les reftes de la Fievre peftilen-
tielle. Nous approuvons la vertu qu'a
l'Eau de faire perdre au fang fa chaleur
fievreufe, par l'effet qu'elle produit fur
plufieurs perfonnes qui prennent des
eaux ; elles leurs font venir des rougeurs
& des boutons au vifage, & peut-être
à d'autres parties du corps. Quand cela
arrive à quelques perfonnes, elles quitent
auffi-tôt les Eaux ; mais je crois qu'elles
doivent plûtôt continuer à les prendre ;

car ces boutons s'en iront , quand l'Eau
aura rafraîchi & purifié le sang.

Je n'ai j'amais éprouvé par moi-même la verité de ce que je prétens que
l'Eau peut guerir la Peste , comme elle
guerit les autres Fievres malignes , & je
souhaite ne l'éprouver jamais ; mais j'ai
un où deux exemples qui confirment ma
prétention , & que je crois veritables ,
les tenant de personnes dignes de foi.

L'Ingenieux Auteur de la Liberté de
penser m'en a fourni un , d'un vieillard & de sa femme , qui pendant la
dernIere Peste furent laissez dans la
maison d'un Gentilhomme qui s'étoit
retiré à la campagne. La femme fut attaquée la premiére , comme elle sentoit
en elle une chaleur extraordinaire , son
mari fut lui chercher une cruche d'Eau,
elle en but abondamment , se tint chaudement pour suer , & en guerit ; le mari
fut attaqué ensuite , fit le même remede & recouvra aussi la santé. Or si cette
Eau a gueri de la Peste , tout autre Eau
ne le peut-elle pas faire ?

Un Gentilhomme fort Sçavant en
Arabe & dans d'autres langues Orien-
tales, qui a été ci-devant Resident pour
le Roy d'Angléterre à Maroc , m'a dit
que dans sa jeunesse , étant un des Fac-
teurs de ce lieu , il fut attaqué de la

Peste ; un de ses confreres prit soin de
lui & lui fit prendre de l'Eau des Bar-
bades, ou de quelque autre liqueur semblable ; il lui laissa un Juif pour le garder ; avec des ordres précis de ne lui
donner que ce qu'il lui avoit marqué.
Le malade se trouvant dans une chaleur
tres-violente , sans aucune sueur, pria
le Juif de lui apporter un peu d'Eau ;
le Juif s'en excusa sur ce qu'il n'osoit
le faire ; mais deux ou trois ducats qu'on
lui donna vainquirent sa resistance ; le
malade ayant bû de l'Eau eut une sueur
violente ; il cessa de prendre tout le jour
suivant ce qui lui avoit été prescrit;
mais le soir son ami vint le voir & l'o-
bligea de boire encore de l'Eau des Bar-
bades, cette boisson fit cesser sa sueur,
sa chaleur revint & son bubon rentra.
Ayant encore obtenu pour un ducat la
permission de boire de l'Eau , sa sueur
revint ce qui lui fit entierement abandonner les remedes chauds , & il recouvra bien-tôt la santé.

Le même Gentilhomme m'a raconté
une histoire fort remarquable ; il avoit
été autrefois Secretaire d'un Ambassadeur à Madrit. L'Ambassadeur étant
tombé malade d'une Fievre tres-violente, consulta les plus habiles Medecins
du Pays qui le traiterent suivant la methode

thode qui y est usitée. Le Secretaire demeuroit prés de l'appartement de l'Ambassadeur ; ayant une nuit entendu du
bruit, il se leva pour voir ce que c'é-
toit. Il trouva l'Abassadeur assis en che-
mise & nud pieds dans l'endroit le plus
frais de son appartement, il le pria de
se recoucher, mais l'Ambassadeur lui
répondit qu'il ne pouvoit demeurer au
lit, que cependant s'il vouloit lui aller
chercher un bon verre d'Eau, il s'y
mettroit & verroit s'il pouvoit y resister ; le Secretaire lui en apporta, il la
but, se coucha & dormit fort bien tout
le reste de la nuit. Il se rétablit ensuite
fort bien. Cela confirme ce que l'experience m'a appris qu'un bon verre d'Eau
froide quand on se met au lit procure
un sommeil plus doux, plus facile &
plus tranquille, que les doses les plus
fortes de *Laudanum* ou d'autre Opiate
qu'aucun Medecin ose donner ; & si l'on
en donnoit dans les Fievres, ou bien
d'autres liqueurs rafraîchissantes, le malade n'auroit pas besoin de ces boissons
assoupissantes.

Je ne suis pas si prévenu pour l'Eau,
que je ne croye qu'il y a encore d'autres
liqueurs rafraîchissantes qui peuvent
faire suer au commencement des Fievres ; mais aucune n'est aussi pure, n'a

S

les parties aussi subtiles , & n'approche
aussi prés de la serosité que l'Eau ; ainsi
elles troubleront le sang d'avantage , &
ne produiront point de sueur , lorsqu'on
les donnera en aussi petite quantité qu'on
fait l'Eau ; il est même à craindre qu'elle produise un cours de ventre , ce que
les Medecins estiment mauvais au commencement des Fievres.

Je terminerai cet essai par le jugement du grand Borelli , qui à la fin de
son Traité des Fievres , dit que le but
d'un Medecin en traitant les Fievres, est
de déboucher les obstructions des vaisseaux extraordinares, de temperer ou alterer les sels qui fermentent. Il avoüe que
de separer les sels des humeurs , quand
ils sont incorporez avec les liqueurs
dans les glandes , c'est une chose difficile , & à laquelle on ne doit pas s'attendre ; pour ce qui est de temperer &
d'alterer ces sels , il propose deux
moyens.

Le premier est de donner des sels
contraires à ceux que l'on suppose être
imbibez par les glandes ; les sels détrui-
sent la vertu & la force de ceux à qui
ils sont contraires ; c'est ce qu'il prouve
par des exemples. L'eau forte, par exemple , qui est composée des sels acides
du vitriol & de l'alun, dissout l'argent,

mais si on y mêle du sel armoniac, qui est encore plus acide, il ôtera cette vertu à l'Eau forte. Tout le monde sçait cela, mais en sommes nous mieux, à moins que nous ne connoissions de quelle espece sont les sels acides, qui étant mêlez avec les humeurs sont, comme on le suppose, la cause de la Fievre. Les Medecins les plus modernes qui ayent écrit mettent la cause de la Fievre dans des sels acides ; mais ils ne conviennent point, & ne conviendront peut-être jamais, de l'espece dont ils sont ; Quelques uns les prétendent nitreux, d'autres lexivieux, d'autres tartareux, pour ne point parler des autres. Or si nous ne sçavons pas de quelle espece sont les sels qui causent la Fievre, nous ne pouvons sçavoir non plus quels sont les sels qui leur sont opposez. Ainsi le conseil de Borelli ne peut être utile, à moins qu'il ne nous éclaircisse là-dessus.

Le deuxième est d'user d'une nourriture & d'une boisson legere & aqueuse ; or il n'y a rien qui approche plus de cela que l'Eau même ; Borelli paroît même en dire quelque chose. Il n'y a rien de plus propre qu'elle à dissoudre les sels nuisibles & à les enlever par la sueur, comme une experience de

vingt ans me l'a appris, & à répondre
au but que Borelli se propose.

J'ajoûterai pour conclure que la mode
a lieu dans la Medecine, comme dans
toute autre chose ; il y a un temps
que plusieurs Medecins ne vouloient
pas permettre à leurs malades de prendre de la petite bierre, & encore moins
de l'Eau pour rafraîchir leurs langues
dans la Fievre. (Ils auroient pû aussi-
bien défendre de jetter de l'Eau sur leur
maison, quand le feu y étoit ;) mais
maintenant les choses sont changées sur
ce point, & je suis ravi de voir qu'un
aussi grand homme qu'est le Chevalier
Richard Blackmore se declare aussi librement qu'il fait dans son dernier ouvrage sur la Peste pour l'usage des liqueurs innocentes dans les Fievres.

J'avoüe que je suis sorti un peu de
ma profession en écrivant sur la Medecine ; mais je ne suis pas le premier à
qui cela soit arrivé. Si quelque Medecin vient à écrire un bon Livre sur la
Theologie ou la Morale, comme quel-
que-uns l'ont fait depuis peu, bien
loin de les reprendre de s'ingerer dans ce
qui est de ma profession, j'acheterai leur
ouvrage, je le lirai, & je leur en serai
obligé.

FIN.

Extrait de la Republique des Lettres.
Septembre 1708. pag. 290.

UN Marchand celebre d'une des Villes de Hollande étoit tourmenté de violentes douleurs d'Eſtomach, pour la gueriſon deſquelles il n'avoit rien épargné, Eau de vie, Ratafiat, Elixirs, tout avoit été employé avec la moderation pourtant d'une homme ſobre & reglé. Il ne commençoit jamais ſon repas ſans prendre quelque choſe de pareil pour aider la digeſtion. Le celebre M. Locke arriva dans ce temps-là en Hollande, & alla loger chez ce Marchand, qui étoit de ſes amis. En ſe mettant à table, il vit l'appareil ordinaire, & demanda au Marchand ce que tout cela ſignifioit. Le Marchand lui repreſenta ſon état, la neceſſité où il étoit de ce ſervir à tous les repas de ces liqueurs fortes, pour faciliter la digeſtion, & prévenir ſes douleurs ordinaires. Monſieur Locke lui dit qu'il pouroit bien ſe tromper; Que ſes douleurs pouroient bien avoir une cauſe toute oppoſée, & que, quand ces liqueurs fortes lui ſeroient utiles, l'uſage frequent qu'il en faiſoit, pouvoit enfin y accoûtumer ſon Eſtomach. Il lui conſeilla de quitter

toutes ces liqueurs , & d'essayer de ne
boire que de l'Eau. Le Marchand suivit
cet avis ; en peu de temps il se trouva
gueri. Il boit encore actuellement de
l'Eau à present, & il se porte fort bien.
M. Bernard qui rapporte ce fait en at-
teste la verité.

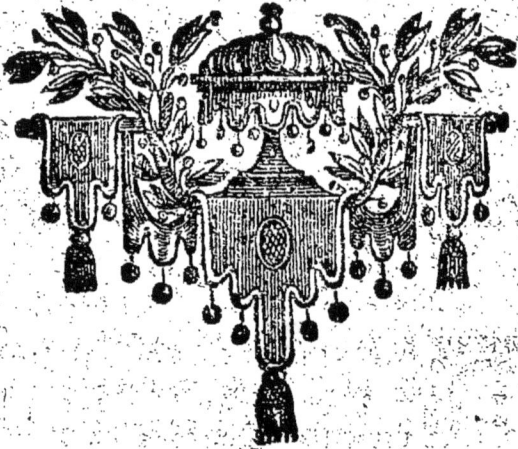

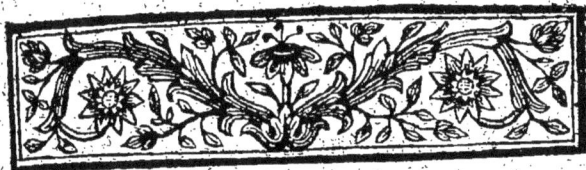

PROBLÊME
DE MEDECINE,
PROPOSÉ DANS L'ECOLE
de Medecine de Paris l'an 1721.

I.

Si l'Eau est un excellent preservatif en
temps de Peste.

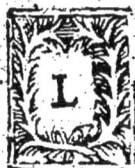

LA Peste est de tous les maux le plus cruel & le plus pernicieux. Tout fremit au seul nom de cette maladie, & cet effroi n'est que trop bien fondé. Plus funeste mille fois que la guerre, elle fait perir plus de monde que le fer & le feu. Ce n'est qu'avec horreur qu'on se represente les affreux ravages qu'elle cause : Elle enleve souvent tout à la fois le mari & la femme, le frere & la sœur, la nourrice & le nourrisson. En

vain l'enfant caché dans les entrailles de
sa mere paroît à l'abri de ses coups, il
subit le même sort ; elle est même plus
pernicieuse & plus funeste pour les femmes grosses. Si l'enfant vient à n'aître,
c'est moins pour vivre que pour mourir
suffoqué par cet air empesté. Le nombre
des morts est si grand qu'on en voit la
plus grande partie privez de sepulture,
qui ne servent, par l'infection qu'ils
répandent, qu'à rendre le mal encore
plus funeste pour ceux qui restent. Cette
cruelle maladie n'épargne ni âge ni sexe.
On voit périr également les enfans dans
le berceau, les adultes, les hommes &
les vieillards : elle n'a pas plus d'égard
pour les filles ni pour les femmes. Il ne
sert de rien d'être à la fleur de son âge
& dans une santé florissante ; souvent
même plus fatale pour ceux qui paroissent d'un temperamment fort & vigoureux, elle les enleve plûtôt que les foibles & les valetudinaires. Plus de commerce entre les Citoyens, plus de communication entre les parens. Elle rompt
les liens les plus forts de la parenté & de
la societé. Tout est plein d'horreur, tout
fuit, tout est abandonné Parmi tant de
calamitez les hommes ont l'ame saisie de
crainte & de tristesse ; ils s'abandonnent
au desespoir & se laissent abbattre sous
le poids de tant de maux.   On

On definit la Peste une maladie épidemique, contagieuse, tres-aiguë, causée par un venin subtil répandu dans l'air qui penetre dans nos corps, & y produit des bubons, des charbons, des Exanthemes & d'autres Symptômes tres-fâcheux. Elle est accompagnée d'une grande pourriture, & on dit que c'est en cela que consiste sa nature ou son essence.

Cette maladie se fait connoître par les accidens suivans. Le malade est d'abord saisi d'un frisson, peu de temps après il sent une ardeur extrême au dedans du corps : souvent le malade n'est presque pas alteré, quoiqu'il sente une ardeur violente, quelquefois la Fievre est petite & la soif extrordinaire. Que la Fievre soit petite ou grande, la plûpart du temps la langue est seche & noire. Quelquefois l'urine n'est point changée : Elle est dans quelques-uns rouge & ardente, dans d'autres claire & cruë, & dans quelques autres trouble : on la voit quelquefois varier dans un même jour ; elle est tantôt semblable à l'urine des gens qui se portent bien, & d'autres fois sanglante. Vous trouvez quelquefois le malade enseveli dans un profond sommeil, ou bien dans le delire, souvent accablé d'une cruelle douleur

T

de tête accompagnée d'infomnie avec
des yeux enflammez & le cœur fort ſer-
ré. On lui ſent quelquefois le pous fort
& preſque dans ſon état naturel ; d'autres fois il eſt foible , petit & frequent,
tantôt égal , tantôt inegal , & dans certains malades intermittent. Le malade
eſt dans des inquietudes & des agitations
continuelles , il paroît ſaiſi de crainte ,
on apperçoit dans ſes tendons des ſou-
breſauts & des ſecouſſes convulſives
dans ſes membres : ſa vûë eſt troublée ,
il ſe plaint de tintemens & de ſiflemens
d'oreilles. Il y en a qui dès le commencement du mal , ſont entierement ab-
batus , d'autres conſervent leurs forces
juſqu'à la mort. Quelques-uns ont des
dévoyemens qui reſiſtent à toutes ſortes
de remedes : les dejections en ſont quelques fois crûës & frequentes, ordinairement elles ſont comme de l'Eau trouble,
& dans certains malades on y trouve des
vers. D'autres ont de grandes hemorha-
gies par le nés , par la bouche , par les
yeux, par les oreilles, par la verge, par la
matrice ; d'autres des vomiſſemens con-
tinuels ; d'autres des nauſées , des dé-
gouts, des douleurs à l'orifice de l'Eſtomach , le hoquet. On en voit qui ont
des taches rouges , pourprées , de couleur violette , noires , tantôt en petit

nombre tantôt en grande quantité,
tantôt petites, tantôt grandes & prefque toûjours exactement rondes, tantôt fur une partie, tantôt fur une autre, & fouvent fur tout le corps. Il y
en a beaucoup qui ont des bubons derriere les oreilles, au menton, au col,
fous les aiffelles & aux aînes, ou des
charbons en differens endrois du corps,
fignes évidens & tres-affurez de la Pefte,
fur tout lorfqu'ils accompagnent la Fievre, ou qu'ils y furviennent.

Si on cherche les caufes de ce funefte mal, elles font internes & externes.
Interieurement le mauvais regime de
vivre, le chagrin, la crainte, difpofent
tellement le fang à la pourriture que la
Pefte tuë le malade qui fe trouve dans
ces fâcheufes circonftances prefque auffi-
tôt qu'elle l'attaque : de là vient auffi
qu'on a quelquefois vû perir des malades avec tous les Symptômes de la Pefte,
quoiqu'il n'y en eût pour lors aucun
foupçon.

Pour ce qui eft des caufes externes,
on pourra les découvrir dans les chofes
qui ont coûtume de preceder la Pefte.
Les Aftrologues nous parlent de certains afpects des aftres, de l'appa-
rition des cometes, comme des prefa-
ges & des caufes de Pefte. Mais ce n'eft

qu'illufion. Que peuvent fur nous les aftres qui font à une diftance immenfe de la terre ? Qu'ils foient à droite, qu'ils foient à gauche, leurs influences ne feront pas plus differentes que leur lumiere qui paroît par tout toûjours egale. Pourquoi accufer de la Pefte une fois une comete qui a paru d'autres fois fans caufer les même accidens ? D'autres accufent avec plus de raifon les feux qu'on voit errer dans l'air, & que le vulgaire prend pour des étoiles qui tombent, les éclairs qui arrivent dans un temps ferein, & qui ont pour caufe des exhalaifons, falines & fulphureufes: les vents du midi qui foufflent trop long-temps, le défaut de vent, un hyver trop doux, des faifons inegales, des froids violens & des chaleurs exceffives, un air extrêmement fec ou extrêmement humide. Beaucoup de petites Veroles, de Rougeoles, des Fievres épidemiques accompagnées de phlegmons & de bubons, font des avant-coureurs de Pefte plus certains que des influences imaginaires. Qu'on a joûte à cela la famine : car c'eft avec raifon qu'on doit craindre que la même caufe qui gâte les biens de la terre & qui amene la difette, ne produife auffi la Pefte. De plus pendant la famine on fe

trouve contraint de manger de toutes
fortes d'alimens mal fains : Il fe forme
du mauvais fang : & les corps font par
confequent plus difpofez à la pourriture. Quelques - uns attribuent la caufe
de la Pefte aux tremblemens de terre ,
parce qu'on a vû fouvent des maladies
malignes & fâcheufes , fucceder à ces
mêmes tremblemens ou à de grands re-
muëmens de terre. En effet il s'éleve dans
ces temps là du fein de la terre des exhalaifons pernicieufes. Mais toutes ces pré-
tendues caufes ne produifent point la
Pefte , fi la vraye caufe prochaine & immédiate de la Pefte ne s'y joint , & fi elle
eft apportée des lieux d'où elle tire fon
origine. Quels font donc ces lieux où
la Pefte prend naiffance ? Ce font les
Pays fous la ligne Equinoxiale les plus
expofez aux grandes ardeurs du foleil ,
où toutes les Peftes qui ont ravagé la
terre en differens temps ont pris naiffance. Car on ne l'a jamais vû naître tout
d'un coup dans les Pays temperez &
froids : Elle y a toûjours été apportée
par communication.

La Pefte à proprement parler , eft une
maladie qui n'appartient qu'aux Pays
extrêmement chauds. Il y a tout lieu
de prefumer qu'elle a pour vraye caufe
immédiate & prochaine des exhalaifons

salines & sulphureuses d'une nature particuliere, qui s'élevent dans certains temps des entrailles de la terre dans ces Pays brûlez du Soleil. Ces exhalaisons qui peut être par elles-mêmes ne sont pas fort fâcheuses, ne deviennent pernicieuses, que dans les saisons chaudes & humides, quand certains vents humides & chauds soufflent, ou quand elles-mêmes sont mêlées avec des vapeurs corrompuës. En Egypte où la Peste est tres-frequente, elle ne se fait sentir qu'aprés une grande inondation du Nil, & aprés que ces Eaux ont été corrompuës par une chaleur excessive. Les cadavres corrompus des hommes & des animaux infectent beaucoup l'air : & l'on est assuré par grand nombre d'observations que les exhalaisons corrompuës qui s'en élevent, produisent souvent en ce Pays-cy des maladies malignes: mais elles ne causent point la Peste sans ce venin particulier qui est apporté des Pays chauds, qui mêlé avec elles leur donne le caractere pestilentiel.

La Peste est donc l'effet d'une exhalaison particuliere accompagnée d'une grande corruption. Elle se communique tres-promptement par le moyen de l'air qui ne lui sert que de vehicule. L'air une fois infecté de ces exhalaisons pes-

tilentielles les communique à beaucoup
de chofes dans lefquelles il penetre, où il
s'enferme, & où il peut refter long-
temps caché, comme l'experience ne
l'a que trop fouvent fait voir. La contagion n'eft que le paffage de ces exhalaifons peftilentielles des corps infectez
aux corps voifins qui ne le font pas.

Ne croyez pas neanmoins que, lorfque la Pefte exerce fa fureur, tout l'air
foit entierement corrompu & gâté. Les
exhalaifons peftilentielles ne font point
tellement répanduës, que toute la maffe
de ce fluide en foit infectée : Elles fe
difperfent & fe jettent de côté & d'autre
comme la fumée. De là vient que tous
ceux quii refpirent le même air ne font
pas également infectez. Il ne faut pas
croire non plus que tous les corps foient
indifferemment fufceptibles de ce venin:
il n'eft pernicieux que pour ceux dont les
fluides & les folides font propres & difpofez à recevoir le mal. Si le corps n'a
point cette difpofition, il refiftera à la
contagion & il en évitera les atteintes.
Tout ce qui fera donc capable de mettre les folides & les fluides de nos corps
en état de refifter à la pourriture, ou de
conferver cette difpofition par le moyen
de laquelle ils y refiftent lorfque la Pefte
regne, doit paffer pour un bon prefervatif. T iiij

I I.

La pourriture dans nos corps , que
presque tout le monde prend pour l'ef-
fence des Fievres putrides & de la Pefte,
n'eft à proprement parler qu'un symptô-
me des plus confiderables de la maladie.
Si on l'examine avec attention , on trouvera que ce n'eft autre chofe dans un
animal vivant qu'un mouvement intes-
tin entre les parties heterogenes & in-
fenfibles des folides & des fluides qui en
détruit tellement le mélange , la forme
& le tiffu, qu'elles changent abfolument
de nature. Les folides n'ont qu'à se ral-
lentir & s'arrêter en quelque endroit ,
pour contracter ce mouvement de putrefaction. Car tandis qu'ils coulent librement ils se purifient dans les couloirs
deftinez à cet effet , leurs parties heterogenes se feparent , elles n'ont pas le
temps d'agir les unes fur les autres & de
fermenter. Le mouvement des fluides,
s'arrête lorfqu'ils s'épaiffiffent au point
de ne pouvoir plus paffer par les vaiffeaux capillaires , ou bien lorfque les fibres nerveufes font en convulfion , &
qu'elles referrent ou ferment totalement
les extremitez de ces vaiffeaux.

La pourriture qui accompagne ordi-

nairement les maladies pestilentielles,
est causée par un venin subtil ou une
exhalaison saline & sulphureuse pernicieuse, qui apportée de dehors ou de-
veloppée dans les corps des hommes
trouble l'économie animale, dérange les
fonctions & met les malades en danger
de perdre la vie. Comme il y a differentes sortes de poisons, il se rencontre
aussi dans l'homme differens venins ou
differentes causes de pourriture qui se
manifestent par des effets differens. En
effet cette pourriture est différente dans
la dissenterie, dans la maladie venerienne,
dans le scorbut, dans les ulceres, dans le
cancer, dans la gangrene, dans les Fievres malignes, dans la petite Verole,
dans la Rougeole & dans la Peste :
soit par rapport à la differente nature
de ce poison, soit par rapport aux differentes parties qu'il attaque, ou aux
differentes humeurs avec lesquelles il se
mêle. Rien de plus subtil que ce que l'air
communique à nos corps au temps de
Peste, les sens ne sçauroient l'appercevoir ; nous n'en sentons que les effets.
Cette vapeur extrémement subtile &
active se répand en tres-peu de temps
dans tout le corps. Le mal semble d'a-
bord se communiquer aux parties solides ou aux fibres nerveuses qui naissent

des membranes du cerveau, se distribuent
dans tout le corps & forment differens
tissus ou lassis.   Ce mal passe ensuite
aux fluides, le sang & les autres humeurs s'épaississent ou totalement ou en
partie. Si l'on est étonné des effets que
cette vapeur venimeuse si subtile & en
si petite quantité peut produire sur les
nerfs, qu'on fasse reflexion sur l'action
du vinaigre, du vin, des esprits ardens,
des aromates & des autres matieres de
cette nature, les exhalaisons odoriferan-
tes qu'elles répandent r'animent les esprits & rétablissent dans l'instant les forces affoiblies: ce qu'elles operent en pi-
cottant doucement les fibres nerveuses,
en accelerant un peu leurs vibrations
trop lentes ou trop foibles, en leur rendant le degré de mouvement qu'elles
doivent avoir. Qu'on observe aussi les
effets que produisent en nous les choses
qui sentent mauvais ; leur odeur desa-
gréable appesantit la tête, souleve l'Estomach, excite des nausées & trouble
les autres fonctions. Dans l'antimoine
ce qui excite le vomissement est très-
peu de chose, il est imperceptible. Il
ne faut de même qu'une tres - petite
parcelle d'opium pour calmer, pour
arrêter tous les mouvemens du corps.
Tout le monde éprouve qu'en sortant

d'un endroit obfcur pour entrer dans un lieu éclairé du foleil, l'action fubite & vive des rayons du foleil fur les fibres nerveufes de la retine excite de frequens & violens éternûmens. Il y a des perfonnes à qui il fuffit de chatoüiller la plante du pied pour leur caufer des ris immoderez & convulfifs, mêmes jufqu'à les faire pâmer. Il fuffit de prendre par le nez un peu de tabac, d'hellebore, d'euphorbe en poudre pour éternuer extraordinairement. Il y en a beaucoup qui ne fçauroient aller en carroffe, en litiere ou en bateau, ni pirouetter ou tourner en rond fans que la tête leur tourne, à raifon de la commotion continuelle & extraordinaire des nerfs optiques à laquelle ils n'étoient pas accoûtumez : ils font étourdis, ils tombent en foibleffe & fouvent ils vomiffent beaucoup de bile. Il eft facile de conclure de là tout ce que peut le genre nerveux bien ou mal affecté. Il ne faut donc pas être furpris que les corpufcules peftilentiels, quoi qu'en tres-petite quantité, attaquant les nerfs puiffent exciter de fi grands defordres, fur tout fi la difpofition & la tenfion de leurs fibres leur eft favorable.

Il eft d'ailleurs aifé de s'appercevoir que les nerfs dans les maladies peftilen-

tielles font les premiers attaquez. On le
conclut naturellement de la grande douleur de tête que le malade reffent dès le
commencement , quoique la nature des
humeurs ne foit pas encore alterée , &
que les fecretions & les excretions ne
foient pas encore interrompuës , de l'ab-
battement extraordinaire des forces ,
quoique le pous foit égal & l'urine
belle , comme dans une perfonne faine :
des naufées & des vomiffemens qui irritent fouvent le ventricule , quoiqu'il n'y
ait aucune humeur contenuë : du friffon
& du froid des parties exterieures, tandis
que dans les parties internes on fent
une ardeur extraordinaire , fymptô-
me qui marque que l'ofcillation de fibres eft diminuée dans les parties exterieures, & que le fang au lieu de fe porter vers les mêmes parties refluë vers
les parties interieures , où il eft pouffé
avec plus de force, ce qui caufe cette
chaleur interne. C'eft dans cet Erethifme ou dans cette contraction des fibres
nerveufes caufée par le venin peftilentiel que la vraie nature de la Pefte confifte , & c'eft de là même que la corruption des humeurs & les autres fymptômes de cette maladie dépendent & tirent leur origine.

On peut encore prouver la même

chofe par les caufes internes de la Pefte,
ou par les chofes qui préparent le corps à
recevoir la Pefte, entre lefquelles les paffions de l'ame qui agiffent en premier lieu
& immédiatement fur les nerfs, fur tout
la crainte & la triftesse, tiennent le premier rang. Qui ne fçait les changemens
qu'elles produifent tout d'un coup dans
les principaux organes de la vie. La
crainte fait dans l'inftant pâlir le vifage,
la vûë fe trouble, on a de la peine à parler, & fi l'on parle, ce n'eft que d'une
voix entre coupée, on a de la peine à
refpirer, le pous s'affoiblit, les extremitez font froides, le malade ne peut
plus fe foutenir, les jambes lui manquent,
les fphincters de l'anus & de la veffie
fe relâchent. Dans la triftesse le pous
eft languissant, les forces abbattues, le
malade fait des foupirs, il fanglotte, il
a le cœur ferré, les yeux pleins de lar-
mes. On a vû quelquefois la crainte de
même que la triftesse, fuivies d'une mort
fubite; fymptômes qui marquent tous
évidemment que ces paffions attaquent
d'abord les nerfs. Ce font eux qui font
les premiers attaquez par le venin peftilentiel qui fe gliffe dans le corps. Alors les
nerfs irritez entrent en convulfion, ils fe
froncent & tombent dans l'erethifme :
leur mouvement d'ofcillation dans le-

quel la fanté confifte tandis qu'il eft égal
& uniforme, fe dérange, la circulation du fang diminuë ou bien elle s'arrête entierement, les fecretions & les
excretions font interrompûës, les humeurs féjournent & fe corrompent,
enfin toutes les fonctions ceffent & la
mort furvient.

Il paroît donc que le venin peftilentiel
n'agit fur le fang qu'aprés avoir agi fur
les folides, foit parce que dans les vifceres & dans les glandes l'Eretifme ou la
contraction des fibres refferrant les extremitez des vaiffeaux, le cours du fang
fe rallentit, ou s'arrête entierement, &
fes fecretions ne fe font plus : ou bien
à caufe que ce même venin fe répand
dans le fang & dans les autres humeurs,
les épaiffit, & qu'il en arrête le cours
en partie ou tout à fait. Si quelqu'un
doutoit de cette coagulation, qu'il faffe
ferieufement attention aux fymptômes
qui accompagnent les Fievres putrides.
Il eft tres-rare que ces fortes de maladies fe terminent fans quelque éruption
critique, ou quelque dépôt d'humeurs
dans quelque partie : éruption ou dépôt qui varie felon la differente nature
du venin. Autre eft celui de la petite
Verole, autre celui de la Rougeole,
autre celui des Fievres miliaires, autre

enfin celui de la Pête le plus pernicieux
de tous. Dans la petite Verole le suc
nourricier s'épaiſſit & eſt pouſſé à la
ſuperficie de la peau, où il s'arrête enſuite, ſe corrompt, ſe fermente & ſe convertit en pus. Dans les Rougeoles &
les Fievres pourprées, le ſang eſt trop
épais pour traverſer les vaiſſeaux capillaires de la peau, il s'y arrête ; il les
gonfle, de là viennent ces taches rouges
ou pourprées. Dans la Pête les ſymptômes varient ſelon les differentes parties où les differens ſucs coagulez s'arrêtent & ſe ramaſſent. Lorſque le ſang
& les autres humeurs déja naturellement
diſpoſées à la coagulation & la corruption, contiennent beaucoup de venin,
elles ſe ramaſſent en quelques endroits
& y forment des parotides, des bubons
& des charbons. Comme les vaiſſeaux
ſe trouvent retreſſis & étranglez dans
ces endroits, les humeurs s'y arrêtent, s'y
corrompent, ſe changent en pus & cauſent ſouvent la mortification de ces parties.

Il faut ſuppoſer une diſpoſition dans
le genre nerveux pour qu'il ſoit ſuſcep-
tible de l'impreſſion du venin peſtilen-
tiel : ſans cela ces exhalaiſons veneneu-
ſes n'ont aucun effet dans nôtre corps,
elles y reſtent quelques temps cachées &

comme affoupies, & à la fin elles tranf-
pirent & fe diffipent fans faire un grand
mal. Qu'elle eft cette difpofition dans
le genre nerveux, fans laquelle nous
ne fçaurions être attaquez de la Pefte?
Ce n'eft autre chofe qu'une roideur &
un certain degré de contraction dans
les fibres nerveufes, femblable à celles
que les paffions de l'ame, fur tout la
crainte, ou le trop grand ufage des aromates ou des remedes & des alimens
chauds, ont accoûtumé d'exciter, qui
tandis qu'elle eft mediocre, ne change
ni ne trouble point les ofcillations des
fibres, cependant s'il furvient un peu
de venin, les fibres plus ou moins ébran-
lées caufent une efpece de maladie pef-
tilentielle plûtôt qu'une autre felon la
differente nature de cette exhalaifon
contagieufe. Ce n'eft qu'aprés que les
nerfs ont été attaquez que cette exhalaifon, paffant dans le fang & dans les
humeurs y développe & y fait éclatter
les differens fymptômes de Pourriture.

En effet tous ceux qui habitent la
même Ville, la même maifon, quoi
qu'ils refpirent le même air également
veneneux, ne font pas infectez tout à la
fois ; les uns le font plus tard, les autres
plûtôt, d'autres ne le font jamais, quoi
qu'ils

qu'ils restent continuellement parmi les
pestiferez. Cette difference dépend donc
de la disposition primitive des nerfs
qui prend son origine dans les uns
& les autres, ou de la crainte dont la
personne est saisie, ou des autres passions
de l'ame, ou de l'intemperance, ou bien
du mauvais usage des six choses non naturelles. De tous les Medecins & des
Chirurgiens qui ont été employez à la
cure des maladies pestilentielles, il y en
a peu qui n'ayent eu souvent des douleurs de tête, des vertiges, des dégoûts,
des nausées, des maux d'Estomach ou
d'autres symptômes qui ont accoûtumé
de préceder la Peste. C'est ce que Die-
merbroëk éprouva quatre fois dans la
Peste de Nimegue sans en être autrement malade, & le venin ne fit pas d'autres progrès. Heureux ceux qui se trouvent dans cette disposition naturelle propre à resister au venin pestilentiel. Dans
ceux cy le venin pestilentiel se glisse
dans les nerfs sans y causer aucun desordre, ou du moins tres peu, parce
que leurs fibres ne sont que médio-
crement tenduës, & que leurs oscillations sont toûjours douces & égales.
D'ailleurs ils ont le sang & les autres humeurs si fluides, que ce venin coagulant
ne peut en aucune maniere les figer;

V

ou s'il les épaissit un peu elles reprennent sans peine leur fluidité & leur premier état par l'action des solides.

On a quelquefois observé que le venin pestilentiel aprés avoir resté quelque temps caché dans le sang, se developpoit tout d'un coup, attaquant les nerfs & le sang, & faisoit éclater la maladie. Cela arrive sur tout lorsque le venin pestilentiel s'étant glissé dans le sang d'une personne bien saine & roulant avec son sang sans desordre, sa santé vient à être dérangée par quelque cause externe ou interne ; alors les nerfs irritez & tendus au de là de leur degré de tension naturelle deviennent susceptibles des impressions de cette vapeur pestilentielle qui peu auparavant n'avoit aucune action sur eux. Tel est à peu prés l'effet qu'on observe, lorsque de deux cordes de deux violes placées à quelque distance l'une de l'autre, qui ne sont pas à l'unisson on en touche une, elle ne communique point de mouvement à l'autre ; mais si des deux cordes qui seront à l'unisson, vous en touchez une, elle met en mouvement l'autre par le moyen de l'air, & toutes deux résonnent. C'est donc en vain qu'on pince une de ces cordes lorsqu'elles ne sont pas à l'unisson, les vibrations qu'on excite dans l'air par ce pincement ne se communiquent point à l'autre, au lieu que si elles sont à l'unisson l'air ébranlé fait tremousser sensiblement l'autre corde & la fait résonner. S'il n'y a donc aucune proportion entre les fibres nerveuses & le venin pestilentiel, qui s'est glissé dans le corps, nous n'avons jamais la Peste ; mais s'il arrive quelque changement par quelque cause que ce soit aux fibres nerveuses qui les mette tant soit peu d'accord avec le venin pestilentiel, les symptômes de la Peste paroîtront d'abord. De là vient que tres-souvent aprés avoir joüi d'une santé parfaite dans un lieu contagieux, d'abord qu'on passe dans un lieu qui n'est point suspect, l'on est quelquefois attaqué de la Peste, parce que la fatigue du voyage, ou une nouvelle maniere de vivre, ou quelqu'autre cause troublent les oscillations des fibres nerveuses, & changent la disposition du sang.

Il faut donc une disposition pour que le venin aprés s'être glissé dans nôtre corps produise la Peste, sans cela ce venin ne cause aucun mal. Il y a aussi certaines constitutions auxquelles la Peste ne sçauroit jamais nuire. Dans ces personnes les fibres nerveuses sont toûjours molles, flexibles & dans le degré de

V ij

tenfion naturel & convenable , le fang
& les autres fucs au lieu d'être épais,
vifqueux , grumelez , chauds , âcres ,
corrofifs & irritans font extremement
doux & fluides. Il eft donc certain que
tout ce qui eft capable de conferver ou
d'affermir cette bonne difpofition des
fibres nerveufes , & cette conftitution
avantageufe du fang , empêchera infailliblement les effets du venin peftilentiel , éloignera la Pefte , & fera en
temps de Pefte un excellent prefervatif.

I I I.

Il y a deux chofes en temps de Pefte
aufquelles il faut travailler avec le même foin , c'eft à guerir les malades &
à empêcher la contagion. Le Medecin
eft donc obligé de faire deux chofes ,
c'eft de penfer aux remedes qui peuvent preferver de même qu'à ceux qui
peuvent guerir. Les premiers détour-
nent le mal prochain, les derniers le gueriffent lorfqu'il eft prefent. On peut
fe preferver de deux manieres , c'eft en
éloignant la caufe de la Pefte ou en fe
muniffant contre elle ; & cela regarde
en partie le Public ou le Magiftrat, en
partie les Particuliers. Le Magiftrat doit
avoir foin de faire nettoyer & tranf-

porter toutes les immondices, & les
matieres puantes & corrompuës, qui
ne font que fomenter le venin peftilentiel, & le retenir caché, de faire nettoyer & ôter les fumiers, les boües &
les orduies des ruës & des Places pu-
bliques : de faire enterrer les morts hors
des Eglifes dans des endroits éloignez
& de les faire couvrir de chaux : de
défendre toutes les affemblées publi-
ques : d'interdire toutes fortes de commerce avec les Villes où le mal regne,
ou qui font fufpectes ; de défendre fe-
verement l'ufage ou l'entrée des mauvais alimens, afin qu'on puiffe fe nourrit d'alimens fains : & d'abord que
la Pefte commence de fe manifefter
de faire au plûtôt feparer les malades
d'avec ceux qui fe portent bien. Les
prefervatifs des particuliers fe reduifent
à trois chofes, à la Diete, à la Pharmacie & à la Chirurgie. La Diete regarde
les chofes non naturelles, dont les plus
importantes font l'air & les paffions
de l'ame. On évite l'air peftiferé ou par
la fuite, ou bien on le corrige par des
fumigations ou avec des parfums & des
odeurs en les approchant fouvent du
nez pour le corriger à mefure qu'on
refpire. La plûpart ne fe fiant à aucun
remede contre un mal fi cruel & fi fubit

recommandent la fuite comme l'unique preservatif par ces vers.

Hac tria tabificam tollunt adverbia pestem.
Mox, Longè, Tardè, cede, recede, redi.

Le Medecin est inutile pour ceux qui peuvent prendre ces précautions : mais il ne faut pas pour cela abandonner ceux à qui il n'est pas permis de prendre la fuite. Voici les précautions qu'on peut prendre pour eux.

Il y en a qui pour purifier l'air font de grands feux hors des maisons selon le conseil d'Hippocrate, ou bien on fait souvent tirer le canon, l'on fait brûler dans les lieux publics & dans les maisons particulieres des parfums & des matieres dont l'odeur est forte, comme du Soufre, de la Mirrhe, du Succin, du Mastic, de l'Oliban, de la Poix & d'autres Resines, ou des feüilles de Tabac, de l'Ecorce de Bouleau, du bois de Genièvre & de Cyprés, des plantes aromatiques seches, des cornes & des poils d'animaux sur tout de Bouc. On se sert aussi de la fumée qui se forme en versant de l'huile de Vitriol sur du sel ammoniac & de la vapeur du vinaigre jetté sur la braise.

Si ces précautions ne sont pas inutiles, neanmoins dans l'usage qu'on en a fait, on a reconnu qu'elles ne sont pas toûjours bien sures : car on a vû tres souvent le mal penetrer à travers des nuages épais de fumée dans les maisons les mieux parfumées. D'ailleurs où est l'homme sain qui puisse soutenir sans être incommodé d'une violente toux, la fumée continuelle de soufre ou de vinaigre que beaucoup de gens vantent si fort ? Qui pourroit avaller à pleine gorgées la fumée épaisse des resines & de la poix sans craindre d'étouffer & sans sentir de violentes douleurs de tête. On ne doit donc se servir de ces parfums que pour purifier les maisons. Il faut éviter les vapeurs de l'arcenic & de l'orpiment avec plus de soin que la Peste même. Les odeurs en les approchant de temps en temps du nez ne seront pas entierement inutiles, si ce n'est pour éloigner le venin, du moins pour chatoüiller agréablement l'organe de l'odorat & réjoüir les esprits. Mais qu'on prenne garde qu'elles ne portent à la tête & qu'elles ne rendent ceux qui s'en servent plus sujet à la Peste, comme on en a plusieurs exemples. Je veux bien que ceux qui assistent auprés des malades se servent de parfums pour corriger l'odeur puante de leur sueur & de leurs excremens, sur tout si les odeurs dégoutantes ont coûtume de leur faire soulever l'Estomach.

Quant aux passions de l'ame l'on peut dire que la crainte & la tristesse sont pendant la contagion une autre espece de Peste. Elles attaquent tout le genre nerveux, le mettent en erethisme & le rendent par consequent susceptible du venin pestilentiel. Il en est à peu prés de même de la colere: on doit donc calmer autant qu'il est possible les passions vives. La gayeté de l'esprit & la tranquillité de l'ame valent plus que le meilleur antidote. C'est ainsi que Thales de Crete fit cesser la Peste chez les Lacedemonien en leur inspirant de la joye.

Si jamais on doit observer un regime de vivre bien exact, c'est particulierement en temps de Peste, pour s'en préserver ; car quoi que par lui même il ne guerisse pas de la Peste, cependant il est d'un grand secours pour parer l'action du venin pestilentiel sur nos corps. La sobrieté dans le boire & le manger est toûjours necessaire. Il faut éviter les excès du boire & du manger de même que la faim & la soif. Pour ce qui est de la qualité des alimens, c'est l'habitude

bitude qui doit nous servir de principale regle. Il faut les choisir succulens
& de facile digestion , comme de bon
pain , de l'agneau , du mouton , du che-
vreau , du veau , du bœuf , des poules ,
des chapons , des poulets , des poulets-
d'inde , des lapins , des perdrix , des
alouettes , plusieurs poissons de riviere,
des œufs frais : on peut faire boüillir ou
rôtir ces viandes , comme l'on voudra. Il
ne faut pas non plus défendre les sauffes
où entrent le vin, le vinaigre , le verjus ,
les jus de citron ou d'orange. On a recommandé de tout tems le vinaigre comme tres efficace contre la Peste. Beaucoup
de gens prennent tous les matins à jeun
une cueillerée ou deux de vinaigre dans
un verre d'Eau. Il faut pourtant remarquer que le vinaigre & les autres liqueurs
acides troublent quelquefois la digestion,excitent souvent des coliques & des
flux de sang diffenteriques , & qu'elles
font nuisibles aux poûmons, sur tout si on
a de la disposition à la phtisie. Si on
use donc de liqueurs acides , ce ne doit
être qu'avec beaucoup de précaution.
Si on a l'Estomach foible on peut mêler un peu d'épices dans les sauffes.
De toutes les herbes il faut choisir la
laituë , la chicorée , le cerfeüil , l'oseil-
le , le pourpier. Les alimens de mauvais

X

suc & difficiles à digerer , les viandes graffes & faciles à fe corrompre feront bannies de la Table : principalement le Porc , foit frais ou fallé & feché à la fumée , les poiffons falez, de même que la plûpart des fruits qui paffent & fe corrompent promptement , exceptez ceux qui font acides : toutes les legumes , les porreaux , les oignons & l'ail même , quoique cela foit contraire à l'opinion du vulgaire qui eft prévenu en faveur de l'ail. L'on s'abftiendra auffi du miel , des fucreries & de tous les alimens doux qui fermentent aifément , & caufent de la corruption.

Nous croyons que de toutes les boiffons la meilleure c'eft celle que la nature nous offre , je veux dire l'Eau pure & claire. Il faut prendre garde qu'elle ne foit point trouble , bourbeufe ou croupiffante , ni chargée des ordures des égouts & des cloaques de la Ville. L'Eau de riviere eft à preferer , telle que celle de la Seine avant qu'elle foit entrée dans Paris , & qu'elle foit chargée d'immondices. Elle eft bonne non feulement pour appaifer parfaitement la foif, mais encore pour faciliter la digeftion des alimens. Elle rend le chyle doux & fluide , elle le tempere , elle en corrige l'âcreté & donne au fang & aux autres humeurs le

degré de fluidité qu'elles doivent avoir :
elle amollit & donne de la flexibilité
aux parties solides, si elles sont trop
roides, elles les rend souples ; & s'il y
a quelque âcreté dans les humeurs, elle
la corrige, & tempere leur trop grande chaleur. On doit donc s'en servir
comme d'un bon preservatif. Si en temps
de Peste on ne rejette point entierement
le vin, on ne doit du moins le permettre qu'à ceux qui y sont accoûtumez
& à ceux qui ne digerent que difficilement : il faut alors le boire avec beaucoup d'Eau, suivant le conseil même
des Partisans du vin qui redoutent sa
trop grande chaleur dans ce temps-là.
Il y en a qui ont accoûtumé de temperer
leur vin avec du jus de citron, d'orange ou de quelqu'autre fruit acide. Les
Allemans vantent les vins soufrez du
Rhin. Il est certain qu'il est moins spi-
ritueux que les nôtres ; il est par consequent meilleur ou moins nuisible, parce qu'il est moins vineux. C'est en vain
que quelques Partisans du vin croyent
pouvoir se garantir de la Peste en beuvant des vins forts, purs & en quantité.
L'experience journaliere a fait connoître qu'ils en ont été plûtôt attaquez &
qu'elle leur a été plus funeste. On doit
absolument condamner & bannir toutes

les liqueurs fpiritueufes qu'on prépare
avec l'efprit de vin , & les autres liqueurs ardentes. Elles endurciffent
les fibres des parties folides du corps ,
elles les froncent & les contractent ,
elles épaiffiffent toutes les humeurs ,
elles les coagulent , ce qui eft bien-
tôt fuivi de la Pefte. Il y a déja long-
temps que dans le Levant , ces Pays
où la Pefte regne prefque toûjours ,
ne feroient qu'une vafte folitude fi
les peuples ne s'y interdifoient pas le
vin & les autres liqueurs fpiritueufes :
ils évitent bien plus facilement cette
cruelle maladie en buvant de l'Eau. La
Bierre & le Cidre ne font pas fi nuifibles que le vin , mais l'Eau eft infiniment plus faine. La Bierre épaiffit les
humeurs & caufe des obftructions , &
le Cidre fermente dans les entrailles , il
engendre des vents & produit une grande quantité d'humeurs cruës & indigeftes. On ne fe fervira donc du vin ,
que comme d'un remede propre à reparer les forces du corps épuifées par de
longues fatigues , à réjoüir le cœur &
l'efprit accablé de trifteffe & de chagrin & à rétablir le reffort des fibres de
l'Eftomach , lorfqu'il fe trouve trop af-
foibli pour digerer les alimens,

On ne fçait que trop combien la laine , le coton, les fourures font fufcepti-

bles du venin de la Peſte , & qu'il s'y conſerve long temps ; on en a vû ſouvent de triſtes experiences. Il faut donc preferer autant qu'on le pourra aux habits de laine, de coton & aux fourrures les habits de ſoye , de camelot , de poil de Chevre ou des peaux de Maroquin & de Chamois , &c.

Pour ce qui eſt du ſommeil & des veilles , du mouvement & du repos & de l'uſage des plaiſirs de venus , il faut obſerver l'axiome que nous avons déja recommandé & que nous ne ſçaurions jamais aſſez recommander , Point d'excès , *ne quid nimis.*

On a coûtume de recommander deux preſervatifs que la Chirurgie nous fournit , la ſaignée & les cauteres. La ſaignée n'eſt pas toûjours également bonne. Elle a eu de tres - bons effets dans certaines Peſtes , & dans d'autres elle a été inutile , & quelquefois funeſte. Il faut par conſequent examiner avec ſoin la nature de la Peſte pour bien ſçavoir ce qu'il convient de faire , non ſeulement pour la cure , mais même pour s'en garantir. Il ſemble que de s'abſtenir de la ſaignée c'eſt agir plus prudemment , à moins qu'on ne ſe trouve dans un cas tres preſſant. D'ailleurs on ſuppléra à la ſaignée par une diete

X iij

exacte & rigoureuse & en beuvant beaucoup d'Eau. De cette maniere on di-
minuera peu à peu la plethore , & on
préviendra l'épaissement , l'engorge-
ment & la coagulation des humeurs. Il
y a des gens qui loüent beaucoup les
cauteres, d'autres qui les rejettent comme inutiles. Si on en fait ce ne doit être
que dans des corps cacochymes pour
procurer une nouvelle issuë aux mauvaises humeurs.

Les Preservatifs que la Pharmacie nous
offre , servent en partie à chasser du
corps les mauvaises humeurs , en partie à munir nos corps contre le venin de
la Peste. Il est certain qu'elle attaque
plûtôt & plus grievement ceux qui sont
chargez de mauvaises humeurs ; pour
éviter cela quand il y a plenitude d'humeur , il faut se purger. Mais alors il
faut que le Medecin use d'une grande
prudence pour faire sortir doucement
les mauvaises humeurs, de crainte qu'en
voulant éloigner le mal il ne l'excite.
Car tous les purgatifs ébranlent & irritent le genre nerveux & le disposent
par consequent à l'erethisme. Mais si on
ne veut que se préserver , il faut absolument bannir les purgatifs , parce
qu'ils ne servent de rien pour repous-
ser ou chasser le venin de la Peste, au

contraire ils abbatent les forces & aga-
cent le genre nerveux. Ce que C. Celfe
confirme par le paffage fuivant : *Ne-*
que movenda eft alvus , dit-il , *atque*
etiam fi per fe mota fuerit , comprimen-
da eft ; abftinendum potius fi plenius cor-
pus eft. En effet chez les peftiferez les
fibres nerveufes des vifceres du bas-
ventre tombent fort aifément en erethifme , les fecretions ordinaires des humeurs s'y font mal , ce qui fouvent donne lieu à des cours de ventre funeftes.

Les remedes dont on a coûtume de
fe munir contre les attaques du venin de
la Pefte font internes ou externes. Les
internes ont reçû le nom d'antidotes, ou
d'alexipharmaques ; leur ufage eft de
conferver le corps dans fon état naturel,
& ils lui communiquent une certaine
vertu particuliere qui détruit ou rend
inutile le venin peftilentiel. Mais où eft
cet alexipharmaque ? Il eft encore in-
connu & caché dans des tenebres profondes. Il eft à la verité beaucoup de
remedes tant fimples que compofez qui
portent ce nom , par exemple les racines d'angelique , d'aunée , d'imperatoi-
re, de carline , de contrayerva, de vipe-
rine , de faxifrage , de dompte venin ,
de zedoaire , la canelle , le caffia-lignea,
la canelle blanche , le fantal , le bois du

X iiij

baume, le bois d'aloës, les feüilles de
ruë, de scordium, de dictame de Crete, de melisse, de chardon benit, de
mille-feüille, les fleurs de soucy, les
roses, les fleurs de romarin, de mille-
pertuis, les citrons, les oranges, les fi-
gues, les noix, les bayes de genievre,
les cubebes, les cardamomes, les clouds
de gerofle, la noix muscade, le macis,
le camphre, la myrrhe, le stirax, le baume de Judée, la chair de Vipere, l'y-
voire, les cornes de licorne, de rhino-
seros, de Cerf, les perles, la pierre de
Bezoard, la pierre de Porc-épy, le
Bol d'Armenie, la terre sigillée, les
fragmens précieux, le souffre, l'antimoine, la Theriaque d'Andromaque,
la Theriaque celeste, le Mitridate de
Damocrate, le Diascordium de Fra-
castor, les Confections d'Alkermes &
d'Hyacinte, l'Orvietan, les Eaux-the-
riacales, le Vinaigre theriacal, les Teintures & les Elixirs alexipharmaques,
& mille autres ausquels on a donné des
noms pompeux. Mais on sçait par plusieurs raisons & par une infinité d'observations que tous ces remedes, au lieu
de faire du bien, trompent ceux qui s'y
fient, nuisent souvent, & prêtent de
nouvelles forces au venin pestilentiel.
Le témoignage de Galien suffit, qui

n'eut aucune confiance dans la Theriaque ni les autres antidotes dont il fait
lui-même de si grand éloges , & qui
crut que le plus sûr étoit de prendre la
fuite pendant deux Peftes qui regnerent
à Rome & à Aquilée.

En effet prefque tous les alexipharmaques font pleins d'une huile aromati-
que âcre , qui allume une ardeur brûlante dans nos corps , excite le fronce-
ment & la roideur dans les folides, des
fermentations & des troubles dans les
liqueurs ; de forte qu'on a lieu de craindre que l'abus qu'on fait des alexipharmaques chauds pour fe garantir de la
Pefte, n'ait caufé à beaucoup de gens
cette maladie & plûtôt & plus funefte.
Ainfi ces alexipharmaques , n'étant prefque pas utiles pour nous preferver de ce
mal, il faut plûtôt les referver pour ten-
ter la guerifon de ceux qui en font attaquez.

Les alexipharmaques externes font
ceux qui appliquez exterieurement paffent pour être propres à détruire le venin peftilentiel ou à l'éloigner de nos
corps. Il y en a d'artificiels qui font purement fuperftitieux: Ils font chargez de
caracteres , de figures & de fignes pour
attirer une bonne influence de la part
des aftres : mais ces Talifmans & ces

Amulets doivent être rejettez comme inutiles ; ce font les produits de l'ignorance & de la fuperftition, qui ne peuvent être employez que par des fous, des ignorans ou des impofteurs. Il y en a qui font de vrais poifons, comme l'arfenic, le realgar, l'orpiment, les crapaux, les araignées, &c. Si ces chofes ne font point de de mal, elles font au moins inutiles comme l'experience l'a fait voir fouvent. Mais n'a-t-on rien à craindre des exhalaifons pernicieufes qui partent de ces corps ? Il y a enfin des amuletes naturels dont les uns ont beaucoup d'odeur & d'autres n'en ont point. Ceux qui n'ont point d'odeur font le fuccin, le vif-argent & les pierres précieufes dont on ne connoît pas bien encore les proprietez. * Les racines de colchique & de plantin aquatique, viennent d'être recommandées depuis peu par Wedelius. Les amuletes qui ont de l'odeur, font le Camphre, le Labdanum. le Styrax, le Benjoin, les Citrons, les Oranges, le Vinaigre fimple & compofé, les Baumes fimples & compofez, les Aromates, les Pâtes de fenteur compofées de poudres Alexipharmaques, &c. Précautions qui ne font pas inutiles.

* Wolffgang Wedel dans fa Differtation *de Colchio veneno & Alexipharmaco.* Ienæ 1718.

à ceux qui assistent auprés des malades
pour corriger la mauvaise odeur qui les
environne : mais pour chasser le venin
pestilentiel, elles ne paroissent pas fort
efficaces. Est-on plus en sûreté dans les
maisons des Droguistes & des Parfumeurs ? La Peste n'y penetre-t-elle jamais ? Il ne faut pourtant pas rejetter
entierement toutes sortes d'amuletes,
quoi que leur vertu soit fort foible, sur
tout ceux qui ne peuvent faire aucun
mal ; car ils peuvent faire du bien en
tant que la confiance que beaucoup de
gens ont dans ces sortes de preservatifs
leur donne de l'esperance, de la fermeté
& du courage, & qu'elle dissipe la
crainte qui est alors fort nuisible. Nous
ne connoissions donc parmi tous ces remedes de meilleur & de plus sur pré-
servatif que l'Eau en boisson. C'est elle
seule qui peut ramollir les fibres nerveuses, lesquelles sont trop roides &
trop crespées, détruire l'erehtisme des
solides, délaïer les humeurs trop épaisses, attenuer celles qui sont trop grossieres, adoucir leur âcreté, empêcher
leur corruption, moderer, ou même
totalement arrêter la violence du venin
pestilentiel, lorsqu'il s'est une fois glissé
dans nos corps : d'ailleurs l'on n'a pas le
moindre sujet d'en apprehender aucun

mal : je dirai même plus , elle rend
les autres préfervatifs plus feurs.

I V.

Le corps humain n'eft qu'un admirable affemblage de fibres elaftiques
qui en fe contractant & fe dilatant continuellement font des efpeces de tre-
mouffemens ou de vibrations reglées,
aufquelles on donne le nom d'ofcillations. L'action de ces fibres met en mouvement plufieurs differentes humeurs
qui fe figent aifément, lefquelles ceffent de fe mouvoir, & qui font fujet-
tet à fe corrompre dès que leur courfe
eft rallentie. Afin que les fibres ne fe
roidiffent, ne fe defflech n: & ne perdent
point leur mouvement, il faut qu'elles
foient continuellement arrofées & humectées de quelque liqueur : & les humeurs à leur tour féjournent, s'épaiffiffent, fe corrompent fi les fibres ne les
preffent, ne les broyent & ne les pouffent continuellement. La vie donc ne
confifte que dans l'action continuelle &
reciproque des fibres & des humeurs.
Dans les premiers momens de nôtre vie
les fibres font molles : enfuite elles s'af-
fermiffent peu à peu dans l'état d'homme fait , elles fe roidiffent & s'en-

durciffent à la fin : de là vient la vieil-
leffe & la mort inévitable. La fanté
ne confifte que dans le mouvement égal
& uniforme des fibres & des humeurs:
c'eft à·dire il faut que les fibres ne
refiftent pas plus d'un côté qu'elles
n'agiffent de l'autre : il faut auffi que
l'effort que les folides font en pouffant,
foit capable de furmonter la force des
fluides qui refiftent ; afin de conferver
le mouvement égal & reciproque, il
faut que les fibres foient flexibles & les
liqueurs fluides , & c'eft de là principalement que dépend la fanté.

Les humeurs étant continuellement
agitées , ce qu'elles ont de plus fubtile s'envole , s'évapore ; & la partie
groffiere eft chaffée par des couloirs
particuliers deftinez à cet ufage ; ainfi
elles s'épuiferoient bien-tôt : Les fibres
auffi qui fe contractent & fe dilatent
continuellement & avec violence , feroient bien-tôt ufées & détruites fi on
ne prenoit point d'alimens neceffaires
pour réparer ces pertes.

Les alimens écrafez & broyez dans
la bouche , penetrez de falive , defcen-
dent dans l'Eftomach , où détrempez de
nouveau par le fuc des glandes de ce
vifcere , ils fe fermentent & fe conver-
tiffent en chyle. Cette liqueur blanche

& laiteufe fi differente de ce qu'elle étoit quelques heures auparavant, paſſe dans le ſang, ou continuant de ſe fermenter avec ce fluide, elle en prend enfin la forme, la couleur & toutes les qualitez, en un mot elle devient ſang. Tous les autres ſucs du corps naiſſent du ſang. Ils s'en ſéparent dans les differens couloirs que ce fluide arroſe pour les uſages auſquels ils ſont deſtinez. Ces ſecretions ne ſe font bien qu'autant que le ſang parcoure librement les viſceres où ſont ces couloirs, & que les fibres de ces viſceres par des vibrations continuelles & reglées s'allongeant & ſe contractant ſans ceſſe, reçoivent le ſang qui leur arrive, & en expriment fortement les ſucs particuliers de la même nature que ceux dont ils ſont imbus. Le ſang s'épaiſſit naturellement d'abord qu'il n'eſt pas ſuffiſamment agité ni broyé. Les ſels acides le coagulent entierement. L'eſprit de vin le change en une maſſe ſolide oſſeuſe preſque pierreuſe. Les ſels âcres épaiſſiſſent & grumelent ſa partie ſulphureuſe. L'Eau le délaye parfaitement.

Voulez-vous conſerver vôtre ſanté, & la rétablir lorſqu'elle eſt perduë? Il n'y a rien de meilleur pour cela que l'Eau. Cette liqueur claire & brillante comme

l'argent, auffi ancienne que le monde, &
que la nature offre dans tous les païs aux
animaux pour la confervation de leur vie
& pour étancher leur foif , fournit à
l'homme une boiffon également utile
dans le temps qu'il fe porte bier, & lorfqu'il eft malade. Il n'y a rien de meilleur dans la nature que l'ufage de l'Eau
pour boiffon ordinaire , foit qu'il faille ramollir & donner de la foupleffe
aux nerfs , foit qu'il faille conferver le
degré naturel de fluidité dans le fang
& dans les autres humeurs.

Ne croyez pas neanmoins que l'Eau
foit fi pure & fi fimple qu'elle ne con-
tienne des parties heterogenes , foit de
la matiere étherée ou de l'air , foit des
parties falines & terreftres. Elle eft capable de rarefaction & de condenfa-
tion. Elle fe glace en fe condenfant :
En fe rarefiant elle s'éleve en vapeurs
felon que la matiere étherée qui l'agite
interieurement fe gliffe en plus grande
ou en plus petite quantité dans fes pores.
L'air qui eft caché dans l'Eau fe manifefte dans la machine pneumatique par
les bulles & l'écume qu'il forme en fortant. Le poids de l'Eau varie felon qu'elle renferme plus ou moins d'air , ce qui
eft aifé à connoître avec une balance ou
un pefe-liqueur. On fçait par les diftil-

lations réïterées combien il y a de terre dans l'Eau, même dans la plus claire. Cette terre est tantôt de la nature de la chaux, tantôt de la nature de la glaise, tantôt pierreuse, quelquefois métalique & quelquefois chargée de sels de differente nature. Vous choisirez celle qui est penetrée de beaucoup d'air & de matiere étherée & le moins chargé de sels & de matieres terrestres. Telle Eau sera transparente, subtile, fort legere, sans aucun goût ni odeur, elle ne causera aucune pesanteur d'Estomach, elle passera vîte, elle boüillira aisément sur le feu, & se refroidira de même. Elle cuira fort promptement la viande & les legumes. Elle délayera parfaitement bien & sans peine le savon : l'huile de tartre ou la solution d'argent avec de l'Eau forte ne lui ôteront point sa transparence. Ne vous servez point pour boisson de celle qui n'a pas ces qualitez. C'est la le vrai menstruë ou dissolvant universel que les Chimistes cherchent depuis si long-temps. Elle corrode les rochers, les pierres, les métaux, elle dissout même l'or par le broyement. Elle se charge de toutes sortes de matieres salines, sulphureuses, terrestres, étherées & aëriennes, avec lesquelles elle s'unit & les

tient

tient suspenduës & cachées dans les
pores.

Il est aisé de conjecturer combien
l'Eau facilite la dissolution des alimens,
lorsqu'on fait reflexion avec quelle
promptitude & quelle facilité se lique-
fient & se dissolvent les herbes, les fruits,
les chairs des animaux qu'on laisse macerer dans l'Eau. Il n'en est pas de même
en les faisant macerer dans les liqueurs
vives & animées telles que le vin, le
vinaigre, l'Eau de vie, &c. qui ne
font au contraire que les durcir. Il
n'est pas difficile de s'imaginer après cela
de quelle maniere l'Eau peut aider la
digestion des alimens dans l'Estomach :
car les alimens étant bien détrempez elle
introduit entre leurs particules qu'elle
vient de diviser un fluide aërien & étherée qui excite le mouvement de la fermentation, qui produit un chyle plus
subtil & plus fluide sans viscosité &
sans grumeaux.

Veritablement l'Eau est la base &
le fondement des humeurs de nôtre
corps. Car dans douze onces de sang
humain, il y en a huit d'Eau claire, &
environ quatre onces de parties salines,
huileuses & terrestres. Il contient aussi
beaucoup d'air & de matiere étherée,
puisqu'au sortir de la veine, si on le

met dans la machine pneumatique, il
s'éleve tellement en écume qu'il occupe
le double de son espace. Le sang ne
tient donc sa fluidité que des parties
aqueuses & étherées dont il est composé. Mais comme la santé & la vie
dépendent principalement de la circulation continuelle du sang & des autres
sucs à travers les differens conduits deno-
tre corps, même à travers les plus petits,
tout ce qui peut donc rendre & conserver le sang fluide, est ce qu'il y a de plus
propre pour conserver la vie & la santé.
C'est ce que l'Eau fait tres-bien par sa
liquidité & par le moyen des parties
aëriennes & étherées qu'elle porte dans
le sang. D'ailleurs comme elle se rarefie aisément, & que la chaleur la resout
en vapeurs, elle entraîne avec elle quelques parties huileuses des plus subtiles &
forme une vapeur composée de particules aqueuses & huileuses qui humecte
interieurement tout le corps, qui ar-
rose, humecte & ramolit les fibres &
les rend plus souples & plus propres
au mouvement. De là vient que l'Eau
entretient & conserve si bien la facilité & l'égalité de l'oscillation de fibres.
De là vient aussi qu'elle facilite la circulation des humeurs & qu'elle main-
tient toutes les fonctions dans leur en-

tier. Ne voit-on pas que les buveurs
d'Eau se portent beaucoup mieux &
vivent plus long-temps que ceux qui
boivent du vin & des liqueurs fermentées. Ils mangent même beaucoup plus.
Car l'Eau qui penetre tous les pores est
une liqueur tres-propre pour dissoudre
les alimens, pour former le chyle, le
sang, & pour transmettre le suc nourricier dans toutes les parties du corps.
Elle déterge tres bien la mucosité visqueuse & tenace qui couvre les membranes glanduleuses du ventricule &
des intestins. Elle occasionne par ce
moyen l'épanchement d'une plus grande
quantité de salive stomachale & intesti-
nale dont l'appetit & la digestion dépendent. C'est par toutes ces raisons que
les buveurs d'Eau ont ordinairement
plus de santé & plus de force.

Prenez bien garde de ne pas vous
laisser tromper par l'exemple des Cro-
cheteurs & des gens de travail, à qui
l'usage continuel du vin & des liqueurs
spiritueuses semble donner des forces
pour supporter des travaux extrémement rudes. S'il ont de la force, ce
n'est pas parce qu'ils boivent du vin,
au contraire, ils ne digerent le vin, ils
n'en soutiennent l'usage que parce qu'ils
ont de la force. De là vient qu'il arrive

tres-fouvent que le vin, au lieu de leur donner des forces comme ils s'imaginent, les affoiblit en tres-peu de temps. On en voit peu quoi que tres-rigoureux de ceux qui boivent du vin & qui en font des excès parvenir à un âge avancé : fort fouvent c'est leur propre force qui les perd, & une mort prématurée les enleve, ou bien ils vivent dans les fouffrances accablez de Gouttes, de Gravelles, d'enflures & d'autres infirmirez.

L'ufage de l'Eau pour boiffon ordinaire n'est pas moins utile pour l'efprit que pour le corps : un buveur d'Eau fe poffede toûjours ; fon efprit moins fujet aux paffions fait bien mieux fes fonctions. L'ardeur, l'efferveſcence, l'âcreté des humeurs : la trop grande tenfion, la trop grande fenfibilité, & l'Erethifme des filets nerveux excitent des tumultes dans l'efprit. Mais le calme du corps eſt bien-tôt fuivi de la tranquilllité de l'efprit. Que les fucs foient doux, fluides, bien purs, fans fuperfluitez nuifibles, alors les fibres nervèufes ne feront point irritées & l'on n'aura aucune fenfation fâcheufe. Si tout d'un coup l'efprit frappé de quelque penfée met en mouvement & en contraction les filets nerveux, ces mouvemens feront bien-tôt appaifez , & les ofcillations des filets nerveux deviendront douces & reglées comme auparavant, à caufe que l'ufage frequent de l'Eau rend ces fibres molles & flexibles. Il faut donc avoir foin de boire de l'Eau fi l'on veut joindre à un corps bien fain un efprit fain & tranquille.

L'Eau mérite non feulement le nom de prefervatif , mais encore un titre plus grand. On peut la regarder comme un remede univerfel ; propre pour toutes les maladies en general , fpecifique pour chacune en particulier , facile à trouver & à préparer. Elle n'a d'autre défaut que celui d'être trop commune , trop connuë & par confequent trop peu prifée.

Comme la fanté dépend de la flexibilité des fibres & de l'égalité de leurs ofcillations , de la fluidité de la fubtilité & de la douceur des humeurs, ainfi toutes les maladies ne dépendront que de la roideur , de la tenfion , de l'irritation , du fremiffement & de l'Erethifme des fibres , de la vifcofité , de l'épaiffiffement & de l'âcreté des humeurs. Les caufes qui troublent l'ofcillation des fibres font internes ou externes. Les internes viennent ou de l'ame , comme les paffions , ou du corps , comme

des fucs trop épais & embarraffez dans
les vaiffeaux capillaires qui diftendent
trop les fibres, ou des fucs trop âcres
qui leur caufent des trop grandes irrita-
tions. On doit mettre parmi les caufes
externes tout ce qui peut affecter le
corps, comme l'air, le froid, la chaleur, un coup, les alimens, les poifons, &c. Cependant foit que la tenfion & l'irritation des fibres dépendent
de l'âcreté, du féjour ou de l'abondance des humeurs, foit que le vice des
humeurs dépendent des fibres, il faut
toûjours avoir recours à l'Eau. Elle relâchera les fibres qui feront trop tenduës ; elle delayera les fucs épais & embarraffez, elle adoucira leur âcreté,
elle calmera leur effervefcence, elle ou-
vrira les obftructions, elle fe chargera
des parties terreftres, falines & fulphureufes, elle les entraînera avec elle, &
les fera fortir des voyes par les émonc-
toires convenables, elle rétablira les
fonctions & guerira une infinité de maladies. On fçait par experience que dans
les maladies chroniques, qui viennent
toutes des obftructions des vifceres, il n'y
a pas de meilleur remede que l'Eau.
Jamais l'ufage des apozemes, des fucs
d'herbes, des ptifannes, fur tout des
Eaux minerales & des bains n'eft fi fre-

quent que dans ces occasions. D'où
viennent tant de miracles que les Eaux
minerales operent dans ces maladies ?
N'est-ce pas à l'Eau qu'ils font dûs
principalement , qui rétablit la fluidité
des humeurs auparavant trop épaisses
& qui donne de la mollesse & de la flexibilité aux fibres ? Ce seroit inutilement
qu'on donneroit au malade l'esprit mineral & les sels alkalis , nitreux ,
vitrioliques , que ces Eaux contiennent
si on n'y joignoit une grande quantité d'Eau. Dans les maladies aigues &
les Fievres ardentes , qui dépendent
d'une bile extrémement âcre & brulan-
te épanchée dans le sang & bouillon-
nant dans les vaisseaux & dans lesquelles
tout le genre nerveux souffre des contractions tres - violentes , les malades
demandent avec empressement à boire
beaucoup d'Eau par le soulagement
prompt qu'ils en reçoivent , & les Medecins leur ordonnent d'en boire la regardant comme un remede excellent.
C'est d'elle que dépendent les principaux effets des ptisannes , des apozemes , des sucs d'herbes , des bouillons
alterans , des émulsions , des amandez.
Il faut pourtant avoüer que les autres
substances ou particules des medica-
mens dont elle est chargeée ne sont

pas inutiles , foit pour ouvrir les obftructions , foit pour corriger l'âcreté
des humeurs , foit pour ramollir les fibres. Mais à quoi ferviroient ces remedes s'il n'étoient bien delayez? D'ailleurs comme tout ce qu'il y a d'humidité s'exhale & fe diffipe dans l'ardeur
de la Fievre , les parties folides fe def-
fecheroient bien-tôt, les fluides s'épaiffi-
roient fi on n'y fuppleoit en buvant continuellement beaucoup d'Eau. Mais que
fait donc le Medecin dans ces maladies?
d'abord au commencement en diminuant
par la faignée l'abondance du fang qui
gonfle les vaiffeaux s'il le juge neceffaire , il diminuë non feulement l'Erethifme , mais il prépare outre cela &
débarraffe les vaiffeaux pour donner entrée aux liqueurs aqueufes qu'il prefcrit
dans l'intention de diffoudre la maffe
du fang qui fe trouve alors trop épaiffe :
il donne l'Emetique lorfqu'il eft à propos, pour purger l'Eftomach & les inf-
teftins des mauvaifes humeurs qui y féjournent , afin que l'Eau paffe d'autant plus pure dans la maffe du fang.
Si l'Eau n'enleve pas entierement la
pourriture qui fe manifefte dans les Fievres putrides peftilentielles , & dans la
Pefte même par des bubons des charbons , des exanthemes ou differentes
taches,

taches, elle en rend au moins les accidens moins cruels & moins dangereux.
Car l'Eau en rendant de la souplesse
aux fibres, en délayant les sucs qui se
grumelent & se disposent à la corruption, aide la nature à faire la separation
de ces sucs & à les charier vers les émun-
ctoires qui leurs conviennent. De là vient
que l'éruption des exanthemes est beaucoup plus facile & les symptômes de la
Peste plus doux. Nous en avons un
exemple dans les dernieres petites veroles, dont on ne corrigeoit la malignité qu'à force de boire de l'Eau, la
Fievre devenoit moins violente, & l'é-
ruption des pustules plus loüable. * L'an
1709. lorsque la Peste ravageoit la Ville
de Dantzick, un grand nombre de personnes éprouverent les bons effets de
l'Eau. D'abord qu'ils étoient attaquez
de la Peste, ils se tenoient dans le lit
bien couverts, & on leur donnoit à boire
de demie heure en demie heure, un verre
tout chaud d'Eau d'orge, de Thé, ou
de petite bierre, le malade avoit une
douce moëtteur dans laquelle on l'en-
tretenoit : vers le troisiéme ou le quatriéme jour on voyoit poroître les bubons & les charbons sans accident, &

---

* Christian Weisbach *de verâ & fundamentali cu-*
ratione morborum. A Strasbourg. 1715. en Allemand.

Z

les autres fymptômes s'appaifoient promptement par ce moyen. On obferva qu'il ne falloit pas tant hâter l'éruption par des cordiaux chauds que moderer l'effort de la nature, fur tout fi le malade étoit d'un temperamment bilieux & vif. Si le malade étoit d'un temperamment froid ou pituiteux, on ranimoit la nature trop foible en donnant deux ou trois fois par jour une petite dofe de poudre befoardique, ayant toûjours foin de faire beaucoup boire le malade. * La Pefte de Breda faifant de cruels ravages, & les remedes venant à manquer, les Medecins enfin contraints par la neceffité, firent donner aux malades pour tout remedes les Eaux diftillées qui reftoient encore dans les boutiques des Apotiquaires, & elles eurent tout le fuccès poffible. Par confequent fi dans les Fievres malignes peftilentielles & dans la Pefte même l'Eau pour boiffon prife en quantité foulage beaucoup, il n'y a pas de doute qu'on ne puiffe l'employer utilement pour s'en preferver.

* Frederic Vandermye, *De morbis & fymptomatibus popularibus Bredanis.* Antuerp. 1627.

V.

La Peste commence à faire éclatter ses fureurs, & vous ne pouvez plus avoir recours à la fuite ni vous retirer dans des lieux exempts de contagion : Il faut donc vous resoudre à rester. Mais ne vous effrayez point. En temps de Peste la mort épargne pour l'ordinaire celui qui la méprise, & elle poursuit ceux qui en ont peur. Tous les habitans de Marseille ne sont point morts. La frayeur en a même enlevé beaucoup plus que la contagion. La Peste ne fait pas de plus grands ravavages parmi les Turcs & les autres peuples Orientaux, quoi qu'ils ne prennent que peu ou point de précautions pour éviter la contagion ; & cela c'est parce qu'ils n'ont point peur. Ceux qui se portent bien restent avec les malades : pourquoi ne sont ils donc pas tous attaquez de la même maladie? assurément la contagion n'est pas si dangereuse qu'on se l'imagine communément. Lorsque les corpuscules pestilentiels s'insinuent dans le corps humain ils ne font jamais de mal qu'à ceux qui sont mal disposez. Il faut necessairement que le corps ait d'avance quelque mauvaise disposition pour que

la contagion puisse produire ses effets
& exercer sa malignité. C'est ce que la
frayeur, la tristesse, la colere occasion-
nent souvent : il faut donc se donner
bien de garde de ces passions. Soyez gai
& joyeux. Tâchez de prendre courage,
de vous recréer avec vos amis par des
conversations amusantes & divertissan-
tes, de vous dissiper par des promenades
agreables en bel air ; de cette maniere vous
dissiperez la tristesse & les inquietudes
qui disposent le corps à la Peste. Il faut
quelquefois s'exercer jusqu' à suer un
peu, sans pourtant se fatiguer. Il faut
éviter les trop grands travaux. On s'ab-
stiendra des plaisirs de venus, ou du
moins on n'en fera qu'un usage moderé.
Il y a certaines constitutions qui resis-
tent parfaitement bien à la contagion ;
telles sont assurément celles des personnes qui assistent continuellement auprés
des pestiferez sans être attaquées de cette
maladie. On peut acquerir cette disposition du corps non pas par les odeurs,
les parfums, la poudre de Bezoard, les
Alexipharmaques ou les antidotes, mais
par un regime de vivre exact : car il
est certain qu'un mauvais regime de vivre la détruit. La Peste attaque principalement ceux qui s'abandonnent à l'im-
temperance. Suivez sur tout les regles

de la temperance & de la frugalité, vous
jouïrez de la santé du corps & de la
tranquillité de l'esprit. Si Socrate évi-
ta la mort lorsque la Peste détruisit
presque tout le peuple d'Athenes , il
n'en fut redevable qu'à la temperance :
il faut donc observer une certaine mediocrité dans les alimens. Il y a plus de
risque à manger trop qu'à manger trop
peu. L'yvrognerie est presque toûjours
mortelle. Il ne faut pas neanmoins se
laisser affoiblir par la faim ou la soif. Car
nous voyons quelquefois la Peste succeder à la famine. Il faut accorder aussi
quelque chose à la coûtume touchant
la quantité des alimens , le temps du
repas , du sommeil ; & il n'est pas même à propos de quitter tout d'un coup
un mauvais regime de vivre auquel on
est accoûtumé pour en suivre un qui soit
meilleur ; parce qu'il n'y a point de
changement subit qui ne soit dangereux.
Souvenez vous de preferer l'Eau à toute
autre boisson. Buvez-en quelques verres
le matin toute chaude ou tiede , comme
vous voudrez. Elle verse , pour ainsi
dire, la santé dans le corps , elle délaye
les restes de la digestion du jour prece-
dent ; elle lâche le ventre, fait uriner ,
nettoye les reins & conserve la fluidité
du sang & des autres humeurs , rend la

bile plus douce, aiguise l'appetit, & la digeſtion des alimens s'en fait enſuite beaucoup mieux, les viſceres font leurs fonctions ſans trouble, ſans ardeur, le corps devient plus diſpos & plus agile pour le travail, les operations de l'ame ſe font avec plus de netteté & d'une maniere plus parfaite ; enfin elle éloigne tout ce qui peut cauſer & occaſionner la corruption peſtilentielle. Servez vous à vos repas pour boiſſon ordinaire de l'Eau froide, tiede ou chaude, ſelon l'habitude & les ſaiſons, c'eſt le meilleur vehicule pour la diſtribution des alimens. En hyver vous la boirez tiede ou chaude, en été froide. Il ne convient pas en ce pays-ci de l'ordonner à la glace, ſi ce n'eſt à ceux qui y ſont accoûtumez, ou aux gens bilieux qui ſont ſujets à de grandes chaleurs d'entrailles. Gardezvous bien de regarder ou de vanter le vin comme un antidote contre la Peſte : c'eſt un delicieux poiſon qui trompe par des charmes ſeduiſans, ceux qui en boivent ; il remplit le corps de particules actives & brulantes qui y portent l'ardeur & le feu : il irrite & endurcit les nerfs, il augmente prodigieuſement la force des oſcillations des fibres, il les trouble ſouvent, il épaiſſit le ſang, il forme des obſtructions.

qui font la caufe des maladies chroniques, il produit ou allume la bile qui
eft la caufe des maladies aiguës ; il oc-
cafionne des tremblemens dans les membres, il charge de pierres ou de graviers
les reins & la veffie, il porte des fumées à la tête qui offufquent le fiege de
l'ame & qui en troublent & déran-
gent les operations. Enfin il prépare les
voyes au venin peftilentiel, il en facilite le développement & il le met en
état d'agir avec toute fa fureur. Si on
eft accoûtumé à boire du vin, il faut
au moins le boire trempé de beaucoup
d'Eau : on en moderera les fâcheux
effets par ce moyen. On doit renoncer aux liqueurs ardentes & fpiritueufes qu'on tire du vin ou des liqueurs
fermentées. Ce font des feux liquides
qui irritent vivement la langue & le
palais d'une maniere gracieufe : mais
ce plaifir eft bien-tôt payé d'une infinité de maux plus grands. Il ne faut
pas rejetter les boiffons où entrent les
fucs de limons & d'oranges : il ne
faut pas non plus en ufer indifcrete-
ment. Car les acides appaifent l'effervefcence du fang & de la bile, corrigent l'âcreté des alkali, diffolvent ou
précipitent les coagulations fulphureufes formées par des fels âcres : & ils
conviennent principalement aux gens bi-

lieux ; mais ils font ennemis des nerfs, & ils font nuifibles à ceux qui font fujets à la toux , aux foiblefles d'Eftomach , à la colique , aux maladies des reins &. de la veffie , & à quelques maladies de la poitrine ou des poûmons. Ayez une maifon qui foit en belle expofition , bien percée , & qu'on ait foin d'en ouvrir les fenêtres le matin au lever du foleil , & d'y faire de bon feu pour chaffer l'humidité de l'air ; on la tiendra propre & nette. Si vous êtes obligé par vôtre emploi d'aller voir les malades , ayez foin de porter avec vous un citron chargé de clouds de gerofle , ou d'approcher du nez de temps en temps un linge ou une éponge trempée dans du vinaigre fimple ou compofé pour écarter la mauvaife odeur. Si la mauvaife odeur ou l'infection des malades vous fouleve l'Eftomach, mordez un citron , ou tenez dans la bouche un peu de racine d'angelique , ou des grains de cubebes ou de cardamome. Vous pouvez auffi pour plus grande fureté porter pendu à vôtre col un amulette compofé de racines de colchique & de plantin aquatique deffechées & pulverifées. Cet amulette vanté par Wedelius peut faire du bien , & ne fçauroit faire de mal comme l'experience l'a fait connoître.

Pour les Medecins qui font obligez
de voir les peftiferez, que l'excès de
précaution ne les empêche pas de faire
leur devoir. Ils font perdus s'ils ont peur.
Le courage, l'intrepidité, l'amour de
leur profeffion, le zele pour le foulagement des malades, la confiance en
leur art, font les grands prefervatifs
dont il faut qu'ils fe muniffent. Ils doivent aborder leurs malades avec affu-
rance & avec un air gai, les confoler,
les encourager en leur faifant efperer la
guerifon de leur maladie, & leur donner
enfin les remedes nececeffaires. *Qu'ils
ne fe chargent point de l'habit dont
les Medecins de Rome fe couvroient
durant la Pefte; cet habillement trifte,
effroyant & de mauvais augure n'eft
propre qu'à faire peur aux enfans & aux
femmes, & à des perfonnes d'un efprit foible & accablées de trifteffe & de frayeur.
A les voir on les auroit pris pour des
phantômes qui n'anonçoient que la mort
aux malades. Il avoient un mafque avec
un grand nez femblable au bec d'un
Cormoran plein de parfums, des yeux
de verre, un chapeau d'une figure bi-
farre, une efpece de camail & de robe

* Vide Thom. Bartholin. *Hiftoriar. Anatomicar. &
Medicar.* Centur. V.

de toile cirée, de camelot ou de maroquin qui defcendoit jufqu'aux talons,
une baguette blanche à la main. Ces fortes de précautions font tout à fait inutiles pour le Medecin, & peuvent porter
préjudice aux malades.

Affurément on fe trompe lorfqu'on
propofe l'ufage de tant de cordiaux, fur
tout des cordiaux fi forts pour fe preferver. Lorfqu'on fe porte bien il ne
faut aucun remede ; fi on fait ufage
de quelques remedes pour lors, ils ne
peuvent avoir que de mauvais effets.
Ces Alexipharmaques qui ne font compofez que de remedes aromatiques &
chauds allument le fang, & détruifent
peu à peu la fanté. Outre cela il ne faut
pas fous prétexte de précaution accoûtumer le corps aux remedes dont on
aura befoin pour fe guerir en cas qu'on
foit attaqué de la Pefte, de peur qu'a-
lors il ne deviennent inutiles. Nous con-
clurons donc qu'il n'y a pas de meilleur prefervatif que l'Eau, qui en ramol-
liffant les fibres, en délayant les fucs,
donne au corps la difpofition neceffaire
pour refifter au venin ; qui conferve
cette même difpofition lorfqu'elle fe
rencontre dans un fujet : qui prévient,
qui détruit cette conftitution qui difpofe le corps à la Pefte, c'eft à dire,

la roideur & l'Erethisme des fibres nerveuses, l'épaississement, le séjour & la
corruption des humeurs : qui convient
à tout le monde & en tout temps, &
qui se trouve par tout.

L'Eau est donc un excellent preser-
vatif durant la Peste.

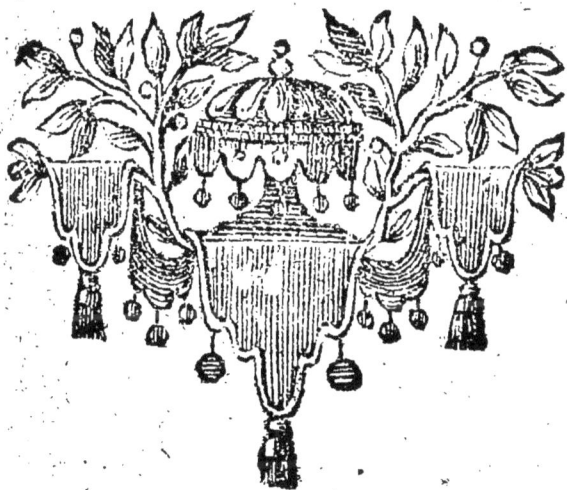

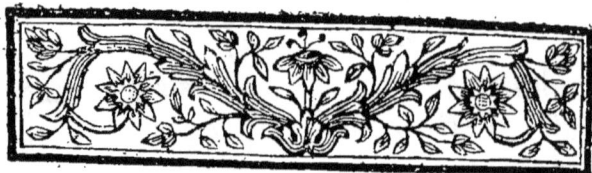

QUESTION

*Si l'on doit défendre la Boisson
aux Malades.*

I.

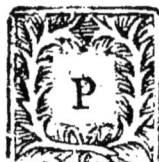

OURQUOI tant de systê-
mes & de questions sur ce qui
fait en nous la vie? L'idée seule d'une sorte de mouvement
le fait comprendre, mais d'un mouvement qui ne tient ni de l'impetuosité
ni de la fougue, qui ressemble moins
à un combat qu'à un jeu, moins à
une guerre qu'à un exercice. Ce mouvement autour de la vie n'est encore ni
une sedition, ni une mutinerie, qui se
voit entre deux contraires, comme seroient l'acide & l'alcali ; & pour achever de dire tout ce qu'il n'est pas, il
n'est pas uniquement attaché aux fluides, c'est à dire, aux liqueurs, car sur
celles-ci tout au plus s'exerce l'action
du principal Antagoniste qui reside dans
les solides, ou dans les parties nerveuses, dont le mouvement de compression

& de dilatation habituelle , broye
continuellement , agite & pousse les
fluides. C'est donc un mouvement con-
stant , reglé , uniforme , éloigné de
l'inégalité & du trouble , different par
consequent de *l'explosion* & de la fermentation des Chymistes. Car enfin ,
graces au Ciel & au bon sens, la Medecine rentrée en elle-même , & reprenant sa gravité & son sang froid , a sçû
se défaire de ces indignes idées *d'archées*
en fureur & de *ferments* en courroux.
Pour le dire donc à present en un mot, la
cause de la santé n'est qu'une oscillation
continuelle , un branle ou un mouvement reciproque & alternatif de systole
& diastole , c'est - à - dire , de compression & de dilatation qui va d'un pas
égal, qui se trouve par tout , qui re-
muë & agite toutes les parties. Ce n'est
donc pas uniquement dans le cœur qu'on
trouve de la systole ; Il est encore une
sorte de battement qui lui ressemble ,
qui se trouve partout, & qui tient toutes
les parties en branle. De même ce n'est
pas uniquement dans le sang qu'il faut
chercher les principes de la vie; tout vif
qu'il paroît , il deviendroit ou malfai-
sant ou sans force, si livré un moment à
lui seul , il se trouvoit dénué du secours
& de l'action des solides. Ainsi on

pourroit comparer la Mechanique du
corps humain à celle d'un horloge &
en particulier à celle d'une Clepſydre
ou horloge à eau, car comme dans celle-ci c'eſt un certain volume d'eau mis
en équilibre qui en fait tout l'artifice,
c'eſt auſſi une certaine quantité de ſang
qui tient ſon équilibre du reſſort des
ſolides qui fait tout dans nos corps. Au
reſte par ſolides, il faut ici comprendre
les vaiſſeaux dont la tiſſure des parties
eſt compoſée ; ce ſont des tuyaux pleins
de reſſort qui ſe dilatent & ſe compri-
ment continuellement. Ces vaiſſeaux de
figure conique perdent de leur diametre ou de leur capacité, à meſure qu'ils
s'éloignent de leur origine, ſans perdre
cependant leur vertu de ſyſtole qui les
accompagne, & les ſuit par tout ; ce
ſont donc comme autant d'aïdes & de
ſubſtituts pour le cœur dont ils imitent les fonctions : Car ils battent ſans
ceſſe & font effort ſur le ſang, lequel
comprimé & mis en contrainte, ſe re-
leve & repouſſe les parois des vaiſſeaux
qu'il dilate, tant par ſon reſſort que par
ſon volume & l'impulſion qui le chaſſe
& le fait avancer. Mais qu'on ne demande point d'où eſt venu aux parties
ce mouvement de ſyſtole, ou ce battement habituel : car enfin tandis qu'il

reste tant d'autres meilleures choses à
éclaircir en Medecine, on devroit bien
se passer de tant de questions frivoles
qui occupent l'esprit & l'embarassent
sans l'instruire. Il est d'ailleurs des choses si necessairement vraies & si constam-
ment établies par l'ordre du Créateur,
qu'elles n'ont besoin pour se faire connoître d'autre étude que de celle de
l'observation. De quelque part donc
que vienne aux parties ce mouvement
qu'elles exercent alternativement l'une
sur l'autre ; Il suffit au Medecin de
l'appercevoir pour se convaincre que
la santé ne consiste que dans un équilibre, c'est-à-dire, que l'ordre & la regle des fonctions du corps dépendent
d'une espece d'oscillation & de battement dont la justesse vient d'un équilibre que les solides font, & que les fluides moderent. On voit par exemple,
que la liberté, la durée & l'égalité de
la circulation du sang, ne font que
l'ouvrage & la fin de cet éqilibre suivant cette maxime de l'hydrostatique,
que les liqueurs doivent remonter dans
les Syphons courbés au même point
de hauteur dont elles sont descenduës,
c'est-à-dire, qu'il faut qu'il remonte
par la branche opposée d'un Syphon
recourbé autant de liqueurs qu'il en

étoit deſcendu par l'autre branche. Regardant donc ſuivant cette regle la grande artere & la vene cave comme un
ſeul vaiſſeau qui décrit un Syphon recourbé , & le ſang conſideré ſeulement
entant que liquide , devra ſans d'autre
ſecours & par la ſeule force de l'équilibre remonter à la hauteur du cœur,
c'eſt-à-dire , au cœur même d'où il s'eſt
élancé dans la grande artere. Mais la
nature y a encore pourvû d'ailleurs ;
car les venes & les vaiſſeaux lymphatiques munis de ces cercles membra-
neux qu'on nomme *Valvules* & qui ſe
trouvent ſemées d'eſpace en eſpace dans
leurs cavités, font ici le même office que
ces *Roües à godets*, dont on ſe ſert pour
ſecher les marais & pour élever les
eaux contre leur poids ; Car ces *Valvules* ſont de petits ſachets qui ſoûtien-
nent le mouvement du ſang & le montent vers le cœur qui eſt comme le lieu
du rendez-vous commun de toutes les
liqueurs. Un autre moyen que la nature
employe pour ſoûtenir l'équilibre du
ſang, eſt la ſituation qu'elle a donnée au
cœur, le plaçant fort proche du cerveau
& tres-loin des pieds , parce qu'il faut
ſuivant une autre regle de Mechanique , regler les diſtances à raiſon du
plus ou du moins de pante qu'ont les
                              liqueurs

liqueurs. Elle n'a donc ainsi placé le
cœur qu'afin que le sang qui devoit être
poussé au cerveau contre son propre
poids, eût moins de distance à parcourir, au lieu qu'il falloit lui donner plus
de chemin à faire vers les piés où il se
portoit par sa pante naturelle. En effet
élevé vers les parties superieures, il n'a
rien moins à surmonter que soi même
& sa pesanteur ; au lieu que descendant
vers les parties basses, il s'y porte de
tout sa masse & de tout son poids. Mais
comme si ces artifices eûssent paru insuffisans à la nature pour conserver l'é-
quilibre dans nos corps, elle y en a encore ajoûté d'autres ; car à quelle autre
fin auroit-elle voulu que les diametres
des vênes & des arteres fussent inégaux ?
Pourqoi dans la vene cave le diametre
se trouve-t il le double de celui de la
grande artere ? D'où vient que la vene
émulgente a trois fois plus de diametre
que l'artere sa compagne ? Pour quelle
raison encore, les vaisseaux Iliaques,
comme on croit l'avoir observé, se
trouveroient-ils plus larges dans les femmes que dans les hommes ? Enfin à quel
dessein tous les rameaux des venes pris
ensemble, auroient-ils, comme on le
voit même de ses yeux, plus de capacité que toutes les arteres, aussi prises en-

semble ? Tout cela certainement ne s'est
fait qu'en vûë de l'équilibre. En effet,
il falloit que la sang passât quelquefois
des vaisseaux plus larges, dans de plus
étroits, quelquefois de plus étroits,
dans de plus larges, tantôt pour en
hâter le cours, tantôt pour en moderer la fougue, parce qu'enfin il
est des occasions, où les vîtesses ne
peuvent bien se regler, que par le plus
ou moins de diametre des lieux qui doivent être traversez. Mais cette méchanique des vaisseaux sert encore par une
autre raison à entretenir la santé ou l'é-
quilibre dans le corps; c'est qu'au moyen
des differens diamettres, il ne se porte
dans chaque viscere que ce qu'il lui
faut de sang, & avec le degré de vîtes-
se qui lui convient. Car il faut observer qu'outre la circulation de tout le
sang en general qui comme principal
tourbillon tourne dans tout le petit monde, il se doit distribuer dans chaque
viscere des portions de sang, qui comme autant de tourbillons subalternes y
entretiennent des circulations & des re-
volutions particulieres, qui operent les
filtrations des liqueurs propres à chacune de ces parties. C'est par un semblable artifice que la bile se filtre dans
le foye; l'urine dans les reins, &c.

Enfin, c'est ainsi que se conserve, non
seulement une proportion & un équili-
libre universel par tout le corps : mais
encore un équilibre particulier dans chaque viscere. Il falloit certainement beaucoup de force, bien de l'adresse, & de
l'industrie pour suffire à entretenir ainsi
un équilibre par tout en general & en
particulier. Mais il se trouve beaucoup
de cette industrie & de cette force dans
le cœur, & dans les arteres ; qui en
font les substituts naturels, le cœur sur-
tout a reçu beaucoup de cette force, par
la structure de son ventricule gauche,
qui est d'une tissure extrordinairement
ferme, par consequent trés-forte, &
qui forme d'ailleurs une cavité trés-
creuse & tres profonde ; or tout ceci ne
s'est point fait au hazard, mais afin que
le sang venant à être poussé par des fibres tres-fortes, & du fond d'une cavité trés enfoncée, il fût chassé & plus
loin & plus sûrement. Ceci se comprendra par l'exemple d'un marteau qui
frappe d'autant plus fort, que le manche
qu'on lui donne est plus long, & que
le bras qui le décharge, décrit un plus
grand cercle, aprés toutes ces reflexions,
il faudra convenir que la santé n'est
qu'un équilibre, une justesse, une proportion, où l'ordre, & la sagesse du

souverain Ouvrier , éclattent de toutes parts. Ce seroient donc cet ordre, cette proportion & cet équilibre à rétablir qui devroient uniquement occuper tous les soins de la Medecine : & ceux qui se mêlent de guerir , ne devroient point avoir d'autres vûës , ni leurs études se proposer d'autres fins. On en sera mieux persuadé encore , si l'on observe, que les fluides ou les liqueurs qui nous sont vivre , paroissent faits par leurs qualitez , leur sorte de mouvement , & leurs caracteres , pour contribuer à cet équilibre des solides : c'est ce qui se remarque principalement dans le sang qui par soi même est la liqueurs la plus amie de l'ordre , & la moins capable de troubler. Car à Dieu ne plaise que sous le nom de sang, on se figure un amas de sucs acides, âcres , salins ou de semblables liqueurs turbulentes & seditieuses ; On doit avoir compris par tout ce qui précede ; que des matieres aussi fougueuses , & si contraires à l'ordre & à la paix , conviendroient mal à la nature de l'homme. Il est bien vrai que vingt quatre onces de sang, donnent par la distillation quatorze onces d'esprit volatils , & huit onces de tête morte ; on conviendra encore si l'on veut qu'on trouve par une semblable manœuvre, un sel fixe dans le sang.

qui tient plus de l'acide que de l'alcali :
Mais qui eſt encore à ſçavoir combien les
operations des Chymiſtes ſont ſujettes
à caution ; car enfin qui nous répon-
dra, que tous ces ſels, ces volatils &
ces fixes, ne ſoient point de nouveaux
êtres, ou des fruits bâtards & dégene-
rez, que l'art invente & que le feu
fabrique. Du moins eſt il ſûr que les
feux des Chymiſtes donnent ſouvent
de fauſſes lueurs, & de faux brillants,
d'autant plus capables de ſeduire l'eſprit, qu'ils le flattent & l'éblouïſſent.
La cauſe de leurs ſeductions vient d'un
analogiſme mal entendu ; Ils compa-
rent cette flamme douce & imperceptible, qui entretient nôtre vie à leurs
feux de roüe, de reverbere, &c. au
lieu que s'il faut admettre un feu dans
nos corps, il faut le concevoir tel, qu'il
aille à démêler & ſeparer les principes
du ſang, ſans les confondre, & qui
ne faſſe que dépurer les liqueurs, ſans les
alterer, ni les corrompre ; la meilleure
analyſe du ſang eſt donc celle qui ſans
trop d'alteration, nous y fait appercevoir deux ſortes de ſubſtances ; L'une
purement fluide, l'autre plus groſſiere,
au moyen de cette operation ſimple &
que la nature du ſang ne dément point,
on trouve dans 5833. grains de ſang

1296. grains de partie grossiere, & 4537. grains de fluide, par où l'on voit que de compte fait, la proportion de la partie fluide du sang est la plus grossiere, comme 3. à 1. cette analyse toute simple qu'elle paroît peut suffire à la pratique de la Medecine, & elle fait connoître que le sang n'a rien de moins fluide que l'eau, qu'il est même tres-âqueux, tres-aisé à diviser, & tout propre à baigner les parties du corps, à les rendre souples & pliantes, enfin à les humecter : Dans le centre de cette liqueur flotte une substance molle, blanche & visqueuse composée de filaments, qui en se développant forment une sorte de tresse ou de raiseau; c'est ce qu'on appelle la fibre du sang. En effet elle est capable de s'allonger & de s'accourcir, à peu prés comme une fibre musculeuse, jusques-là, que de Sçavans Hommes, l'ont presque fait passer pour une substance organisée ou capable de fonction : quoiqu'il en soit, on croit aujourd'hui que la nature, n'a fait nager cette espece de solide au milieu du sang, que pour donner quelque consistance, & un frein à ses parties, & les tenir entre elles, dans l'équilibre. Car enfin à quels dangers ne se seroient point exposé les hommes, par le déplacement & la confusion qui seroient arrivez aux parties du sang, dans les efforts, les mouvemens, & les differentes situations, où on se trouve dans tous les momens de la vie, si ces parties fluides autant qu'elles le sont, avoient été flottantes & abbandonnées à elles seules sans que rien les retint? C'est donc une sorte de lien que la nature a voulu mettre entre les parties du sang, lorsqu'elle a fait nager dans son centre une substance legere & capable en se développant, de se donner une grande surface, car c'est presque faire sur ces parties la même chose, que font ces petits ais larges & legers, qu'on fait flotter sur l'eau d'un Vaisseau qu'on veut transporter; elle a donc voulu par là arrêter ces liqueurs dans leurs bornes, & les tenir dans leur niveau. Qui ne croira aprés cela que tout est équilibre dans nos corps, puisqu'il se trouve non seulement dans les parties solides, mais encore dans les fluides; tant il est vrai, que c'est à lui qu'on doit attribuer tout ce qui se passe dans la santé. Au reste quoique cet usage qu'on vient de donner à la fibre du sang, soit tres-raisonnable, celui-ci n'est pas moins vraisemblable, c'est qu'on croit qu'elle sert encore comme de reservoir au suc nourricier, parce qu'elle est toûjours imbi-

bée d'une lymphe délicate & moëleu-
se. Ainsi on retrouveroit en elle la fource de *l'humide radical*, si fameux parmi
les Anciens ; Et si l'on avoit à comparer
la vie à une espece de flamme, cette fibre en seroit comme la méche & le lu-
mignon, qui en se consumant fourniroit
aux parties solides de quoi entretenir
leur souplesse, & aux liquides, de
quoi se conserver roulantes & fluides.

II.

CETTE souplesse & cet équilibre
font tellement le caractere de la santé,
que ce n'est que par tout ce qui va à entretenir ou rétablir l'un & l'autre,
qu'on parvient à se bien porter, c'est-
à-dire, en employant tout ce qui
peut d'une part, empêcher cette force
extraordinaire des solides, de s'échap-
per, & de l'autre prévenir la fougue du
sang, ou des liquides ; Le premier
moyen pour cela est la sobrieté qu'on
peut appeller la mere de la santé ; Le
second qui ne lui est gueres inferieur,
est la frugalité qui en fait le soûtien.
Par la sobrieté on s'empêche de trop
faire de sang & d'humeurs ; par la frugalité on empêche le sang & les humeurs de se corrompre ; la sobrieté en
&n

ſin & la frugalité entretiennent les parties dans leur aiſance ou leur liberté naturelle , & dans leur juſteſſe & leur proportion. On a trouvé , par exemple ,
que parmi les alimens les plus naturels,
on devoit preferer les liquides, aux ſecs,
le boüilli , au roti , les Viandes douces,
& d'un goût moins relevé , à celles de
haut goût ou qui ſont trop aſſaiſonnées.
En un mot l'uſage a appris que pour vivre long temps , il faut preferer aux
mets exquis , les nouritures les plus
ſimples, préparées à petits frais qui ſe
trouvent comme ſous la main ſans peine
& ſans dépenſe ; Car dans ces alimens,
dont les plus pauvres peuvent faire leurs
repas ordinaires , ſont ſouvent renfer-
mez d'excellens remedes. En effet la
ſanté ne trouve gueres plus de piéges,
que dans ces mets délicieux, qui comme autant de plaiſirs empoiſonnez n'at-
tirent les volupteux , que pour les faire
perir plus ſûrement ; au contraire , on
trouve toute ſorte de ſureté dans les alimens qui ſont analogues au ſang , &
qui tiennent de ſa nature. Or comme il
n'a par lui-même aucun goût , auſſi ne
s'accommode-t-il pour ſa conſervation,
que de tout ce qui tient du fade & de
l'inſipide. Ici donc l'on doit reconnoître le peu de fondement du préjugé pu-

B b

blic qui a perſuadé tout le monde, qu'on
ne ſe conſerve fort & robuſte , qu'en
ſe faiſant un ſang vif , animé & plein
de ſucs ſalins , ſulphureux & volatils ;
ce ne doit pourtant point être un ſang de
cette nature , que celui qui fait les plus
forts hommes , & les plus vigoureux ,
parmi les pauvres gens de travail ; Car
à juger du ſang que doivent faire, par
exemple , les pauvres de la Campagne,
qui fatiguent le plus , par les pitoyables
alimens qu'ils s'accordent , on les croi-
roit plus occupez à amaſſer de la terre
& de l'eau dans leurs veines , que du
ſang , ſouvent ne ſe nourriſſent-ils que
d'eau & de choſes terreſtres & groſſieres.
Au contraire les gens de bonne chere ,
les volupteuux & les friands de profeſ-
ſion , qui à en juger par les qualitez
âcres , ſalines & ſpiritueuſes des mets
délicieux, dont ils uſent journellement,
devroient avoir un ſang & des eſprits
vifs & vigoureux : on les voit ces gens,
gorgez de bons morceaux, & de liqueurs
délicieuſes , lâches & pareſſeux , qui ne
peuvent ſe porter eux-mêmes; mais quoi,
dira-t-on , eſt ce que l'on peut ſe promettre quelque force ou quelque vertu
d'un ſang qui ne ſera pétri, que de ſucs
affadis , & de matieres inſipides ? Certainement , il ne pourra s'en faire qu'une

liqueur appauvrie d'esprits & incapable de faire mouvoir le corps ; mais cette objection ne pourroit venir que de
la part de quelques mauvais connoif-
feurs de méchanique , car on fçait par
experience , qu'un peu d'eau ou même
quelque chose de moins , comme seroit
une vapeur humide , peut en penetrant
les filets qui composent une corde , lui
donner la force non seulement de re-
muër , mais de foulever un poids de
cent livres. Suivant donc cet exemple ,
on ne doit jamais oublier que la force
dépend souvent de tres-peu de chose,
celle fur tout des fibres motrices dans
nos corps , devient prodigieuse , quand
une tres-petite quantité de liqueur ,
d'un fort petit volume qu'on nomme
esprit , les aura intimément penetrées.
C'est que cette liqueur spiritueuse n'a-
git si efficacement , que parce qu'elle
est tres-fine & tres-penetrante ; ajoûtez que les fibres motrices font faites
de telle maniere , leur reffort si extraordinaire , les filets nerveux qui les
composent , si fort multipliez , les pa-
quets qu'elles forment , si nombreux ,
croisez enfin si à propos , les uns fur les
autres qu'ils peuvent réciproquement
s'entreprêter des points d'appuis. Ce
font donc comme autant de leviers tres-

courts qu'un air delié ; un vent
ſubtil , l'ombre où la vapeur d'une liqueur penetre d'abord , les gonfle &
les anime. Qui n'admirera donc la ſa-
geſſe du doigt de Dieu , qui a diſpoſé nos corps de maniere qu'un ato-
me de liqueur ou encore quelque choſe
de moins devient ſuffiſant pour y produire des effets prodigieux ? Il eſt donc
à croire que c'eſt moins ce qu'il y a
de plus abondant & de plus exalté ,
que ce qu'il y a de plus fin & de
moindre volume dans la maſſe du ſang,
qui fait la force des parties : les ſens
à la verité apperçoivent une quantité
conſiderable de liqueurs dans les vaiſſeaux ; mais il ne faut pas s'y mépren-
dre, cette quantité ſert principalement
à entretenir la ſoupleſſe par tout , du
reſte elle ne fait pas la force du corps ,
mais elle en renferme les cauſes ; c'eſt
à peu prés ce que font les parfumeurs,
qui ayant à conſerver des eſſences , qui
pourroient ſe perdre & ſe diſſiper dans
l'air , par leur trop de *volatilité* , les
fixent & les retiennent en les envelop-
pant dans des ſucs groſſiers & ſenſi-
bles , & c'eſt encore ce qui fait la liqueur des proſtates dans le corps humain , qui devient moins utile par ſon
volume , que par l'eſprit qu'elle ren-

fermé & qu'elle concentre. On pourroit donc faire une regle generale,
qu'en matiere de liqueurs, ce n'eft
ni leur quantité, ni leur maffe qui en
fait la force, mais elle leur vient cette force de l'efprit qui y eft caché
& qu'elles portent & charient par tout.
Qu'on ne croye donc plus déformais,
que les fucs qui entretiennent la fanté,
font d'autant plus eftimables, qu'ils font
plus difpofez à fe développer, à *s'exal-
ter* & à fe *volatilifer* ; leur prix vient de
leur facilité à fe laiffer bien broyer, pour
pouvoir devenir une lymphe trés-lege-
re & tres-fubtile : en effet ce n'eft pas
parce que les parties nerveufes font penetrées par des fucs vifs & volatils
qu'ils deviennent plus forts & plus élaf-
tiques : car ce feroit un état d'yvreffe
continuelle, mais cette vigueur leur
vient de la tenuité, de la douceur, &
de la fineffe de la matiere, qui les
gonfle & les anime, fans les roidir,
en quoi confifte l'état de la fanté. Mais
par ce même principe on découvre encore quels doivent être les alimens les
plus convenables à l'eftomach, & en
quoi on doit faire confifter leur bonté.
Car on voit par tout ceci, que ce ne
peut être aucun de ceux qui ont plus
de pante & de facilité à fe fermenter :

car tout le monde sçait, que ce qui se
fermente dans l'estomach, lui est tres-
nuisible ; On comprendra donc que les
meilleurs seront ceux qui paroissent faits
pour être broyez, par ce que la digestion de l'estomach, est une sorte de
broyement, ou de trituration. La preuve s'en tire de l'action des dents & des
mâchoires, qui commence la digestion:
car enfin la nature est uniforme : & si
ses productions sont differentes, ses manieres sont par tout les mêmes. Or tout
le monde convient qu'on doit conside-
rer les dents, comme autant de pilons
qui par leurs coups redoublez brisent la
nourriture dans la bouche. Aprés cela
sera ce risquer que de dire que la fonction de l'estomach est aussi de broyer,
si on peut prouver qu'il a autant de
disposition & plus de force pour le
broyement que la bouche ? Or c'est ce
qui est hors de doute ; car la force des
muscles qui remuent les mâchoires, n'est
égale qu'à un poids de 16020. livres.
Mais celle de l'estomach jointe à celle
des autres muscles, qui aident à son
action est égale à un poids d'environ
261186. Qu'on ajoûte que cette vertu
de broyement qui commence dans la
bouche, se continuë ou se fortifie,
jusqu'aux extrémitez des parties, parce
qu'elles ont toutes celle de se dilater ;

& se comprimer continuellement, comme par une systole naturelle, on sera obligé de reconnoître que cette vertu est inimaginable, qu'en elle reside la cause de toutes les fonctions, que c'est enfin par elle que se font les *Coctions*, les *Depurations*, les *Filtrations*, &c. Il faut pourtant faire observer que l'humectation a infiniment de part dans toutes ces operations ; la lymphe, par exemple, que la nature a renduë pour cela si abondante, la salive, le suc stomacal & celui de toutes les glandes y contribuent merveilleusement. Car de toutes ces sources, distille comme une pluye de liqueurs propres d'une part à entretenir la souplesse des organes, & de l'autre à penetrer les matieres qui font à dissoudre, qui par ce moyen se reduisent dans une espece d'Alcohol ou matiere impalpable, & suivant ce principe, il faut convenir que la santé ne peut mieux se conserver, que par l'humectation & la boisson abondante, sur tout si elle est d'eau, ou de quelque liqueur aussi simple & aussi naturelle, parce qu'en fait de boisson la moins composée est la meilleure. L'utilité qu'on en tire est fondée sur ce qu'étant simple, elle est plus vuide en elle-même, & plus capable de se charger des

ſeſs qui ſeroient de trop , dans les nourritures , qu'elle les affoiblit , les noye
plus efficacement & les rend plus ſup-
portables ; & en ce ſens, ce ſera une eſpece de leſſive qu'elle fera , ou bien
elle arroſera les organes & alors ce ſera
un moyen d'entretenir leur ſoupleſſe &
leur humidité , ou enfin ſe mêlant avec
le ſang & le délayant, ce ſera un diſ-
ſolvant naturel qui entretiendra ſa fluidi-
dité. Car ce n'eſt que pour rendre tout
coulant dans nos corps que la nature travaille ; là ſeul ſe portent tous ſes ſoins.
Mais quand toutes ces raiſons ſeroient
fauſſes , l'obſervation perſuaderoit de
la neceſſité de la boiſſon ; Car on ſçait
que l'on reſiſte plus long-temps , ſans
manger , que ſans boire ; Et l'on a de
plus remarqué que les grands buveurs
d'eau principalement , ſi elle eſt tiéde
ſont moins ſujets à tomber malades. Les
Anciens mêmes avoient reconnu l'utilité de l'eau; car Celſe, l'oracle Latin de
la Medecine , tenoit qu'il ne falloit pas
s'en rapporter là-deſſus à la conduite
de la plûpart des hommes. Ils s'accordent , dit-il , par la cupidité l'uſage du
vin dans leurs maladies , s'excuſant ſur
la foibleſſe de leur eſtomach ; mais
c'eſt , ajoûte ce ſage Obſervateur , une
injuſtice manifeſte qu'ils font à ce viſ-

cere : car ſous prétexte de le ſoulager,
ils ne cherchent qu'à couvrir leur foibleſſe & à autoriſer leur ſenſualité ;
loin donc d'ici ces terreurs pániques
qu'on ſe fait de la boiſſon frequente ,
par les frayeurs qu'on ſe donne d'affoiblir ou de refroidir ſon eſtomach. Ces
noms de foibleſſe , de refroidiſſement,
de crudité & d'indigeſtion ſont certainement mal entendus , car ce ne ſont
ordinairement ni les ſuites d'un eſtomach foible , ni les effets d'un levain
affadi ; mais ſouvent les marques d'un
eſtomach agacé , dont les fibres irritées
hâtent trop la contraction , & précipitent le broyement. Tout ceci ne
vient-il peut-être qu'à l'occaſion de
ce qu'ils appellent levain ou ſuc ſtomacal qui eſt trop exalté, & qui d'inſipide ou de doux qu'il devroit être ,
ſeroit devenu âcre & brûlant. Ce ſera
donc à la preſence de quelqu'âcreté
ſemblable qu'il faudra ſe prendre de la
plûpart des indigeſtions ; Car ſolici-
tant trop vivement les fibres de l'eſtomach , elle en hâtera les contractions
ou le mouvement periſtaltique. Ainſi
la trituration trop précipitée chaſſera
dans les inteſtins les alimens encore mal
domptez ou à demi broyez : ſouvent
donc l'indigeſtion eſt l'effet d'un eſto-

mach plus diligent que pareſſeux. Mais
par là on peut juger de la defiance
qu'on doit prendre alors de toutes les
liqueurs chaudes, des ſtomachiques
brûlantes, des carminatifs deſſéchans :
depuis qu'on a obſervé d'ailleurs que
l'eau guérit plus de maux d'eſtomach
que le vin, & que les alimens qu'on
nomme froids, ſont moins ſujets à ſe corrompre.

III.

MAIS s'il eſt vrai que dans la ſoupleſſe des Parties & dans l'humectation
que conſiſte la ſanté, par quel mal-
entendu, un Medecin peut-il interdire la boiſſon aux malades ? Cette conduite certes n'eſt guéres celle d'un homme qui ne devroit jamais être que le
Copiſte de la nature ; Or dans l'état
naturel tout paroît humide dans nos
corps ; La moitié de la maſſe du ſang
eſt une lymphe, ou une liqueur douce,
molle, enfin qui tient de l'Eau ; toutes
les Parties ſolides ſont imbibées ou dégoutantes d'eau, c'eſt une eſpece d'eau
que la nature employe pour prévenir
la coagulation de certains ſucs ou *l'E-*
xaltation, c'eſt à-dire, le trop de développement de quelques autres; toutes
les fois enfin que quelque ſuc court riſ-
que de ſe gâter de s'alterer ſoi-même,

ou de nuire aux autres , c'eſt en le délayant & en l'humeétant que la nature
le preſerve, en voici des exemples : La
bile eſt temperée dans les inteſtins par
le ſuc pancréatique , celui des proſtates & des veſicules voiſines en tempere un autre , le ſang qui revient des
reins eſt délayé par le ſuc des capſules
atrabilaires , la lymphe par le retour &
le mélange des eſprits, & toute la maſſe
du ſang eſt comme renouvellée par le
retour de la lymphe qui lui eſt rapportée de toutes les parties du corps. Tout
ceci eſt ſi vrai que pour peu que les
ſources de ces ſeroſitez naturelles ſe
bouchent ou ſe corrompent , on eſt menacé d'une mort ſoudaine ou d'une
vieilleſſe , ayant moins du trop que du
trop peu d'humidité elle ne conſiſte pas
tant dans le relâchement des parties que
dans leur ſechereſſe , car c'eſt une
phthiſie naturelle que la vieilleſſe qui
nous conſume & nous deſſeche : par
là l'on doit voir le peu de fondement
de l'opinion de ceux qui appellent le
vin le lait des vieillards ; car il eſt pour
eux comme pour tout le monde, un ami
qui trahit, & un plaiſir qui trompe ;
eux donc comme les autres ne doivent
ſe l'accorder qu'en petite quantité &
fort trempé , plûtôt pour adoucir les

ennuis d'un âge penible par lui-même
que pour prolonger la ſanté ſans ces
précautions, comme le vin allume dans
les jeunes perſonnes une flamme trop
ſouvent criminelle & rarement necef-
ſaire, il entretient dans les perſonnes
âgées un feu qui les uſe & qui les détruit. Quel avantage donc ne doit-on
pas ſe promettre des remedes délayans
& des boiſſons ſimples & aqueuſes ?
Principalement dans le temps d'une
groſſe maladie où le ſang boüillant,
la bile en fureur, & toutes les liqueurs
mutinées portent par tout le trouble,
l'irritation & le déſſechement, d'autant
plus que l'humidité douce & onctueu-
ſe qui, doit naturellement enduire les
parties ſe trouve alors aigrie ou diſſipée.
Mais pour mieux comprendre ceci il
faut diſtinguer en general les maladies
en aiguës qui vont vîte, ſoit en bien
ſoit en mal, & en chroniques qui ſont
communes à tout le corps dont elles font
ſouffrir toutes les parties, & d'autres
particulieres à certains viſceres, qu'elles
attaquent ordinairement : Mais il n'en
eſt aucune que la boiſſon ou l'uſage des
délayans ne ſoulage & ne diſpoſe en
gueriſon. Il ne faut pour en convenir
que parcourir les avantages de la boiſſon
pendant la ſanté, c'eſt de délayer le

ſang & toutes les liqueurs , d'en adoucir les âcretées , d'en prévenir l'épaiſſiſſement , d'en entretenir le cours , d'en
calmer les effervefcences : elle n'eſt pas
moins utile aux parties ſolides qu'elle
arroſe , qu'elle tient ſouples & pliantes , en un mot le calme , l'ordre , &
l'équilibre qu'on remarque en ſanté dans
les fonctions du corps, ſont les ſuites de
l'humectation que la boiſſon produit ;
mais ce qu'elle entretient en ſanté, c'eſt
ce qui manque aux malades & ce qu'elle
peut rétablir. En effet les maladies aiguës ſont ordinairement produites par
une bile dégenerée, qui de volatile hui-
leuſe qu'elle étoit , eſt paſſée dans une
liqueur âcre & ſaline plus ou moins
exaltée ; ainſi au lieu que dans l'état
naturel elle eſt le baûme du ſang , en
maladie elle en devient le poiſon & la
peſte. C'eſt encore cette même bile ſouvent trop déprimée ou trop cruë, comme il arrive dans les enfans , ou devenuë âcre , brûlée , lixivieuſe dans les
adultes , ſur tout en ceux qui boivent
du vin, qui entretient les maladies longues ou chroniques. Si c'eſt un Chy-
miſte qui entreprend d'arrêter le progrès de ces cauſes ſi differentes & ſi
variées ſouvent ne ſçait-il pas trop
de quel côté ſe tourner ; car ſi c'eſt à

un *acide* , ou à un *alcali* qu'il croît
devoir recourir ; il eft fouvent en doute
fi c'eft un fixe ou un volatile qu'il doit
employer ; il aura encore à décider fur
le choix , s'il doit le prendre parmi les
fulphureux , fi parmi les vitrioliques
ou de quelqu'autre, l'idée d'alcali ne
l'embaraffe pas moins , car il fe demandera d'abord à lui - même fi les alcalis
qu'il ordonnera, devront être des matieres terreftres ou falines , fixes ou volatiles. Car enfin l'on tient de la Chymie même que toutes fortes d'alcalis
ne concentrent point indifferemment
toutes fortes d'acides ; ici donc comme par tout ailleurs , chaque chofe a
fon point , auquel il faut s'affujettir.
Mais un Praticien exercé remedie à
tous ces inconveniens, en ordonnant la
boiffon aux malades , fur tout fi cette
boiffon eft d'eau , parce qu'en elle fe
trouve un diffolvant univerfel, du moins
le plus efficace & le plus étendu de
tous , puifqu'il n'eft point de forte de
fel qui ne fe fonde & ne fe détruife dans
l'eau ; car ce fel fût-il acide , l'eau
l'abforbe & s'en charge : fut-il alcali
elle le noye & le penetre , faifant comme l'on dit d'une pierre deux coups.
D'ailleurs foupçonne-t-on que le fang
foit ralenti dans fon mouvement ? La

boisson le délaye & lui prête un vehicule innocent, qui en accelere le cours ;
L'apperçoit-on trop fermenté & trop
boüillant ? elle en arrête la fougue, en
éteint le feu, & en calme l'effervefcence : on trouve donc dans la boisson,
le meilleur de tous les remedes alte-
ratifs, le plus efficace, & le plus universel, puisqu'il n'est point en general
de maux qu'elle ne soulage, & que les
causes de chacun de ces maux en particulier s'en accommode. On pourroit
donc appeller la boisson le *specifique*
universel : peut-être prendroit-on ceci
pour une hyperbole, mais du moins ne
sera t-elle qu'en apparence, & dans l'expression plûtôt que dans la veritable
idée qu'on doit se faire d'un specifique.
Par specifique on comprend une sorte
de remede qui guérit plûtôt en domp-
tant la cause d'une maladie, en l'effa-
çant, pour ainsi dire, & rétablissant
l'œconomie du corps dans son niveau,
qu'en produisant quelque évacuation
sensible. Sur ce principe, presque aucune des drogues, que la vanité des
Chymistes voudroit debiter pour specifiques, ne pourra si bien que l'eau,
si utilement & si proprement rendre au
sang & aux parties leur ordre & leur
disposition naturelle, parce qu'ils n'en

ont aucune qui puiſſe ſi bien rétablir les liqueurs dans leur fluidité , & les parties dans leur ſoupleſſe. Mais pour ne rien dire de trop à l'avantage de la boiſſon , ſi on lui refuſe le titre de ſpecifique , du moins en fait-elle comme les fonctions , car c'eſt-elle qui développe dans nos corps la vertu des ſpecifiques les plus averez & qui en écarte les dangers : on pourroit même avancer qu'elle aide à l'operation des meilleurs remedes & qu'elle en regle ou en modifie la vertu , ſuivant cette maxime qu'il n'eſt rien de pis en medecine que de donner des remedes qui ſe trouvent comme à ſec & ſans vehicule dans nos corps. Car enfin puiſqu'il eſt certain en bonne Chymie , que les ſels n'ont de force qu'autant qu'ils ſont diſſous , il faut conclure qu'un remede deſtitué de ce qui le doit développer & le mettre en action, deviendra ſans effet, ou ne portant rien avec ſoi qui le tempere , il fera tout le mal dont il ſera capable. Ceci ſe remarque dans le Quinquina , car donné en bol & à ſec , venant à conſumer & à abſorber le ſuc ſtomacal , il bleſſe l'eſtomach en beaucoup de malades , au lieu qu'en infuſion il fait mille biens. Les Praticiens ont encore remarqué que l'opium ne réüſſit

jamais

jamais fi bien que quand on le donne en liqueur. Enfin les purgatifs font lents, ou dangereux, fi on manque de donner abondamment devant ou aprés des liqueurs qui les detrempent & les diffolvent. C'eft pourquoi les extraits des purgatifs refineux, fur tout ceux qu'on a préparé avec l'efprit de vin, font trop ou trop peu, fi on n'a eu la précaution d'ordonner en même temps quelque boiffon en abondance qui les délaye, les corrige & les adouciffe. Les Diaphoretiques par une raifon femblable font mal, ou ne font rien, fi on ne les donne entre les boüillons & dans l'ufage de femblables *Délayans.* Enfin ce n'eft pas jufqu'aux efprits volatils qui demandent à être donnez avec les humectans, car rien ne les rend fupportables que de les donner en même temps que les nourritures. Si on demande la raifon, c'eft que rien ne les modere tant & met fi bien à la portée du corps humain que de les affocier avec les chofes liquides & humectantes; qui leur prêtent d'ailleurs un doux vehicule pour les porter fans crainte & d'une maniere infenfible jufqu'aux principes des nerfs; ce n'eft même que par ce correctif qu'en certains cas les volatils calment les fa 1 lies des efprits, qu'ils

appaiſent les mouvemens convulſifs
des parties ſolides, qu'ils reglent celui
des liquides, qu'ils rendent enfin le
calme & la paix à toute l'œconomie du
corps. L'uſage de la boiſſon n'eſt pas
moins utile dans les maladies chroniques. En voici les raiſons, c'eſt que
quoi qu'on ne puiſſe nier que l'unifor-
mité des fonctions ou l'équilibre des
parties peuvent ſe perdre dans ces maladies par le relâchement des ſolides &
la diminution de leur reſſort, cependant
on pourroit prouver par beaucoup d'obſervations de pratique que la cauſe la
plus ordinaire de la plûpart des maux,
opiniâtres, eſt la preſence d'une ſalure
habituelle dans le ſang, d'un alcali brûlant qui y domine, d'une bile cauſtique
qui roidit les fibres, qui tient le ſang,
en colliquation & qui romp l'ordre &
la conſonance des fonctions; dans les
chroniques donc comme dans les aiguës
on trouvera à placer utilement la boiſſon ou l'uſage des *délayans*. On ne
manquera pas de dire que tout eſt en
obſtruction, en glaires, en phlegme,
& en mucilages dans les maladies chroniques, & que les obſtructions & les
glaires doivent par conſequent paſſer
pour en être les cauſes ordinaires. L'on
convient du fait, mais l'on prétend

que ces obstructions, & ces glaires ne
font que les effets & les productions
d'une autre caufe dominante, ainfi ces
obstructions viennent d'un âcre qui
calcine tout ; Ces glaires font les fuites d'un fel fondant & colliquatif qui
tient tout en fonte & en *fufion*. Que
fi on demande où l'on doit prendre
cette caufe mere de tant de fâcheufes
productions, ce fera dans le fang même
qui plein d'un acide brûlant eft capable de tous ces maux. En effet les parties fe trouvent alors abbreuvées d'une
ferofité de même nature, c'eft-à-dire,
âcre & faline, tout en diftile, foit
glandes ou membranes, parce qu'elles
font penetrées des fucs malins que le
fang leur fournit, & qui par les pointes
de fels dont ils font impregnez, les tiennent plus tenduës ou moins fouples
qu'à l'ordinaire : fi on en veut des preuves, on les trouvera dans les differentes
fortes de maux qui accompagnent ou
qui fuivent les maladies chroniques. Ces
maux font hydropifies *afcites*, & tym-
panites, où les nerfs font manifeftement
trop roides ou en convulfion : ce font
encore des jauniffes, des pâles couleurs,
des affections fcorbutiques, enfin des
paralyfies, tous maux qui viennent le
plus fouvent d'un fang âcre, brûlant

ou salin. Car de vouloir les attribuer
sans distinction à des humeurs phlegmatiques, à un sang morfondu, à des
liqueurs mortes ou usées, c'est débiter
des maximes meurtrieres, c'est à dire,
capables d'induire un Medecin peu
exercé, en mille fautes mortelles pour
les malades : les causes qu'on vient
d'assigner aux maladies chroniques, sont
si vraïes, qu'il n'est pas de maux où
on employe tant de délayans, car on
n'ordonne pour aucun autre tant *d'a-*
pozemes, *d'infusions*, *de jus d'herbes,*
de tisannes, *d'eaux minerales & de*
bains, peut-être les dehors d'une maladie chronique pourroient faire penser le contraire & persuader que le sang
seroit refroidi & les parties relâchées ;
mais, quoique les sens apperçoivent à
l'exterieur, l'esprit doit aller plus loin
& concevoir ce que l'observation confirme, qu'il y a quelque roideur secre-
te dans les partites, ou trop de ressort
qui les tient dans une espece de tension
& de contrainte convulsive, de sorte
que si un Medecin manque par le moyen
des délayans & de la boisson d'assou-
plir les parties, il perdra son temps
& ses soins. En voici un exemple, on
s'étonne souvent de ce qu'on ne vient
point à bout de guerir les pâles cou-

leurs quoiqu'on employe le peritifs à les
plus violens ; on en cherche la caufe dans
les humeurs , & elle eft dans le vice des
folides ou des nerfs qui font toûjours trop
roides & en convulfion dans cette maladie. Pour le bien comprendre, il faut
remarquer que ce font ordinairement
de jeunes perfonnes qui en font atteintes,
en qui peut-être les vaiffeaux ne fe font
pas fuffifamment ouverts , ni dévelop-
pez : que fi ce font des perfonnes, qui
foient plus avancées , le feu naiffant
avec l'âge aura fait trop d'impreffion
fur les nerfs , & les tiendra dans une
tenfion convulfive. Alors que les fluides ont trop de force, & les folides trop
de reffort , vous voudriez à force ou-
verte , foit par des volatiles, des aromatiques , & des aperitifs les plus outrez
contraindre les cours du fang , vers
des parties préparées à l'action de fi puif-
fans remedes ; mais ce feroit tout perdre & tout defefperer , par les raifons
fuivantes. Par là vous porterez le defordre dans les efprits , le trouble dans
les mouvemens , & les folides en contraction, ne prêtant point pour leur donner paffage à proportion du degré de vîteffe que les remedes leur impriment ,
ces efprits rebrouffent chemin, le mouvement fyftaltique des parties remonte de

bas en haut, le diaphragme est pressé, la gorge se serre, l'oppression succede, le cerveau lui-même en souffre, s'ensuivent enfin ce qu'on appelle vapeurs, qui ne sont ordinairement que des sortes de mouvemens convulsifs : mais qui quelquefois menacent de quelque chose de pis. Si l'on demande la cause de tant de desordres, elle se presente tout d'abord, c'est comme l'on dit ordinairement qu'on a mis la charuë devant les bœufs : car toutes ces drogues, qui ne sont souvent que des préparations d'acier & de castor, & qui sont tres-aperitives, par lesquelles on commence le traitement de ces maladies, sont celles qu'il auroit fallu employer les dernieres. Ceci est si vrai que si on tient une conduite contraire, & que l'on commence par les délayans, les tisannes, & les bains à préparer le corps de la malade, soit pour donner plus de souplesse aux nerfs, soit pour aider les vaisseaux à se développer plus parfaitement, l'évacuation tant desirée paroîtra d'abord; sinon à l'aide de quelques aperitifs qu'on fera succeder à cette préparation, on parviendra à la procurer d'une matiere sûre & aisée.

IV.

MAIS ce n'est pas seulement dans les maladies, qui affligent tout le corps que la boisson est utile, elle devient même necessaire, si l'équilibre des liqueurs, en quoi consiste la santé, vient à se perdre dans quelque viscere en particulier, tel que seroit le foye, le poûmon la vessie, la ratte, &c. La raison de cette necessité se prend de la nature de ces parties, qui sont les sieges ordinaires des maladies qu'on pourroit nommer propres ou particulieres. Il faut donc concevoir les visceres comme des reduits éloignez, profonds, cachez, qu'on ne penetre qu'à tâtons, parce que ce sont des labyrinthes de vaisseaux, d'une longueur immense & qui par leurs angles & leurs courbures, leurs plis & leurs replis, forment un million de détours inaccessibles presque, ou impenetrables à tous remedes. Dans cette disposition de parties presque impratiquables, il faut trouver une remede qui tout à la fois se fasse jour à travers tant d'obstacles, sans rien perdre de ses forces & qui traverse tant de vaisseaux, sans rien forcer, & c'est dans la boisson seule qu'on trouve tous

ces avantages. Ils confiltent, ces avantages principalement en ce que la boiffon
par elle même peut tenir lieu de remede,
en délayant les caufes des maladies, &
en les affoibliffant, ou du moins
d'un vehicule doux, innocent, &
tres infinuant qui portera fans crainre,
la vertu d'une remede jufques dans le
centre des vifceres. Cette maniere de
penetrer les vifceres, eft d'autant plus
eftimable qu'elle eft conforme à celle de
la nature qui employe un femblable artifice, c'eft-à-dire, qui fe fert d'un vehicule âqueux quand elle doit faire
paffer le fang, par des routes difficil-
les & tortueufes. Ainfi quand pouffé
par le cœur il approche des vaiffeaux
capillaires, alors il fe dépoïille de fa
partie rouge qui ayant quelque chofe
de trop exalté auroit pû porter le trouble dans ces lieux, étroits & difficiles, & ce n'eft plus que par fa partie
blanche, qui n'eft qu'une lymphe, ou
une efpece d'eau, qu'il va achever fa
circulation, à travers ces petits vaiffeaux. Par une mechanique femblable, les liqueurs les plus prétieufes, les
mieux préparées, les plus affinées, &
qui ont paffé à travers les vaiffeaux les
plus deliez de nos corps, paroiffent
âqueufes & de la nature de l'eau : du
moins

moins n'en est-il point qui ayent moins de
couleur & de saveur, ou qui soient plus
parfaitement dépouillées des qualitez
qui revêtent tous les sucs qui ne font pas
de l'eau. Le suc nerveux, par exemple,
& celui des glandes, ne font qu'une
lymphe : & si on en croit de bons Auteurs, la partie blanhe du fang, opere
plus de bien & a plus de vertu dans
nos corps que le rouge. Aprés cela qui
pourroit s'étonner de voir que rien ne
le rencontre plus frequemment dans l'e-
xamen du corps humain, que des fources d'eau, de serofité & de lymphe,
puisque tout ce qui fait, ou entretient
la santé, n'est qu'eau, lymphe, ou serofité : la liqueur même qui fait naître
l'homme n'est qu'une lymphe analo-
gue aux esprits : & ces esprits qui le
conservent en vie, ne font encore eux-
mêmes qu'une lymphe. Bon Dieu quelle
étrange difference donc, que ce qu'il
y a entre la Chymie naturelle, & la
Chymie artificielle ! Tout ce qui fort
de celle ci, *distillation, esprits, teintu-*
res, essences, elixirs, toutes ces préparations ne paroîtront presque faîtes
que pour nuire, tant elles tiennent toutes de l'impression du feu qui les a mises
au monde, au lieu que les sucs qui partent des mains de la nature, paroissent

uniquement faits pour foulager, parce que ce n'eft ni la force des fels, ni l'âcreté de leurs parties, ni l'exaltation de leurs fouffres, ni la force de leur goût, qui les rendent capables d'agir & de penetrer ; Mais l'extréme tenuité de ces mêmes parties, que la feule trituration, fans feux, & fans levains, a produites à fi peu de frais ; il fe prépare dans nos corps, des liqueurs qui ont plus de force, que les volatiles des Chymiftes & qui n'en ont ni la malignité, ni les inconveniens, parce qu'ils ne font ni fougueux, ni tumultueux, Volci donc la difference de ces deux fortes de Chymiftes ; l'habileté des Chymiftes va à dépoüiller les liqueurs qu'ils préparent, de tout ce qu'elles ont d'eau en les *dephlegmant* le plus qu'ils peuvent, & le but des operations de la nature eft de donner aux fucs qu'elle travaille, la fluidité, la douceur & la reffemblance de l'eau. En faudroit-il davantage pour faire comprendre que rien ne doit être tant récommandable à un Medecin que l'ufage des délayans & de la boiffon ? Car enfin plus éclairé que les autres hommes en ce point peut-être ne donnera-t il pas dans cette vifion du vulgaire, qui s'eft imaginé que la boiffon affoiblit & re-

lâche les parties, jusques-là, ajoûte-t-
il, qu'elle détruit la chaleur naturelle,
qu'elle attire des cruditez, qu'elle ruine les coctions. Voici sur quoi on fonde
cette crainte ou cette imagination : les
fibres, dit-on, qui composent la tissure des parties ayant dû s'allonger
extraordinairement par tous les tours
& détours qu'elles se sont données
pour composer les visceres, ces fibres
en cet état doivent certainement avoir
beaucoup de portée, & par consequent
beaucoup perdre de leur force & de
leur ressort, dans cette longueur de
chemin qu'elles ont à parcourir. Ceci
est fondé sur cette regle de mécanique
qu'une liqueur laissée à elle-même, perd
d'autant plus de son mouvement qu'elle
s'éloigne plus de sa source ; & sur cette
autre, qu'une force diminuë d'autant plus
qu'elle s'éloigne de son point d'appui. De
là on conclut que des parties composées
de fibres si étrangement allongées, doivent devenir extraordinairement flas-
ques, quand d'ailleurs on les relâchera
encore à force de boisson. Mais cette
peur est imaginaire, car comme ces fibres qu'on trouve si fort allongées, ne
vont pas de droit fil, elles forment ici
des cercles, là des angles, & par tout
des courbures, qui sont comme autant

d'entre-pôts qui partagent la longueur
de ces fibres, & qui leur tiennent lieu de
point d'appui. Ces fibres donc qui ef-
frayoient ſi fort par leur longueur, ſe
trouvant ainſi comme entrecoupées,
font l'office de léviers tres-courts, & par
conſequent trés forts : la force donc
des fibres eſt trop bien établie dans nos
corps, pour pouvoir laiſſer lieu de craindre qu'elle ſoit aiſée à affoiblir ; ſi l'on
conſidere ſur tout que la force qui
pouſſe les eſprits du cerveau dans l'extrémité des nerfs & qui entretient les
ondulations & les ébranlemens qu'ils
excitent dans ces fibres, eſt incompre-
henſible. Car enfin cette force eſt la
même que celle des meninges ou enve-
loppes du cerveau, parce que c'eſt d'elles que vient le mouvement ſyſtalti-
que ou d'oſcillation qni anime toutes
les parties & qui fait leur vertu
ou leur reſſort naturel : au reſte
pour peu qu'on doutât du degré de
force, juſqu'où peut aller la puiſſance qui vient des meninges, on pourra le comprendre par le calcul. S'il
eſt vrai que la force du cœur & des
arteres jointes enſemble, l'emporte au-
deſſus de 7560000000. liv. de péſant,
la puiſſance des méninges qui a rendu
le cœur & les arteres capables de cette

force, doit être au dessus, d'un poids
incomparablement plus pésant. Mais
la tissure des nerfs & la nature du suc
qu'ils contiennent, prouvent encore
combien doit être grande cette force des
méninges : & voici comment. Il faut
concevoir par nerfs, des cordons composez de filets paralleles les uns aux
autres, qui au sortir du cerveau sont
mollasses ; mais qui à mesure qu'ils s'en
éloignent, deviennent durs & solides.
Ces filets ne sont point creux, & tous
ceux qui les ont crû tels ont donné
dans une vision insoûtenable ; car ces
filets sont certainement solides & pleins
d'une matiere *fongueuse* qu'on pourroit
comparer à cette sorte de *mucosité* ou
de mucilage, dont les vaisseaux qui
composent les glandes conglobées, sont
remplis. Si l'on demande ce que c'est
que cette mucosité : ce n'est autre chose ou que le suc nerveux lui - même, ou la matiere qui l'empâte,
l'enveloppe & lui sert comme d'inter-
mede pour le conserver & empêcher
qu'il ne se dissipe avant qu'il soit arrivé par le moyen de l'impulsion sys-
taltique des meninges à l'extrémité des
parties. Que si l'on demande à present
ce que c'est donc que ce suc nerveux,
il faut se le representer sous l'idée d'une

lymphe qui pénétre tout , & qui passe
par tout ; toûjours prête à s'envoler & à
se dissiper, qui cependant ne se dissipe, ni
ne s'envole point. Ce n'est donc pas une
liqueur inquiete, turbulente , & toûjours agitée, tels que sont les volatiles
des Chymistes. Mais une espece de ro-
sée fine qui distille tranquillement &
insensiblement du cerveau, & qui fait
chemin moins en coulant comme feroit
une eau courante, qu'en se glissant
comme une humidité qui s'imbibe, ce
n'est donc pas une liqueur qui roule
d'elle - même , mais elle est poussée :
elle ne se meut point, elle est muë ;
elle ne va point, elle est forcée d'aller :
or qu'une liqueur qui par soi-même
ne peut aller que lentement & comme
à pas comptez, puisse parvenir à travers de routes tortueuses, difficiles &
presque impratiquables jusques dans les
réduits les plus enfoncez des parties ,
c'est ce qu'elle ne peut faire que poussée
par une force inimaginable. Il est donc un
ressort dans les parties qui ne se force
pas aussi aisément qu'on voudroit le
persuader ; & par consequent les parties ne peuvent être ainsi si faciles qu'on
le pense à se relâcher. Ce n'est pas avec
plus de raison qu'on craint de la boisí-
son , qu'elle trouble ou affoiblisse les

coctions & les digeftions ; les humeurs
paffent pour bien cuites & bien dige-
rées quand elles font broyées & affinées
au point qu'elles ayent affez de fluidité pour circuler librement & fe filtrer dans leurs couloirs. Ainfi de ce
qu'au commencement d'une griéve maladie tout fe trouve crud dans le corps,
la caufe en eft manifefte ; C'eft que
les vaiffeaux alors font trop pleins, grof-
fis & trop bouffans qu'ils font du volume d'une matiere étrangere ; Cette
matiere eft celle même de l'infenfible
tranfpiration qui fe trouvant arrêtée
dans les vaiffeaux capillaires eft comme
obligée de refouler le fang, & de re-
brouffer chemin vers les grands vaiffeaux. Le fang donc dans cet état
ayant pris trop de volume & trop de
reffort, doit apporter une terrible refiftance au battement des arteres, du
moins fe trouve-t-il bien moins difpofé à fe laiffer dompter à la trituration.
Ajoûtez qu'à mefure que le volume des
liqueurs s'augmente, la force des folides doit diminuer, parce que plus les
liquides ont de force & de mouvement
propre, moins les folides ont de puiffan-
ce & d'empire fur eux. Il faudra donc
neceffairement qu'il fe faffe un renverfement dans le mouvement fyftaltique

de forte qu'au lieu qu'en fanté les fluï-
des ou le fang fe laiffent aller à la fyftole & à l'impulfion des folides ou des
arteres , en maladie ce feront les fluides qui donneront le branle aux folides & qui les agiteront , par cette raifon le fang qui dans l'état naturel eft mû & ne fe meut pas (parce
qu'il n'a alors aucun mouvement ni *in-
teftin* ni de *fermentation*) en maladie
il fe meut par lui même, s'agite & agite
tout le corps. Ne feroit-ce pas même en
ceci que confifteroit la nature de la fievre ? C'eft-à-dire, dans cette action dominante du fang, ou dans fon trop de
reffort qui fait qu'il a plus de force
pour dilater les arteres , que celles-
ci n'en ont elles-mêmes pour le comprimer. Le battement donc qui en fanté appartient aux arteres, appartiendra en maladie plus particulierement
au fang. Mais ce renverfement de
fyftole fait celui de la circulation des
liqueurs , car comme c'eft le fang lui-
même qui, pour ainfi dire , entreprend
alors de faire le battement & la trituration, il confond & trouble tout , & il
ne fait rien moins que de fe brifer & de
fe divifer foi-même ; il entaffe au contraire & encoigne davantage fes parties : ce ne font donc que celles que la
violence de fes battemens contraint de

fortir des couloirs, qui s'en échapent
en effet, mais plûtôt par une maniere
forcée, que par voye de féparation ou
de fecretion naturelle, tandis que celles
qui auroient dû fe filtrer & fe feparer
à l'ordinaire, fe trouvent confonduës
pefle-mefle dans la maffe. C'eft que pendant tous ces troubles à mefure que la
volume du fang groffit, fon broyement
diminuë comme on l'a expliqué, mais
de là naît encore un autre inconvenient,
car les fucs mal affinez ne fe trouvent plus
proportionnez aux diametres des vaiffeaux, ils font plus propres au contraires
à faire des engagemens que des filtrations; ils fe rallentiffent donc dans les
vifceres, ils quittent leur niveau & ruinent l'équilibre des parties. Ceci eft
d'autant plus vrai, qu'en cet état tout
eft perverti dans le fang; circulation,
mouvement, qualité, mélange, temperament, rien n'y eft reconnoiffable &
ce n'eft plus qu'un cahos de fucs mal
affortis & de liqueurs incongruës. Que
fi l'on veut dire que tout cela doit faire
un fang crû & indigefte, on en conviendra en appellant crud ce qui eft mal
petri & imparfaitement broyé, trop
groffier par confequent pour pouvoir
traverfer des routes auffi étroites que
celles des canaux par où doit fe filtrer

la matiere des ſecretions. Or le ſang
étant ainſi rallenti dans les capillaires, ſe
propoſera-t-on de lui donner plus d'im-
petuoſité & d'augmenter ſon mouvement inteſtin ! l'on l'engagera d'avan-
ge dans les viſceres. Voudra-t-on en
accelerer la circulation & le pouſſer
avec plus de forcé ? ce ſera le moyen
de le retarder d'avantage, ou de l'arrêter tout ; mais le comble de malheur,
c'eſt que pendant ce délai du ſang dans
les capillaires, le ſuc nerveux eſt àrrê-
té lui-même, l'irradiation des eſprits
eſt interrompuë, elle ſe réfléchit & re-
cule en arriere. De la matiere des ſecretions rentrée dans les vaiſſeaux, il ſe fera
des retours ſoit ſur les glandes, ſoit ſur
les viſceres qui regorgeans de ſucs ſu-
perflus inonderont leur voiſinages par
des fontes & des colliquations de liqueurs bizarres, mais toutes malignes
ou mal faiſantes. C'eſt ainſi qu'il arrive
dans les maladies des cours de ventre,
des ſueurs, des flux d'urine, des ſali-
vations qui ſont de mauvais préſages,
parce que la nature ne les régit pas.
On voit en effet que ce ne ſont ordinairement que des décharges d'humeurs
qui ne cherchent qu'à ſe faire jour par
quelque voye que ce ſoit, mais ces
humeurs ſont mal domptées, chaſſées

par l'effort de la maladie , crûës par
consequent & indigestes , puisque la
trituration qui fait toutes les coctions ,
leur manque : à tant de maux , il n'y a
autre remede que de calmer le sang ,
d'arrêter la fermentation qui l'enfle , le
gonfle & lui donne une force contraire à
celle des arteres; car par ce moïen devenu
plus tranquille il se soûmettra à leur
battement & se laissera briser. Or
comme la boisson & l'usage des délayans operent tous ces bons effets , on
doit necessairement conclure que la
boisson est si peu capable de retarder
les coctions , qu'il n'est point de moyen
plus sûr pour les avancer ; parce qu'enfin rien ne peut si bien & si naturellement qu'elle , contribuer à la trituration des sucs , ou des humeurs.

I V.

C'eût été peu si on n'avoit pris de
faux préjugez , que contre la boisson
en elle - même , mais par une autre méprise on s'en est encore fait contre elle
par rapport à certaines maladies , dans
lesquelles on a crû dès il y a long-
temps que la boisson étoit tres - pernicieuse. Ces maladies sont celles qu'on
impute à des humeurs froides, sereuses,

phlegmatiques & pituiteuſes, car en
pareils cas (vous dit-on) où tout eſt
eau & marécages, qu'eſt-ce que la
boiſſon trouvera à éteindre ? puiſque
ſi quelque fermentation entretient ces
infirmitez, ce ne peut-être qu'une
fermentation froide, telle qu'on en
remarque en Chymie. Mais ces ſa-
ges obſervateurs ont-ils dû oublier que
ces ſortes de fermentations froides,
envoyent des vapeurs chaudes & brûlantes ? Ne ſe ſouviennent-ils plus que
les vapeurs, par exemple, qui s'élevent
du mélange du ſel armoniac avec
l'huile de vitriol ſont de cette nature, car
ſi dans ce mélange on plonge un thermo-
metre on en verra la liqueur baiſſer ma-
nifeſtement, au lieu qu'on la verra ſen-
ſiblement s'élever ſi on n'expoſe le ther-
mometre qu'à la vapeur de ce même
mélange. Mais ce n'eſt pas à l'art ſeul
qu'on eſt redevable de la découverte
des vapeurs chaudes qui ſont produites par des fermentations froides, le
corps eſt ſujet à plus d'une ſorte de
fiévres, dont la cauſe paroîtroit toute
de glace, & dont les effets ſont tout
de feu. Telles ſont ces fievres où l'on
brûle & gla e tout à la fois ; celles encore dans leſquelles on ſent froid &
chaud tout enſemble ; d'autres enfin

où le dedans du corps brûle, tandis
que le dehors est morfondu. En effet
la plûpart de ces siévres sont accompagnées d'inflammation, d'érésipele,
& de soif qui sont tous signes d'un feu
dominant intérieurement, peut-être
donc est-il des cas, où le sentiment du
froid exterieur, devroit faire conclure
à un Medecin attentif, que c'est un
feu concentré qui fait toute le desordre
& par consequent que la boisson n'en
est pas moins indiquée. Mais on va encore voir que la plûpart des maladies
sereuses & phlegmatiques ne sont point
opposées de leur nature même à l'usage de la boisson ou des délayans. Il
n'est pas impossible que le sang de volatile huileux qu'il doit être, ne dege-
nere & ne se charge de sucs sauvages
étrangers, ou de liqueurs aigres, qui
par leur développement le pénétrent &
le gâtent. Alors il remplira les vaisseaux de serositez acides, & rendra
toute l'habitude du corps pâteuse,
phlegmatique & âqueuse, d'où suivront
des édemes, & de ces sortes d'hy-
dropisies qu'on nomme *Anasarque &*
Leucophlegmatie, dans lesquelles tout
paroît marais dans nos corps ; Dans de
pareilles maladies sereuses, qu'on employe si l'on veut les poudres & les

opiates abſorbans , les confections ſtomachiques , les préparations d'acier ,
& les drogues chaudes ou aromatiques , tout cela ſera ſupportable ;
quoiqu'il ſoit plus ſûr , même en ce
cas , de ſe ſervir de ces remedes en liqueurs , comme de tiſannes de ſquine ,
d'apozemes & des decoctions lixivia-
les ; tant il eſt vrai que tout ce qui
tient de la boiſſon, convient mieux dans
quelque maladie que ce ſoit. Mais au
contraire , ſi une maladie ne paroît ſe-
reuſe que parce que le ſang en fougue & la bile en furie, éclabouſſe pour
ainſi dire les parties de ſeroſitez : ou
bien ſi la bile devenuë lixiviale ou de
la nature d'une huile qui a paſſé par le
feu , a rendu le ſang âcre , fondant ou
colliquatif , le ſuc nourricier ne pouvant s'unir à lui , ſe tiendra dans une
fonte ou colliquation continuelle , &
piquant en paſſant les tuniques des
vaiſſeaux , qui ſans cela ne l'auroient
point ſenti circuler , il tiendra les vaiſſeaux dans un ſerrement ou dans une
contrainte convulſive. Dans ces dernieres diſpoſitions, la capacité des vaiſſeaux étant d'une part diminuée , de
l'autre , la quantité des humeurs ſe
trouvant extraordinairement groſſie par
cette fonte du ſuc nourricier, il faut ab-

solument que ces humeurs regorgent
de toute part , & qu'elles innondent
les parties voisines , & de là viennent
la plûpart des fluxions fiévreuses, des
rhûmatismes *inflammatoires* & des hy-
dropisies *ascites*. Mais à tous ces maux
où la soif est brûlante , la fievre mani-
feste , les entrailles en feu , & les
urines enflammées , la boisson n'est
pas moins utile , que l'eau est necessaire pour éteindre le feu. Qu'elle étrange pratique , s'écriera t-on, de vouloir
guérir l'eau par l'eau. Mais elle est
fondée , cette étrange pratique , sur
les observations même d'Hippocrate.
Il y faut pourtant un correctif , qui
consiste à faire remarquer , que les mêmes boissons ne conviennent , ni aux
mêmes maladies , ni aux mêmes temperamens , & qu'il faut avoir la discretion
de les varier , suivant les boissons. On
trouve , par exemple , des malades dé-
goûtez , dont l'estomach est lent & pa-
resseux , parce que le suc nerveux trop
appésanti en eux se porte trop lâche-
ment dans les fibres de l'estomach : à
ceux-là donc le vin est necessaire , afin
que par un doux picottement il aille ,
ou reveiller , ou augmenter le ressort &
l'action des fibres motrices de ce viscere. Plus heureux cependant ceux qui

n'ont point besoin d'exciter leur faim
par un moyen si flatteur : d'autant plus
qu'il se trouve des secours plus innocens
pour soûtenir l'estomach contre la fadeur des boissons âqueuses ou fades.
Ces secours se prennent dans le choix
de quelques plantes amies de la santé,
& dont le goût s'accommode volontiers;
telles sont, par exemple, les plantes
legerement ameres, les capillaires, les
vulneraires, &c. Mais ces secours
se trouvent plus éminemment dans la
sauge, le chamædrys, la veronique,
& sur tout dans le thé, si utile, & si
peu dangereux. Que si l'on souhaite des
boissons qui ayent quelque chose de
plus fin & de plus délicat, on en peut
faire avec les fleurs des plantes, comme d'œillets, de violette, de romarin, de coquelicot, & tous assaison-
nemens innocens, qui corrigent la fadeur
de l'eau, & qui la rendent amie de
l'estomach : car il la supporte alors
sant dégoût, souvent même s'en fait-
il un plaisir, principalement si elle est
chaude, parce qu'ainsi apprêtée, elle
sert comme de bain de vapeur aux
visceres. Mille fois donc plus estima-
bles & plus innocens que les cabarets
de nos jours, *thermopoles* des siecles
passez, où l'on n'alloit pas honteuse-

ment

ment proftituer fon bien & fa vie, en fe
gorgeant de vin : mais où l'on s'affem-
bloit pour s'amufer honnêtement & fans
rifque, à boire de l'eau chaude ; & en
ceci on ne peut trop admirer la fage
prévoyance de ces anciens Maîtres de
la vie civile, qui avoient étab'i des cabarets, où l'on pût donner librement &
à tout venant de l'eau à boire : mais qui
avoient renfermé le vin dans les boutiques des Apothicaires, pour n'en permettre l'ufage, que par ordonnance des
Medecins. Du moins fçait-on qu'il y
avoit des Loix qui ôtoient à qui que
ce fût le droit d'en vendre fans leur
permiffion : par un autre trait de fageffe, les Loix Romaines interdifoient
l'ufage de cette dangereufe boiffon aux
jeunes hommes & aux femmes, voulant
ainfi pourvoir à la fageffe des unes, & à
la confervation des autres. C'eft comme
par un heureux refte de cette ancienne frugalité digne du fiecle d'or, qu'il
fe trouve encore aujourd'hui des perfonnes qui croyent fe preferver ou fe
guérir de tous maux, en beuvant
de l'eau chaude, avec cette précaution
neanmoins, qu'ils croyent que l'eau
n'eft fi fouveraine que quand elle n'a
pas boüilli, parce qu'ils ont obfervé,

que quand elle a boüilli, elle a quelque
chofe de plus péfant & de moins com-
mode à l'eftomach. A cette obfervation
que l'ufage a fait connoître, les Medecins mettent une exception, c'eft touchant certaines maladies, qui fe gueriffent
par la boiffon, ou le bain d'eau froide ;
dans les fievres ardentes, par exemple,
dans la phrenefie, & dans certaines coliques bilieufes, on fe foulage en beuvant
froid; enfin ils ajoûtent que les vapeurs en
certaines conftitutions, fe font guéries par
le bain d'eau froide. Que fi l'on demande la raifon de ceci, c'eft que dans ces
fortes de fievres & dans beaucoup de
vapeurs, le fuc nerveux devenu trop
vif & trop animé par le volatile étran-
ger qui s'y eft mêlé, & le nerfs trop
fenfibles & trop aifez à ébranler à l'approche de tout ce qui reffent le feu,
s'accommodent du bain ou de la boiffon
froide, qui fixe & tempere le fuc nerveux, & affermit les nerfs. Mais ici fe
foulevent tous ceux, qui malgré la poli-
teffe des fiecles derniers n'ont encore pu
fe déprendre du goût de la Medecine
Arabefque : l'autorité fur tout d'Avicenne leur fouverain Maître, les arrête parce qu'il paroît avoir eu grande
peur de l'eau froide dans les maladies.

Mais qu'auroient à répondre ces zelez partisans d'Avicenne, si on leur disoit avec de tres-sçavans Auteurs que ce gros ouvrage, dont on lui fait honneur dans le monde, est moins un corps de pratique medicinale fondée sur l'observation, qu'un amas de conjectures speculatives purement systematiques? Que penseroient-ils encore, si avec les Historiens Espagnols on leur prouvoit que cet ouvrage est moins le fruit de la méditation d'Avicenne, que la production d'une plume empruntée & entretenuë à ses gages? Ce n'est pourtant pas que nous entrions dans ces sentimens trop desobligeans, pour la memoire de ce grand Philosophe, non plus que dans cet autre, qui est passé en proverbe, qu'Avicenne étoit le plus grand homme de son temps, pour la beauté de son genie, & l'excellence de son esprit dans la theorie de Medecine : mais que c'étoit le moindre de son siecle, pour l'usage & la pratique. Nous ne croyons pas encore ce qu'on en trouve écrit ailleurs *qu'Avicenne sçavoit plus de Theologie que de Medecine* : Car peut-être toutes ces pensées injurieuses ne sont-elles que des traits de l'envie la plus noire, ou de la calomnie la plus maligne. Mais il y a une choſe de lui, dont tout le monde convient, & qui paſſe pour avoir été la cauſe de mille opinions erronnées & fabuleuſes en Medecine, c'eſt de la traduction de ſes ouvrages, dont on veut parler, parce qu'elle ſe trouve ſi infidele & ſi peu conforme à l'original, que ſouvent on fait dire à Avicenne ou des fauſſetez, ou des contradictions; quoi qu'il en ſoit, on peut le juſtifier ſur le ſoupçon qu'on voudroit donner de lui, qu'il a paru craindre l'uſage de l'Eau dans les maladies; car qu'elle apparence de le croire timide ſur l'eau, lui qui ordonne de la faire boire en abondance dans les fievres tierces, & même dans les peſtilentieles : lui d'ailleurs qui la croyoit amie de l'homme & de la chaleur naturelle, capable enfin de fortifier toutes les parties, & ſur tout l'eſtomach. Si aprés cela on ne vouloit pas s'en rapporter à Avicenne, on ne pourra refuſer ſa confiance à Rhaſes, le plus ſage & le plus ſenſé qui fût jamais parmi les Medecins Arabes, lequel d'ailleurs, parce qu'il a exercé la Medecine pendant cent ans, paſſe encore aujourd'hui pour le plus experimenté Praticien qui fût jamais. Or Rhaſes ne fait autre choſe que recommander par tout

sans crainte & en abondance l'usage de
l'eau. Reste à répondre à ce qu'on pu-
blie contre la nature même de l'eau,
on l'accuse d'être sujette à se convertir
en bile, mais cette accusation est mé-
prisable & se détruit d'elle-même. Peut-
être l'eau sera-t elle sujette à quelque inconvenient semblable ou pire encore
si elle est impure & mal choisie, sur
tout si elle est grossiere & chargée de
souffres terrestres qui la rendront pa-
resseuse & croupissante dans les entrailles. Il pourroit se faire encore qu'elle paroîtroit devenir bilieuse en certains cas, si on en buvoit trop peu,
parce que l'eau prise en petite quantité ne suffiroit pas alors pour affoiblir
& noyer la bile; elle n'en seroit que comme le dissolvant qui en développeroit
les parties & leur donneroit plus d'activité : Il seroit en ce sens vrai de dire
que l'eau deviendroit bilieuse, parce
que son mélange rendroit par accident
la bile plus vive & plus capable de
fermenter. Il faut donc mettre en maxime, que la bile prend plus de force
& d'action quand elle n'est détrempée
que par un délayant foible ou en petite quantité & qui fait alors office de dissolvant, au lieu qu'elle se trouve noyée

& domptée par un délayant plus co-
pieux ou une plus grande quantité
d'eau ; enfin au défaut de preuves &
de bonnes raiſons on en appelle à l'autorité, on en emprunte de quantité d'Auteurs, qu'on tâche d'atirer a ſoi pour
faire craindre la boiſſon de l'eau &
les délayans ; mais tous ces témoigna-
ges mandiez ne ſont que des interpré-
tations forcées d'Auteurs, qui dans ces
endroits ne déclament que contre la
maxime de ceux qui laiſſent boire trop
froid à leurs malades, au lieu que nous
conſeillons la boiſſon chaude : à cela
prés on trouvera plus d'Auteurs que ce
qu'ils en citent, qui diſſipent la frayeur
qu'on voudroit inſinuer contre la boiſſon. On ne peut donc mieux finir cette matiere, puiſqu'on veut de l'autorité, que par celle d'Hipocrate. Il eſt manifeſte, dit ce ſouverain Maître en
Medecine, qu'on pourroit laiſſer boire
librement & en abondance tant de malades que certains Medecins laiſſent
perir de ſoif dans des fievres continuës
ou ſemblables maladies, dans leſquelles
on leur défend de boire, puiſque l'eau
pure & toute froide leur fait ſi grand
bien. Que s'il étoit permis de confirmer
cette autorité par celle d'un celebre

Praticien * des derniers siecles , nous ajoûterions avec lui , que c'est une faute qui tient de l'homicide en certains Medecins de nos jours , qui par un mal entendu & un préjugé bizarre , font mourir leurs malades de soif.

* *Langius Epist. l. 1. Epist. 20.*

Il ne faut donc pas défendre la boisson aux Malades.

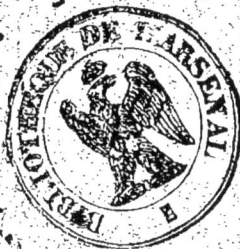

F I N.

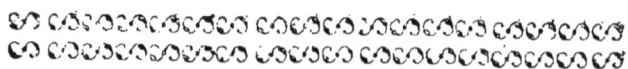

TABLE

Des maladies que l'Eau commune
prévient ou guérit.

TABLE.

Ff

TABLE

F

G

H

T A B L E.

F f ij

MABLE

P

R

S

TAALE.

T

V

Fin de la Table.

Principales fautes à corriger.

PAge viij. *ligne* 6. peut , lifez peu.
pag. ix *lig.* 1 6. d'air , l. d'air , &c.
pag. xij. *lig.* 2. faudroit , l. faudroit 1º.
pag. xvij. *lig.* 6. avi , l. avides.
pag. xxvj. *liq.* 4 fubftlie , l. fubtile.
pag. xxxiv. *lig.* iv. confimer - l. confirmer.
pag. xxxvj *lig.* 1 glandes , l. les glandes.
pag. xxxiv. *lig.* 1 2. & ce , l. de ce.
pag. lix. *lig.* 1 8. les , l. ces,
pag. 11. *lig.* 8. ne ce groffiffe , l. ne groffiffe.
pag. 20. *lig.* 1 9 fentit , l. fenti.
pag. 20. *lig.* 28. entre , l. outre.
pag. 29. *lig.* 1 2. Duneau , l. Duncan.
pag. 39. *lig.* 19. d'Efans , l. d'Enfans.
pag. 41. *lig.* 21. infiniment beaucoup. **l. infiniment**
mieux.
pag. 68. *lig.* 20. cuit , l. benit.
pag. 41. *lig.* 13 trois , l. deux.
pag. 52. *lig.* 25. croïoient., l. croient.
pag. 96. *lig.* 7. la , l. le.
pag. 105. *lig.* 4. vulgaires , l. populaires.
pag. 118. *lig.* 5. & fec , l. & le fec.
pag. 118. *lig.* 6. pour être , l. peut-être.
pag. 126. *lig.* 1. font lit fous lui , l. le lit.
  ibid. *lig.* 22. s'expofa , il s'expofa.
  ibid. *lig.* 24. de réchute , l. de la réchute.
pag. 141. *lig.* 20 ireguliere , l. irreguliere.
pag. 144. *lig.* 12. qu' l. qu'elle.
pag. 151. *lig.* 5. j'allai coucher , l. j'allai me coucher.
pag. 154 *lig.* 9. decheffe , l. deffeche.
pag. 159. *lig.* 3. pelure , l plévre.
pag. 170 *lig.* 1. dire , l. dre.
pag. 179. *lig.* 10 en , l un.
pag 183. *lig.* 29. & prennois , l. j'étois.
pag 394. *lig.* 3. du , l. au.
  ibld. *lig.* 16. ont gueri , l. les a gueries.
pag. 210. *lig.* 16 extraordinires , l. Capillaires.
pag 224 *lig.* 11. folides , l. fluides.
pag. 246. *lig.* 4. l'épaiffement , l. l'épaiffiffement.

LIVRES NOUVEAUX.

HECQUET (Dom.) Novus Medicinæ conspectus quæ Phisiologia & Pathologia est cum Appendice de Peste. 2. *vol.* in 12. *Parisf.* 1722.

——*ejusd.* De purganda Medicina, ubi detecto evacuantium fuco, *Purgationum* fraudes & imposturæ revelantur. *in* 12. *Parisf.* 1714.

——du même. *observation sur la saignée du pied, & sur la purgation au commencement de la petite verole; des fièvres malignes, & de grandes maladies, avec un Traité contre l'Inoculation.* 12. Paris 1724.

Boerhaave (Herm.) Aphorismi de cognoscendis & curandis morbis. *in* 12. *Parisf.* 1720.

——*ejusd.* Libellus de Materiè Medica quæ serviunt Aphorismis. *in* 12. *Parisf.* 1720.

——*ejusd.* Institutiones Medicæ in usus Annuæ Exercitationis domesticos digestæ, Editio quarta, prioribus longè auctior. *in* 12. *Parisf.* 1722.

——*ejusd.* Tractatus de viribus Medicamentorum *in* 12. *Parisf.* 1723.

Traité complet de Chirurgie, contenant des Observations & des Reflexions sur toutes les maladies chirurgicales, & sur la maniere de les traiter, par le Sieur de la Motte; 3. vol. in 12. Paris 1722.

Le Miroir des Urines, selon les experiences des plus habiles Medecins anciens & modernes, par Davache de la Riviere, in 12. Paris 1722.

—— du même. *Traité des Fiévres , de leurs causes & differences , moyens de les connoître par les Urines , & de les guérir par la vertu des simples* , in 12. Paris 1698.

Reflexions Critiques sur la Medecine , où l'on examine ce qu'il y a de vrai ou de faux dans les jugemens que l'on porte au sujet de cet Art , par M. le François. 2. vol. in 12. Paris 1723.

—— du même *Projet de reformation de la Medecine* , in 12. Paris 1723.

—— du même. *Dissertation contre l'usage de de soûtenir des Theses en Medecine , avec un Memoire pour la reformation de la Medecine de Paris* , in 12. Paris 1720.

L'Anatomie du corps de l'homme , en abregé, ou description courte de toutes ses parties , avec l'explication de leurs differens usages par le moyen de leur structure & de leur composition , selon les Observations des Auteurs les plus modernes , traduite de l'Anglois de Keill par Noguez , in 12. Paris 1723.

Maniere de diminuer le nombre des procès en établissant une nouvelle Jurisprudence du Droit François par M. l'Abbé de S. Pierre, in 12. Paris 1725.

Memorial Alphabetique des choses concernant la Police , la Justice & les Finances par rapport aux Tailles , 2. vol. in 8. Paris 1724.

Contes & Fables Indiennes , par M. Galand, 2. vol. in 12. fig. Paris 1724.

Réponses aux Raisons qui ont obligé les Prétendus Reformez à se séparer de l'Église Catholique , & qui les empêchent maintenant de s'y réunir , par Mademoiselle de Beaumont, in 12. Paris 1718.

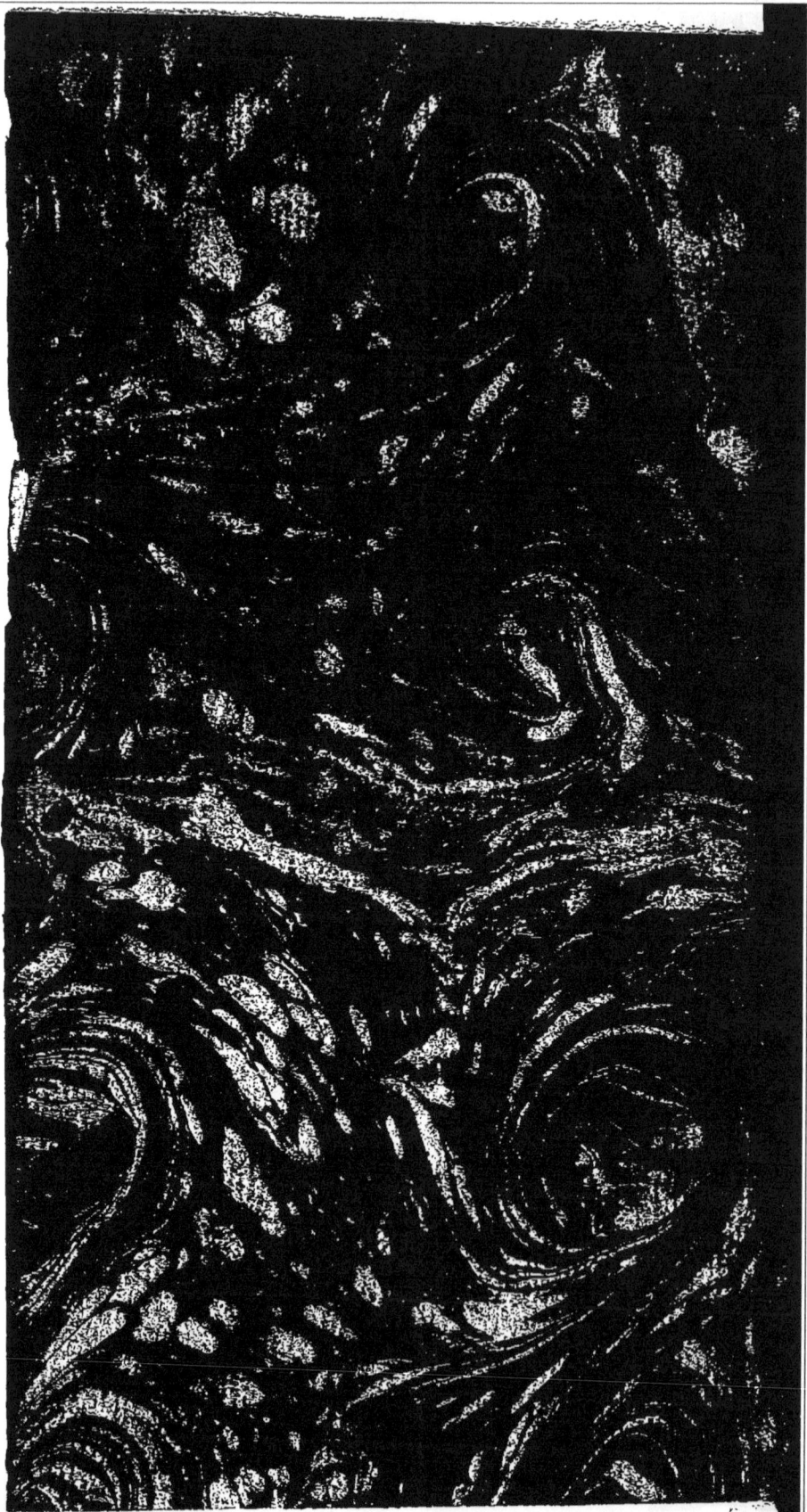

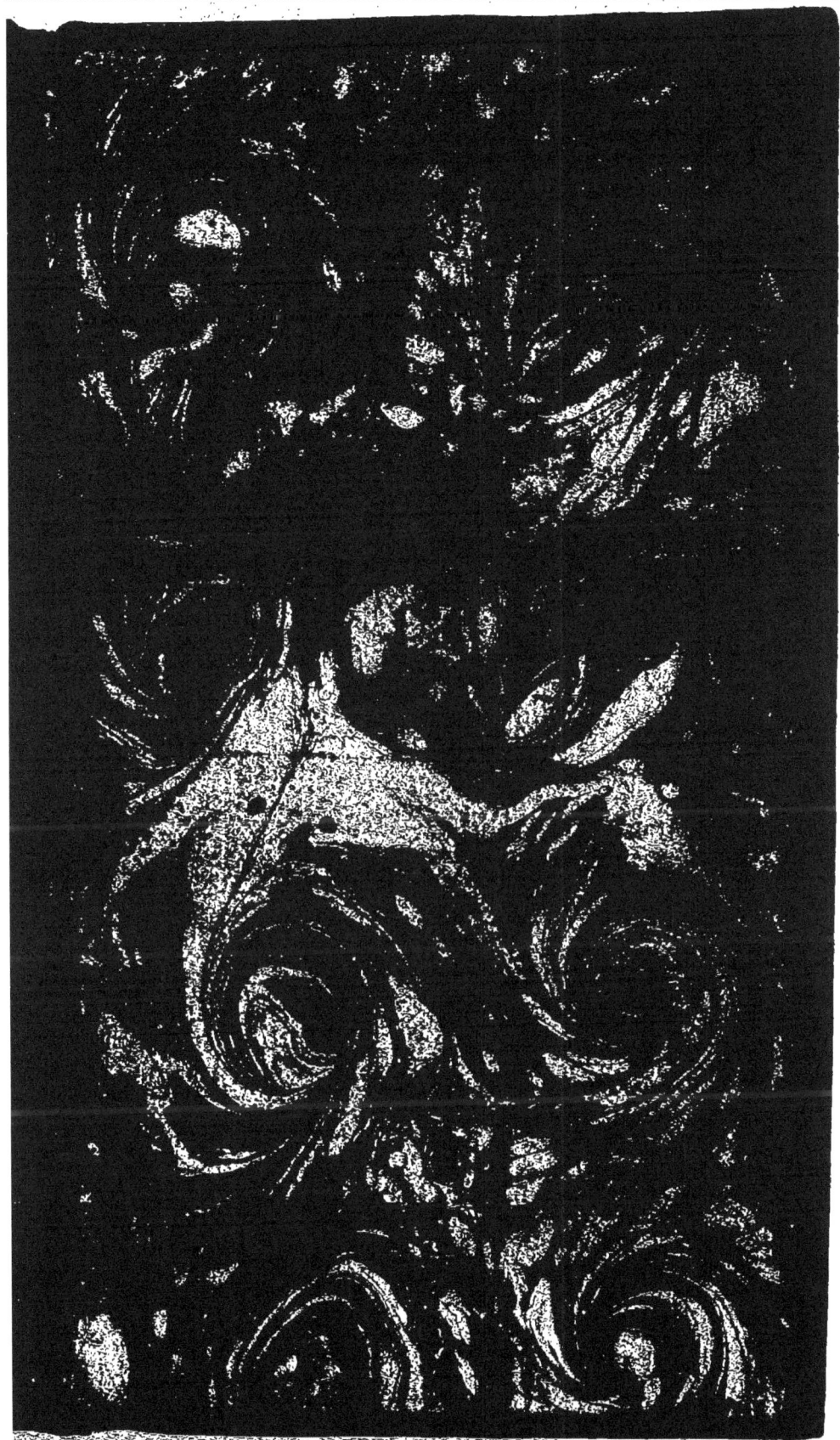

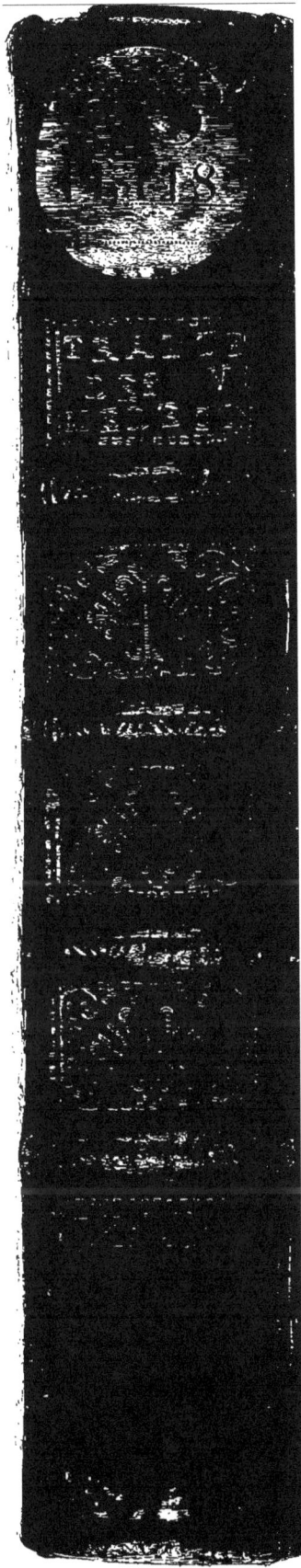